10.ª EDICIÓN

WEST
FISIOPATOLOGÍA
PULMONAR

FUNDAMENTOS

10.ª EDICIÓN

WEST
FISIOPATOLOGÍA
PULMONAR

FUNDAMENTOS

John B. West, M.D., Ph.D., D.Sc.

Professor of Medicine and Physiology
School of Medicine
University of California, San Diego
La Jolla, California

Andrew M. Luks, M.D.

Professor of Medicine
School of Medicine
University of Washington
Seattle, Washington

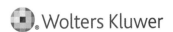

Philadelphia · Baltimore · New York · London
Buenos Aires · Hong Kong · Sydney · Tokyo

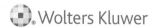

Av. Carrilet, 3, 9.ª planta – Edificio D
Ciutat de la Justícia
08902 L'Hospitalet de Llobregat
Barcelona (España)
Tel.: 93 344 47 18
Fax: 93 344 47 16
e-mail: lwwespanol@wolterskluwer.com

Traducción de la 10.ª edición
Gabriela Enríquez

Traducción de la 9.ª edición
Gabriel González Loyola
Bioantropólogo, Maestro en Neurociencia y en Investigación Médica

Revisión científica
Oscar López Santiago
Medicina Interna, Cuidados Intensivos y Cardioneumología
Adscrito a la Unidad de Terapia Intensiva del Centro Médico Nacional «20 de Noviembre», ISSSTE
Adscrito a la Unidad de Terapia Intensiva de Trasplante del Centro Médico Nacional «La Raza», IMSS

Dirección editorial: Carlos Mendoza
Editora de desarrollo: Núria Llavina
Gerente de mercadotecnia: Simon Kears
Cuidado de la edición: Isabel Vehil Riera
Composición: Servei Gràfic, NJR, S.L.U.
Adaptación de portada: Jesús Esteban Mendoza Murillo
Impresión: C&C Offset-China/Impreso en China

ISBN edición en español: 978-84-18563-83-6
Depósito legal: M-31748-2021
Edición en español de la obra original en lengua inglesa *West's pulmonary pathophysiology. The essentials, 10th edition*, de John B. West y Andrew M. Luks, publicada por Wolters Kluwer

Copyright © 2022 Wolters Kluwer
Two Commerce Square
2001 Market Street
Philadelphia, PA 19103
ISBN edición original: 978-1-9751-5281-9

PREFACIO

Este libro acompaña a *West. Fisiología respiratoria. Fundamentos*, 11.ª ed. (Wolters Kluwer, 2021) y trata de la función del pulmón enfermo comparada con la del pulmón sano. Se publicó por primera vez hace más de 40 años y desde entonces ha sido útil para varias generaciones de estudiantes. Se ha traducido a distintos idiomas.

Tomando como base cambios significativos realizados en la última edición, entre ellos casos clínicos que destacan la manera en que la fisiopatología que se describe en el capítulo se utiliza en la práctica de la medicina clínica y la ampliación del material ilustrativo con radiografías, imágenes de tomografía computarizada y cortes histopatológicos a color que nos facilitaron Corinne Fligner, MD, de la University of Washington School of Medicine, y Edward Klatt, MD, de la Mercer University School of Medicine, esta edición incluye varias figuras nuevas y actualizaciones en muchas partes del texto, que incluyen estrategias diagnósticas y terapéuticas modernas. Sidney Clingerman, BS, y Ann Hubbs, DVM, PhD, del National Institute of Occupational Safety and Health y los Centers for Disease Control and Prevention; Jeffrey Otjen, MD, de la University of Washington, y Victor Roggli, MD, de la Duke University, nos han proporcionado las imágenes nuevas. Los datos utilizados para revisar una de las figuras del libro fueron facilitados por Marc Houyoux, de la United States Environmental Protection Agency. También se hicieron cambios sustanciales en las preguntas de opción múltiple al final de cada capítulo. Todas las preguntas de cada capítulo se ajustan ahora al formato utilizado por el USMLE y serán más útiles en la preparación de este y otros exámenes similares. Los ejes de estas preguntas tienen orientación clínica y su propósito es poner a prueba la comprensión más amplia de un tema en lugar de un simple recuerdo de un dato. En YouTube se encuentran disponibles siete videoconferencias de 50 min relacionadas con el material del libro, y siguen siendo muy populares (URL: https://meded.ucsd.edu/ifp/jwest/pulm_path/index.html).

Como resultado de todos estos cambios en la 9.ª y la 10.ª ediciones, la extensión del libro aumentó en comparación con las previas, pero su propósito principal no se ha modificado. Al igual que antes, sirve como texto introductorio para los estudiantes de Medicina durante su entrenamiento preclínico y clínico, y sigue siendo útil para un número cada vez mayor de médicos (como anestesiólogos y cardiólogos), especialistas y personal médico de otro tipo (incluidas las enfermeras intensivistas y los terapeutas respiratorios), que están en contacto con pacientes con distintas formas de enfermedad respiratoria.

Como siempre, agradecemos cualquier comentario en cuanto a la selección de materiales o cualquier dato erróneo, y responderemos todos los correos electrónicos relacionados con estos temas.

John B. West, M.D., Ph.D., D.Sc.
jwest@health.ucsd.edu

Andrew M. Luks, M.D.
aluks@uw.edu

ÍNDICE DE CAPÍTULOS

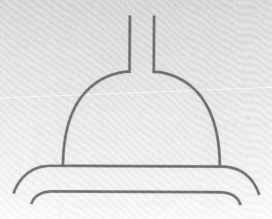

Parte I

Pruebas funcionales respiratorias y su significado

Se sabe cómo actúan los pulmones enfermos realizando pruebas funcionales respiratorias. Así, esta parte está dedicada a la descripción de las pruebas más importantes y a su interpretación. Se da por sentado que el lector está familiarizado con la fisiología básica del pulmón, como aparece en la obra de West JB, Luks AM. *West. Fisiología respiratoria. Fundamentos.* 11.ª ed. Barcelona, España: Wolters Kluwer, 2020.

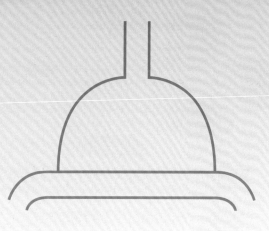

Ventilación

1

La prueba funcional respiratoria más sencilla es la espirometría forzada. Asimismo, es una de las pruebas más informativas, y necesita un equipo mínimo y cálculos simples. La mayoría de los pacientes con enfermedad pulmonar tiene una alteración del volumen espiratorio forzado y, muy a menudo, la información que se obtiene de esta prueba es útil para su tratamiento. La prueba es de gran utilidad en la clínica de cuidados primarios cuando los pacientes se presentan para la valoración de disnea crónica. Por ejemplo, puede ser útil para detectar asma y enfermedad pulmonar obstructiva crónica (EPOC), enfermedades muy frecuentes e importantes. En este capítulo también se expone una sencilla prueba de ventilación desigual. Al final del capítulo el lector debe ser capaz de:

• Describir la utilidad del volumen espiratorio forzado en 1 s y la capacidad vital forzada.
• Distinguir los patrones obstructivos y restrictivos en la maniobra de espiración forzada.

- Distinguir los patrones normales y anómalos en la curva flujo-volumen espiratorio.
- Explicar el mecanismo del flujo independiente de esfuerzo al final de una espiración forzada.
- Identificar el volumen de cierre y los signos de ventilación heterogénea en una prueba de eliminación de nitrógeno en una respiración.

PRUEBAS DE CAPACIDAD VENTILATORIA

Volumen espiratorio forzado

La maniobra de espiración forzada, que a menudo se denomina espirometría, es la prueba de función pulmonar de uso más frecuente, y proporciona la información que se utiliza para diagnosticar la enfermedad y vigilar su evolución. El *volumen espiratorio forzado* o *máximo* (FEV_1, *forced expiratory volume*) es el volumen de aire expulsado en *1 s* por una espiración forzada a partir de una inspiración completa. La *capacidad vital* es el volumen *total* de aire que puede expulsarse tras una inspiración completa.

En la figura 1-1 se muestra la forma sencilla y clásica de realizar estas determinaciones. El paciente se sienta cómodamente frente a un espirómetro de baja resistencia, inspira al máximo y a continuación espira con toda la fuerza y profundidad posibles. Cuando la campana del espirómetro asciende, el lápiz del quimógrafo desciende, indicando así el volumen espirado en función del tiempo. El espirómetro lleno de agua que se muestra en la figura 1-1 se utiliza rara vez en la actualidad; se ha remplazado por espirómetros que a menudo proporcionan un gráfico que debe llenarse con el diagrama del paciente o en su archivo médico electrónico. Para realizar la prueba es necesario que el paciente se afloje la ropa apretada y que la boquilla se encuentre a una altura conveniente. Un procedimiento aceptado es permitir dos maniobras de práctica y luego registrar tres respiraciones de prueba que cumplan con los criterios para obtener resultados aceptables. Se utilizan entonces los valores más altos del FEV_1 y la capacidad vital forzada (FVC, *forced vital capacity*) de estas tres respiraciones. Los volúmenes deben convertirse con base en la temperatura corporal y la presión (v. apéndice A).

En la figura 1-2 A se puede observar un trazado normal. El volumen espirado en 1 s era de 4 l, y el volumen total espirado de 5 l. Estos dos volúmenes son, por tanto, el volumen espiratorio forzado en 1 s y la capacidad vital, respectivamente. La capacidad vital medida con una espiración forzada puede ser inferior a la medida con una espiración más lenta, por lo que suele usarse el concepto de *capacidad vital forzada*.

Tales valores se presentan como valores absolutos y como un porcentaje de lo que podría predecirse para un individuo de la misma edad, el sexo determinado al nacer y la talla.

También se informa sobre el cociente de FEV_1:FVC (FEV_1/FVC). El valor normal es de un 80 % pero disminuye con la edad (v. apéndice A para valores normales). Las directrices de los expertos presentadas por varias organizaciones incluyen definiciones más detalladas del límite inferior del patrón normal para el cociente FEV_1/FVC, pero el límite del 80 % es un umbral útil para aprendices que apenas comienzan.

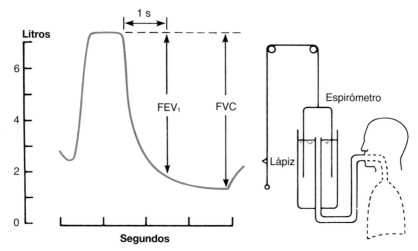

Figura 1-1. Medición del volumen espiratorio forzado en 1 s (FEV₁) y de la capacidad vital forzada (FVC).

El FEV puede medirse en otros períodos, como 2 s o 3 s, pero el valor de la medición en 1 s es el que proporciona mayor información. Cuando se omite el subíndice, se sobreentiende que el período es de 1 s.

En la figura 1-2 B se muestra el tipo de trazado que se obtiene en un paciente con EPOC. Obsérvese que la velocidad de expulsión del aire es mucho menor, de modo que solo se expulsaron 1,3 l en el primer segundo. Además, el volumen total espirado solo fue de 3,1 l. La proporción FEV_1/FVC se redujo al 42 %. Estas cifras son típicas de un patrón *obstructivo*, en el que existe obstrucción al flujo del aire, más a menudo durante la exhalación.

El patrón que se muestra en la figura 1-2 B puede compararse con el de la figura 1-2 C, que indica el tipo de trazado que se obtiene de un paciente con fibrosis pul-

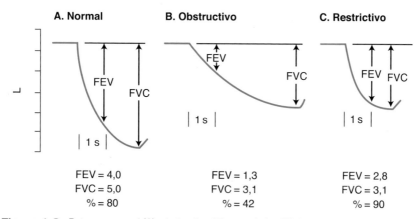

Figura 1-2. Patrones normal **(A)**, obstructivo **(B)** y restrictivo **(C)** de una espiración forzada.

monar. Aquí, la capacidad vital se redujo a 3,1 l, pero un gran porcentaje (90 %) se expulsó en el primer segundo. Estas cifras denotan una enfermedad *restrictiva*, en la que hay algún problema que limita o restringe la capacidad del paciente para realizar una inspiración profunda adecuada. Debe advertirse que los valores numéricos específicos en tales ejemplos se han insertado con fines ilustrativos. Estos valores pueden variar con cada paciente, pero la tipología general permanecerá igual entre pacientes con la misma categoría de enfermedad.

Maniobra de espiración forzada

- Fácil de realizar y aporta información importante para evaluar la función respiratoria.
- El FEV_1, la FVC y el cociente FEV_1/FVC son anómalos en muchos tipos de neumopatía.
- Puede utilizarse para evaluar la evolución de la enfermedad o su respuesta al tratamiento.

Prueba de respuesta a broncodilatador

Si se sospecha una obstrucción reversible de la vía aérea, puede realizarse una prueba de espiración forzada antes y después de administrar un broncodilatador de acción corta, como el salbutamol. En adultos, se dice que una persona tiene *respuesta a broncodilatador* si el FEV_1 o la FVC se incrementan el 12 % y 200 ml tras la administración del broncodilatador en comparación con los valores previos a su uso, mientras que en niños existe respuesta a broncodilatador si se observa un incremento de 12 % del FEV_1. La presencia de respuesta a broncodilatador es útil para el diagnóstico del asma y para determinar las alteraciones fisiológicas en los pacientes con EPOC (v. cap. 4).

Flujo espiratorio forzado

El flujo espiratorio forzado (FEF, *forced expiratory flow*) es un índice que se calcula a partir de una espiración forzada, como se muestra en la figura 1-3. Se señala la mitad central (por volumen) de la espiración total, y se mide su duración. El $FEF_{25-75\%}$ es el volumen en litros dividido entre el tiempo en segundos.

La relación entre el $FEF_{25-75\%}$ y el FEV_1 suele ser estrecha en los pacientes con EPOC. A menudo, los cambios en el $FEF_{25-75\%}$ son más llamativos, pero el intervalo de valores normales es mayor.

Interpretación de las pruebas de espirometría forzada

En algunos aspectos, los pulmones y el tórax pueden contemplarse como una sencilla bomba de aire (fig. 1-4). El rendimiento de esta bomba depende del volumen expulsado, la resistencia de las vías respiratorias y la fuerza aplicada sobre el pistón. La importancia de este último factor es relativa en una espiración forzada, como se verá a continuación.

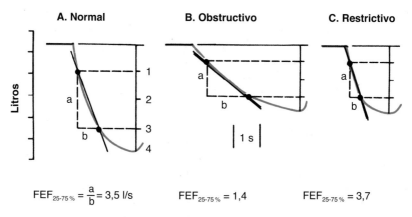

A. Normal **B. Obstructivo** **C. Restrictivo**

$$FEF_{25\text{-}75\%} = \frac{a}{b} = 3,5 \text{ l/s}$$ $$FEF_{25\text{-}75\%} = 1,4$$ $$FEF_{25\text{-}75\%} = 3,7$$

Figura 1-3. A-C. Cálculo del flujo espiratorio forzado ($FEF_{25\text{-}75\%}$) a partir de una espiración forzada.

La *capacidad vital* (o capacidad vital forzada) es una medida del volumen expulsado, y cualquier disminución de este afecta a la capacidad ventilatoria. Las causas de la reducción del volumen expulsado son: enfermedades de la caja torácica, como la cifoescoliosis, la espondilitis anquilosante y las lesiones agudas como las fracturas de costilla; enfermedades que afectan a la inervación de los músculos respiratorios o a los propios músculos, como la poliomielitis y la distrofia muscular; alteraciones de la cavidad pleural, como el neumotórax y el engrosamiento pleural; enfermedades del propio pulmón, como la fibrosis, que disminuyen su distensibilidad; lesiones expansivas, como los quistes, o el aumento del volumen sanguíneo pulmonar, como en la insuficiencia cardíaca izquierda. Además, hay enfermedades de las vías respiratorias

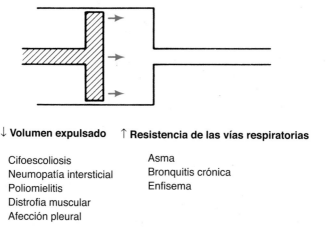

↓ **Volumen expulsado** ↑ **Resistencia de las vías respiratorias**

Cifoescoliosis   Asma
Neumopatía intersticial Bronquitis crónica
Poliomielitis   Enfisema
Distrofia muscular
Afección pleural

Figura 1-4. Modelo simple de los factores que pueden reducir la capacidad ventilatoria. El volumen expulsado puede estar disminuido a causa de las enfermedades de la pared torácica, del parénquima pulmonar, de los músculos respiratorios y de la pleura. La resistencia de las vías respiratorias es elevada en la bronquitis y el asma.

que hacen que estas se cierren de forma prematura durante la espiración, con lo que se limita el volumen que puede expulsarse, que es el caso del asma y la EPOC.

El *volumen espiratorio forzado* (y los parámetros relacionados, como el $FEF_{25-75\%}$) se ve afectado por la resistencia de las vías respiratorias durante la espiración forzada. Cualquier aumento de la resistencia reduce la capacidad ventilatoria. Entre sus causas se encuentran la broncoconstricción, como en el asma o la inhalación de sustancias irritantes, por ejemplo el humo de los cigarrillos; los cambios estructurales de las vías respiratorias, como en la bronquitis crónica; las obstrucciones en el interior de las vías respiratorias, como en el caso de un tumor, la inhalación de un cuerpo extraño o en el exceso de secreciones bronquiales, y en procesos destructivos del parénquima pulmonar, como el enfisema, que interfieren con la tracción radial que suele mantener abiertas las vías respiratorias.

El modelo simple de la figura 1-4 presenta los factores que limitan la capacidad ventilatoria del pulmón enfermo, aunque se necesita precisar más el modelo para entenderlo mejor. Por ejemplo, las vías respiratorias se encuentran en realidad *dentro*, y no *fuera*, de la bomba, como se muestra en la figura 1-4.

Curva flujo-volumen espiratorio

La curva flujo-volumen proporciona información útil adicional. Si se registra el flujo y el volumen durante una espiración máxima forzada, se obtiene un patrón como el que se muestra en la figura 1-5 A. Una característica curiosa de la curva flujo-volumen es que resulta casi imposible salirse de ella. Por ejemplo, si se empieza espirando con lentitud y luego se realiza un esfuerzo máximo, la tasa de flujo aumenta hasta la curva, pero no más allá. Es evidente que algo muy potente está limitando el flujo máximo para un volumen determinado. Este factor es la *compresión dinámica de las vías respiratorias*.

En la figura 1-5 B se indican los patrones que suelen encontrarse en las neumopatías obstructivas y restrictivas; en las primeras, como la bronquitis crónica y el enfisema, la espiración máxima empieza y termina, en general, con volúmenes pulmonares demasiado elevados, y los flujos son muy inferiores a los normales. Además, la curva puede tener un aspecto excavado. Por el contrario, los pacientes con una enfermedad

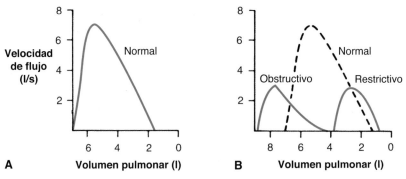

Figura 1-5. Curvas flujo-volumen espiratorio. A. Normal. **B.** Patrones obstructivo y restrictivo.

restrictiva, como la fibrosis intersticial, presentan volúmenes pulmonares bajos. Su curva de flujo está aplanada en comparación con una curva normal, pero si el flujo se relaciona con el volumen pulmonar se advierte que el primero es más elevado de lo normal (fig. 1-5 B). Obsérvese que en la figura se muestran volúmenes pulmonares absolutos, aunque estos no pueden obtenerse a partir de una espiración forzada. Necesitan una determinación adicional del volumen residual.

Para comprender estos patrones, hay que considerar las presiones dentro y fuera de las vías respiratorias (fig. 1-6) (v. *West. Fisiología respiratoria. Fundamentos*, 11.ª ed.). Antes de la inspiración (A), las presiones en la boca, en las vías respiratorias y en los alvéolos son atmosféricas porque no existe flujo. La presión intrapleural está, por ejemplo, a 5 cmH_2O por debajo de la presión atmosférica, y se supone que hay la misma presión por fuera de las vías respiratorias (aunque se trate de una simplificación excesiva). Así, la diferencia de presión que expande las vías respiratorias es de 5 cmH_2O. Al inicio de la inspiración (B), todas las presiones bajan, y la diferencia de presión que mantiene abiertas las vías respiratorias aumenta a 6 cmH_2O. Al final de la inspiración (C), esta presión es de 8 cmH_2O.

Al principio de una espiración forzada (D), la presión intrapleural y la presión alveolar aumentan de forma considerable. Se incrementa la presión en algún punto de las vías respiratorias, pero no tanto como lo hace la presión alveolar, debido al descenso de presión causado por el flujo. En estas circunstancias se tiene una diferencia de presión de 11 cmH_2O, que tiende a *cerrar* las vías respiratorias. Se produce la compresión de estas últimas, y el flujo se determina ahora por la diferencia entre la presión alveolar y la presión por fuera de las vías respiratorias en el punto de colapso (efecto resistor de Starling). Obsérvese que esta diferencia de presión (8 cmH_2O en D) es la presión de retracción estática del pulmón y solo depende del volumen y de la distensibilidad pulmonares. Es *independiente* del esfuerzo espiratorio.

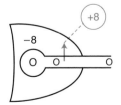

A. Antes de la inspiración

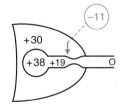

B. Durante la inspiración

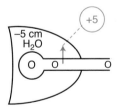

C. Final de la inspiración

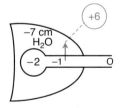

D. Espiración forzada

Figura 1-6. Esquema que explica la compresión dinámica de las vías respiratorias durante una espiración forzada (v. más detalles en el texto).

¿Cómo pueden explicarse entonces los patrones anómalos de la figura 1-5 B? En el paciente con bronquitis crónica y enfisema, el escaso flujo en relación con el volumen pulmonar se debe a varios factores. Puede haber un engrosamiento de las paredes de las vías respiratorias y excesivas secreciones en la luz a causa de la bronquitis; ambas cosas aumentan la resistencia al flujo. Puede reducirse el número de pequeñas vías respiratorias debido a la destrucción de tejido pulmonar. Además, el paciente puede presentar una disminución de la retracción estática pulmonar (incluso aunque el volumen pulmonar esté aumentado de manera notoria), debido a la rotura de las paredes alveolares elásticas. Por último, es muy probable que el sostén normal que la tracción del parénquima circundante proporciona a las vías respiratorias esté alterado a causa de la pérdida de paredes alveolares, por tanto, las vías respiratorias se colapsan con mayor facilidad de lo que debieran. En el capítulo 4 se consideran estos factores con más detalle.

Compresión dinámica de las vías respiratorias

- Limita el flujo durante una espiración forzada.
- Hace que el flujo sea independiente del esfuerzo.
- Puede limitar el flujo durante la espiración normal en algunos pacientes con EPOC.
- Es un factor importante que limita el ejercicio en la EPOC.

El paciente con fibrosis intersticial presenta flujos normales (o elevados) en relación con el volumen pulmonar, ya que las presiones de retracción estática pulmonares están elevadas y el calibre de las vías respiratorias puede ser normal (o incluso estar aumentado) para un determinado volumen pulmonar. Sin embargo, a causa de la notable disminución de la distensibilidad pulmonar, los volúmenes son muy pequeños y, por lo tanto, los flujos absolutos están disminuidos. En el capítulo 5 se comentarán estos cambios.

Este análisis muestra que la figura 1-4 es una simplificación considerable y que el FEV, que parece tan uniforme al principio, se ve afectado tanto por las vías respiratorias como por el parénquima pulmonar. Así pues, tras los términos «obstructivo» y «restrictivo» se encuentra una gran parte de la fisiopatología.

División de la resistencia al flujo a partir de la curva flujo-volumen

Cuando las vías respiratorias se colapsan durante una espiración forzada, el flujo se determina por la resistencia de las vías respiratorias hasta el punto de colapso (fig. 1-7). Más allá de este punto, la resistencia de las vías respiratorias es intangible. El colapso se produce en el punto (o cerca de él) en que la presión en el interior de las vías respiratorias es igual a la presión intrapleural (*punto de igualdad de presión*). Se cree que este punto se encuentra cerca de los bronquios lobulares al principio de una espiración forzada; sin embargo, a medida que el volumen pulmonar disminuye y se estrechan las vías respiratorias, su resistencia aumenta, por lo que la presión se pierde con mayor rapidez y el punto de colapso se desplaza a zonas más alejadas de las vías respiratorias. Así, al final de la espiración forzada, el flujo está cada vez más determi-

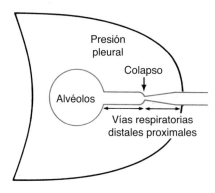

Figura 1-7. Compresión dinámica de las vías respiratorias. Cuando esto sucede durante una espiración forzada, solo la resistencia de las vías respiratorias distales al punto de colapso (segmento ascendente) determinará el flujo. En las últimas etapas de una prueba de capacidad vital forzada, solo las pequeñas vías respiratorias periféricas están más allá del punto colapsado y, por tanto, determinarán el flujo.

nado por las propiedades de las pequeñas vías distales periféricas. En pacientes con EPOC, el punto de colapso se ubica más a menudo en las vías aéreas más distales incluso en la fase temprana de la exhalación, como consecuencia de la pérdida de la retracción elástica y la tracción radial sobre esas estructuras.

La contribución de esas vías respiratorias periféricas (de diámetro < 2 mm) a la resistencia total de la vía respiratoria suele ser inferior al 20 %. Por tanto, es difícil detectar cambios en ellas, y constituyen una «zona silente». Sin embargo, es probable que algunos de los cambios iniciales de la EPOC se produzcan en estas pequeñas vías respiratorias y, por tanto, con frecuencia se toma el flujo máximo al final de una espiración forzada para reflejar la resistencia de las vías respiratorias periféricas.

Flujos máximos a partir de la curva flujo-volumen

El flujo máximo ($\dot{V}_{máx}$) se mide con frecuencia tras espirar 50 % ($\dot{V}_{máx50\%}$) o 75 % ($\dot{V}_{máx75\%}$) de la capacidad vital. En la figura 1-8 se muestra el patrón de flujo anómalo que se suele observar en las pruebas realizadas a los pacientes con EPOC. Cuanto más retrasada esté la espiración en el momento de medir el flujo, más se reflejará en la medición la resistencia de las vías respiratorias muy pequeñas. Algunos estudios han mostrado alteraciones del $\dot{V}_{máx75\%}$ cuando otros parámetros de una espiración forzada, como el FEV_1 o el $FEF_{25\text{-}75\%}$, eran normales.

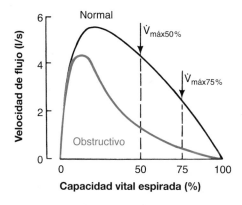

Figura 1-8. Ejemplo de una curva flujo-volumen espiratorio en la EPOC. Obsérvese el aspecto excavado. Las *flechas* muestran el flujo espiratorio máximo tras espirar 50 % y 75 % de la capacidad vital.

Flujo espiratorio máximo

El flujo espiratorio máximo es el flujo máximo durante una espiración forzada que se inicia desde la capacidad pulmonar total. Puede calcularse de manera adecuada con un medidor portátil de flujo máximo. La medición no es precisa y depende del esfuerzo del paciente; sin embargo, es un instrumento valioso para el seguimiento de la enfermedad, en especial del asma, y el paciente puede realizar con facilidad mediciones repetidas en su domicilio o lugar de trabajo, y elaborar una serie de anotaciones para mostrar a su proveedor de servicios médicos.

Curva flujo-volumen inspiratorio

La curva flujo-volumen también se mide a menudo durante la inspiración. Esta curva no se ve afectada por la compresión dinámica de las vías respiratorias, porque las presiones durante la inspiración siempre expanden los bronquios (fig. 1-6). Sin embargo, es útil para detectar una obstrucción de las vías respiratorias superiores, al aplanarse la curva porque el flujo máximo está limitado (fig. 1-9). Entre las causas se encuentran la estenosis glótica y traqueal, así como el estrechamiento traqueal debido a una neoplasia que la comprime. En la obstrucción fija (invariable), la curva flujo-volumen espiratorio también se aplana.

PRUEBAS DE VENTILACIÓN DESIGUAL

Prueba de respiración única con nitrógeno

Las pruebas que se han descrito hasta ahora miden la capacidad ventilatoria. La prueba de respiración única con nitrógeno mide la desigualdad de la ventilación. Este tema es algo diferente, aunque se describe aquí de forma adecuada.

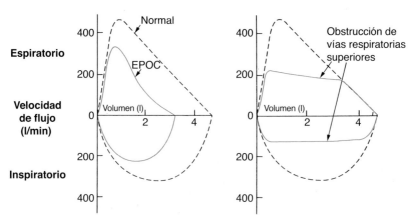

Figura 1-9. Curvas flujo-volumen espiratorio e inspiratorio. En las personas sanas y en los pacientes con enfermedad pulmonar obstructiva crónica (EPOC), los flujos inspiratorios son normales (o casi). En la obstrucción fija de las vías respiratorias superiores disminuyen los flujos inspiratorio y espiratorio.

Se supone que un paciente realiza una inspiración de oxígeno hasta la capacidad vital; es decir, hasta la capacidad pulmonar total, y a continuación espira con lentitud todo lo que puede; es decir, hasta el volumen residual. Si se mide la concentración de nitrógeno en la boquilla con un analizador rápido, se registrará un patrón como el de la figura 1-10, en el que pueden reconocerse cuatro fases. En la primera, que es muy corta, se espira oxígeno puro desde las vías respiratorias superiores y la concentración de nitrógeno es cero. En la segunda fase, la concentración de nitrógeno se eleva muy rápido a medida que pasa aire alveolar por el espacio muerto anatómico. Esta fase también es corta.

En la tercera fase se encuentra aire alveolar, y el trazado es casi plano, con una pequeña pendiente ascendente en las personas sanas. Esta parte es la que se conoce como meseta alveolar. En los pacientes con ventilación desigual, la tercera fase es más inclinada, y la pendiente es una medida de la desigualdad de la ventilación. Se expresa como el porcentaje de aumento de la concentración de nitrógeno por litro de volumen espirado. Al realizar esta prueba, el flujo espiratorio no debe ser superior a 0,5 l/s, con el fin de reducir la variabilidad de los resultados.

La razón por la que se eleva la concentración de nitrógeno en la fase 4 es que algunas regiones pulmonares están mal ventiladas y, por ello, reciben una cantidad escasa del oxígeno inspirado. Son áreas que, por lo tanto, tienen una concentración de

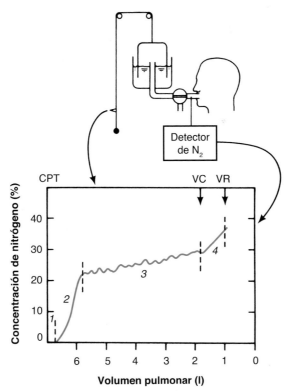

Figura 1-10. **Prueba de respiración única con nitrógeno en caso de ventilación desigual.** Obsérvense las cuatro fases del trazado espirado. CPT, capacidad pulmonar total; VC, volumen de cierre; VR, volumen residual.

nitrógeno un tanto elevada porque hay menos oxígeno para diluir este gas. Además, estas regiones mal ventiladas tienden a vaciarse al último.

En la figura 1-11 aparecen tres posibles mecanismos de ventilación desigual. En la figura 1-11 A, la región está poco ventilada a causa de la obstrucción parcial de su vía respiratoria y, por su elevada resistencia, la región tarda en vaciarse. De hecho, la velocidad a la que una región como esta se vacía se determina por su constante de tiempo, que viene dada por el producto de la resistencia (R) y la distensibilidad (C, *compliance*) de la vía respiratoria. Cuanto mayor sea la constante de tiempo (RC), más tardará en vaciarse. Este mecanismo se denomina desigualdad *en paralelo* de la ventilación.

En la figura 1-11 B se puede ver el mecanismo conocido como desigualdad *en serie*. En este caso hay una dilatación de espacios aéreos periféricos, que causa diferencias de ventilación *a lo largo* de las vías aéreas de la unidad pulmonar. En este contexto, hay que recordar que el aire inspirado alcanza los bronquíolos terminales por convección; es decir, como el agua que pasa a través de una manguera, pero su desplazamiento siguiente hacia los alvéolos se logra, sobre todo, por difusión en las vías respiratorias. A menudo las distancias son tan cortas que se establece muy rápido un equilibrio casi completo de las concentraciones de gases; sin embargo, si aumenta el tamaño de las pequeñas vías respiratorias, como sucede en el enfisema centroacinar (v. fig. 4-4), la concentración de aire inspirado en las vías respiratorias más alejadas puede permanecer baja. De nuevo, estas regiones mal ventiladas se vaciarán al final.

En la figura 1-11 C se ilustra otra forma de desigualdad en serie, que se produce cuando algunas unidades pulmonares reciben aire inspirado desde unidades vecinas,

---

Ventilación desigual

- Se produce en muchos pacientes con enfermedades pulmonares.
- Es un factor importante que altera el intercambio de gases.
- Se mide de forma adecuada con la prueba de respiración única con N_2.

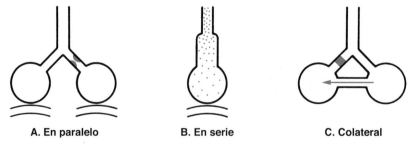

| A. En paralelo | B. En serie | C. Colateral |

Figura 1-11. Tres mecanismos de ventilación desigual. En la desigualdad en paralelo **(A)**, disminuye el flujo hacia las regiones con constantes de tiempo prolongadas. En la desigualdad en serie **(B)**, la dilatación de una pequeña vía respiratoria produce una difusión incompleta a lo largo de una unidad pulmonar terminal. La ventilación colateral **(C)** también puede causar desigualdad en serie.

en lugar de desde las grandes vías respiratorias. Es lo que se conoce como ventilación colateral, y parece ser un proceso importante en la EPOC y en el asma.

Siguen existiendo dudas sobre la importancia relativa de la desigualdad en serie y en paralelo. Es probable que ambas actúen hasta cierto punto en las personas con una ventilación normal, y en mucho mayor grado en pacientes con enfermedad pulmonar obstructiva. Con independencia del mecanismo, la prueba de respiración única con nitrógeno es un modo sencillo, rápido y fiable de medir el grado de ventilación desigual en los pulmones. Estará elevado en la mayor parte de los tipos obstructivos, y en muchos de los restrictivos, de enfermedades pulmonares (v. caps. 4 y 5).

Volumen de cierre

Hacia el final de la espiración desde la capacidad vital que se muestra en la figura 1-10, la concentración de nitrógeno aumenta de manera drástica, indicando el inicio del cierre de las vías respiratorias o fase 4. El volumen pulmonar en el que se inicia la fase 4 se denomina *volumen de cierre*, y este más el volumen residual es lo que se conoce como *capacidad de cierre*. En la práctica, el inicio de la fase 4 se obtiene trazando una línea recta a través de la meseta alveolar (fase 3) y señalando el último punto de partida del trazado del nitrógeno desde esta línea.

Por desgracia, la unión entre las fases 3 y 4 rara vez está tan clara como en la figura 1-10, y cuando el paciente repite la prueba hay una variación considerable de este volumen. La prueba es más útil cuando existe una afección leve, porque la enfermedad grave deforma tanto el trazado que no se puede identificar el volumen de cierre.

El mecanismo del inicio de la fase 4 sigue siendo incierto, aunque se cree que se debe al cierre de pequeñas vías respiratorias en la parte inferior del pulmón. Con volumen residual justo antes de la inspiración única con oxígeno, la concentración de nitrógeno es casi uniforme por todo el pulmón, pero los alvéolos basales son mucho más pequeños que los apicales en la persona erguida, a causa de la deformación pulmonar por su peso. En realidad, las porciones inferiores están tan comprimidas que las pequeñas vías respiratorias de la región de los bronquíolos respiratorios están cerradas; sin embargo, al final de una inspiración hasta la capacidad vital, todos los alvéolos tienen casi el mismo tamaño. Así, al respirar oxígeno, el nitrógeno se diluye mucho más en la base que en el vértice.

Durante la siguiente espiración, las zonas pulmonares superior e inferior se vacían al mismo tiempo, y la concentración de nitrógeno espirado es casi constante (fig. 1-10). Tan pronto como las vías respiratorias de las zonas declives empiezan a abrirse, la mayor concentración de nitrógeno en las zonas superiores afecta de modo preferente a la concentración espirada, causando una elevación brusca. Además, a medida que se produce el cierre ascendente de las vías respiratorias por el pulmón, el nitrógeno espirado aumenta progresivamente.

Algunos estudios muestran que en ciertas personas el volumen de cierre es el mismo en la ingravidez del espacio que en situaciones de gravedad normal. Este dato sugiere que la compresión de las zonas pulmonares declives no siempre es el mecanismo.

El volumen al que las vías respiratorias se cierran depende de la edad, siendo de solo el 10 % de la capacidad vital en las personas jóvenes y sanas, y aumentando hasta el 40 % (casi toda la capacidad funcional residual) en quienes tienen alrededor de 65 años. Hay algunos datos de que la prueba es sensible en caso de enfermedad leve. Por ejemplo, los fumadores de cigarrillos sanos en apariencia presentan a veces unos volúmenes de cierre elevados cuando su capacidad ventilatoria es normal. El volumen de cierre se encuentra con frecuencia elevado en individuos con obesidad debido al cierre prematuro de las vías aéreas en las bases pulmonares.

Otras pruebas de ventilación desigual

La ventilación desigual también puede medirse mediante un lavado con respiración múltiple de nitrógeno durante la respiración de oxígeno. Puede determinarse la desigualdad topográfica de la ventilación usando xenón radioactivo. Este capítulo se limita a las pruebas de respiración única; para otras determinaciones, se remite al lector al capítulo 3.

Pruebas para identificar etapas iniciales de afecciones de las vías respiratorias

A lo largo de los años ha existido interés en el uso de algunas de las pruebas que se describen en este capítulo con el fin de identificar a los pacientes con enfermedad temprana de la vía aérea, puesto que, una vez que el paciente desarrolla el cuadro completo de EPOC, ya ha ocurrido daño considerable irreversible del parénquima. Existe la esperanza de que identificar la enfermedad en una etapa inicial pueda hacer más lenta su progresión, por ejemplo, haciendo que el paciente deje de fumar.

Entre las pruebas estudiadas en este contexto se encuentran el $FEF_{25-75\%}$, el $\dot{V}_{máx50\%}$ y el $\dot{V}_{máx75\%}$, y el volumen de cierre. Es difícil valorarlas, ya que depende de estudios prospectivos y de grandes grupos de control. Su utilidad clínica para la identificación de la enfermedad temprana de las vías aéreas aún debe confirmarse, y la cuantificación del FEV_1 y la FVC sigue siendo la piedra angular para la detección de pacientes con anomalías de la capacidad ventilatoria.

CONCEPTOS CLAVE

1. El volumen espiratorio forzado en 1 s y la capacidad vital forzada son pruebas sencillas de realizar, necesitan poco material y a menudo proporcionan abundante información.

2. La compresión dinámica de las vías respiratorias hace que el flujo sea independiente del esfuerzo y constituye una fuente importante de discapacidad en pacientes con EPOC.

3. Las pequeñas vías respiratorias (diámetro < 2 mm) suelen ser el lugar de inicio de las afecciones de estas vías, aunque es difícil detectar las alteraciones.

4. En las afecciones de las vías respiratorias es frecuente que exista una ventilación desigual, que puede determinarse mediante una prueba de respiración única con nitrógeno.

5. El volumen de cierre suele estar aumentado en las afecciones leves de las vías respiratorias, y se incrementa con la edad.

CASO CLÍNICO

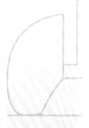

Un hombre de 30 años refiere disnea creciente durante un lapso de 2 semanas. Afirma que ya no es capaz de mantener el mismo ritmo en sus caminatas diarias y añade que siente más dificultad respiratoria cuando está acostado sobre su espalda por la noche. No fuma y trabaja como diseñador de software. También nota que ha estado sudando más de lo habitual cuando duerme por la noche y que ha perdido 3 kg de peso aun sin haber cambiado su dieta ni la actividad física. En la exploración física no hay sibilancia al auscultar. Cuando se colocó en posición supina para el examen cardíaco se observó aumento de disnea, la cual desaparece cuando vuelve a ponerse de pie. La espirometría muestra lo siguiente:

Parámetro	Valor predicho	Antes del bronco-dilatador	% predicho	Tras el bronco-dilatador	% predicho
FEV_1 (l)	4,5	2,9	64	3,1	69
FVC (l)	5,2	4,2	81	4,2	81
FEV_1/FVC	0,87	0,69	—	74	—

Curva flujo-volumen

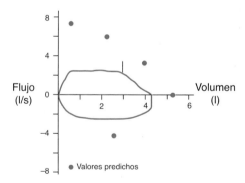

Preguntas

- ¿Cómo se interpretarían los valores numéricos de esta espirometría?
- ¿Existen en este individuo cambios en la función pulmonar con la administración de un broncodilatador?
- ¿Qué información agrega la curva flujo-volumen acerca de la causa de su problema?

PREGUNTAS

Elegir la mejor respuesta para cada pregunta.

1. Un paciente realiza una espirometría como parte de una valoración por un cuadro de 1 año de evolución con disnea progresiva durante el ejercicio. En la figura siguiente se muestra una gráfica del volumen espirado contra el tiempo. En el lado derecho se muestran los datos obtenidos de un individuo saludable de igual edad, sexo y talla, con fines comparativos.

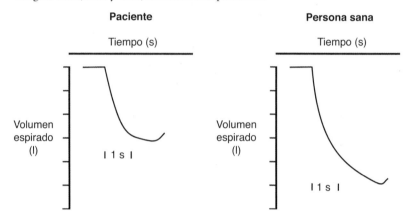

¿Cuál de las siguientes enfermedades sería congruente con los resultados del paciente?
   A. Fibrosis pulmonar.
   B. Asma.
   C. Bronquitis crónica.
   D. Hipertensión pulmonar tromboembólica crónica.
   E. Enfisema.

2. Un hombre de 59 años de edad que reside a nivel del mar y tiene antecedente de tabaquismo de larga evolución acude para una valoración por disnea crónica. En la exploración física muestra una saturación periférica de oxígeno (SpO_2) del 95 % mientras respira aire ambiental, sibilancias espiratorias polifónicas diseminadas y una fase espiratoria prolongada. Se realiza una espirometría en la clínica, que revela un FEV_1 de 1,5 l, una FVC de 3,1 l y un cociente FEV_1/FVC de 0,48. ¿Qué se esperaría encontrar al realizar pruebas de función pulmonar adicionales a esta persona?
   A. Aplanamiento del extremo espiratorio de la curva flujo-volumen.
   B. Aplanamiento de la fase 3 de la eliminación de nitrógeno en una respiración.
   C. Incremento del volumen de cierre.
   D. Incremento del $FEF_{25-75\%}$.
   E. Incremento del flujo espiratorio máximo.

3. Una paciente de 75 años se somete a una prueba de eliminación de nitrógeno en una respiración, como parte de una valoración por intolerancia al ejercicio. Los resultados se muestran en la figura siguiente. ¿Cuál de los siguientes factores explica con más precisión la pendiente observada en la fase 3 en la paciente *(línea gris)* en comparación con la propia de un control sano *(línea negra)*?

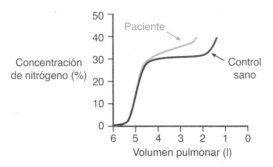

A. Disminución de la presión parcial de oxígeno en la sangre arterial.
B. Disminución de la concentración de hemoglobina.
C. Incremento de las secreciones de la vía aérea.
D. Incremento de la presión parcial de dióxido de carbono en la sangre arterial.
E. Adelgazamiento de las paredes de las vías aéreas.

4. Una mujer de 72 años, que es fumadora empedernida, se queja de disnea que empeora y tos productiva por un lapso de 9 meses. La espirometría muestra un FEV_1 de 1,1 l, una FVC de 2,8 l y un cociente FEV_1/FVC de 0,39. ¿Cuál de los siguientes mecanismos explica mejor los resultados de tales pruebas?
A. Distensibilidad pulmonar disminuida.
B. Compresión dinámica de las vías respiratorias.
C. Tracción radial aumentada sobre las vías respiratorias.
D. Grosor aumentado de la barrera alveolocapilar.
E. Debilidad del diafragma.

5. Un hombre de 61 años con historial de tabaquismo de 30 paquetes al año se queja de empeoramiento disneico y una tos seca durante 6 meses. La espirometría muestra un FEV_1 de 1,9 l, una FVC de 2,2 l y un cociente FEV_1/FVC de 0,86. ¿Cuál de las enfermedades siguientes es congruente con esta presentación?
A. Asma.
B. Bronquitis crónica.
C. Enfermedad pulmonar obstructiva crónica.
D. Fibrosis pulmonar.
E. Hipertensión pulmonar.

6. Una mujer de 41 años se somete a una espirometría porque se queja de disnea. No hizo un esfuerzo completo en la primera prueba y el técnico de laboratorio

no le pidió una segunda prueba. ¿Cuál de los siguientes cambios en su espirometría se esperaría ver si efectúa mayor esfuerzo en la segunda prueba?
A. Capacidad vital disminuida.
B. Aplanamiento del extremo espiratorio de la curva flujo-volumen.
C. Aplanamiento del extremo inspiratorio de la curva flujo-volumen.
D. Flujo espiratorio aumentado al final de la exhalación.
E. Incremento del flujo espiratorio máximo.

7. Un hombre de 57 años se somete a espirometría debido a disnea crónica en esfuerzo. La curva flujo-volumen se muestra en la siguiente figura. Los puntos azules muestran los valores predichos. ¿Cuál de los factores enumerados a continuación puede explicar la forma de la curva flujo-volumen?

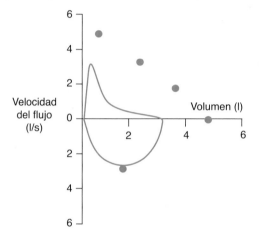

A. Fibrosis del parénquima pulmonar.
B. Aumento de la tracción radial de las vías aéreas.
C. Retracción elástica incrementada.
D. Aumento de las secreciones de las vías aéreas.
E. Incremento numérico de capilares pulmonares.

8. Una paciente de 50 años, que nunca ha fumado, se somete a una valoración por hipoventilación crónica e hipertensión pulmonar. En la auscultación del tórax no se identifican roncus o sibilancias. Una radiografía de tórax que se realiza como parte de la valoración se muestra en la figura siguiente. En la imagen A se aprecia la radiografía original. En la imagen B se observa la misma radiografía, con las costillas resaltadas con *líneas blancas* y la columna delimitada con una *línea negra*.

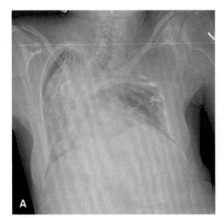 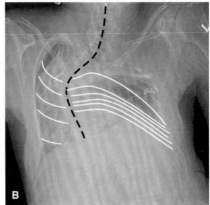

¿Qué se esperaría encontrar en las pruebas de capacidad ventilatoria en esta paciente?

A. Disminución del $FEF_{25-75\%}$.

B. Disminución de la FVC.

C. Disminución del cociente FEV_1/FVC.

D. Incremento del volumen de cierre.

E. Aplanamiento de los extremos espiratorio e inspiratorio en la curva flujo-volumen.

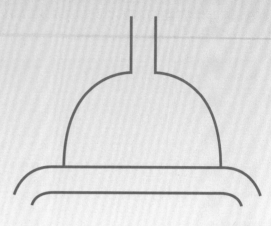

Intercambio
de gases

2

En el capítulo 1 se expuso la prueba funcional respiratoria más sencilla: la espirometría forzada. Además, se dio un vistazo a las pruebas respiratorias sencillas de ventilación desigual. En este capítulo se estudiará la medición más importante en el tratamiento de la insuficiencia respiratoria: la gasometría arterial. También se comentará otra prueba del intercambio de gases: la capacidad de difusión. Al final del capítulo el lector debe ser capaz de:

• Utilizar datos clínicos y de laboratorio para identificar la causa de la hipoxemia.
• Predecir el efecto de los cambios de la ventilación sobre la PCO$_2$ arterial.
• Enumerar las causas de la hipoventilación.
• Describir los efectos del desequilibrio ventilación-perfusión sobre la PO$_2$ y la PCO$_2$ arteriales.
• Interpretar los datos de la gasometría arterial para determinar el trastorno acidobásico.
• Identificar las causas de la disminución de la capacidad de difusión del monóxido de carbono.

GASOMETRÍA ARTERIAL

PO$_2$ arterial

Medición

Conocer la presión parcial de oxígeno en la sangre arterial de los pacientes graves suele ser algo esencial. Con los electrodos modernos es hasta cierto punto sencillo medir la PO$_2$ arterial, y es obligatorio realizar esta prueba para tratar a los pacientes con insuficiencia respiratoria.

La sangre arterial suele extraerse mediante punción de la arteria radial o a partir de un catéter permanente en la misma arteria. La PO$_2$ se mide según el principio polarográfico; es decir, la prueba mide la corriente que fluye cuando se aplica un pequeño voltaje a los electrodos.

Valores normales

El valor normal de la PO$_2$ en los adultos jóvenes que viven a nivel del mar es de unos 90 a 95 mm Hg de promedio, con un intervalo aproximado de 85 mm Hg y 100 mm Hg. El valor normal disminuye de forma regular con la edad, y el promedio es de alrededor de 85 mm Hg a los 60 años. El descenso de la PO$_2$ al avanzar la edad quizá deriva del aumento del desequilibrio ventilación-perfusión (v. la sección más adelante en este capítulo). A cualquier edad, a una gran altitud y de acuerdo con la elevación se esperan valores más bajos respecto del intervalo normal.

Siempre que se lea el informe de una determinación de PO$_2$ arterial, se deberá tener presente la curva de disociación del oxígeno. En la figura 2-1 se recuerdan dos puntos de referencia en la curva normal. Uno es la sangre arterial (PO$_2$, 100 mm Hg; saturación de O$_2$, 97 %) y el otro, la sangre venosa mixta (PO$_2$, 40 mm Hg; saturación de O$_2$, 75 %). Además, hay que recordar que, por encima de 60 mm Hg, la saturación de O$_2$ supera 90 % y la curva está bastante aplanada. La curva se desplaza hacia la derecha si aumenta la temperatura, la PCO$_2$ y la concentración de H$^+$ (todo esto sucede al ejercitar la musculatura, cuando la estimulación de la descarga de O$_2$ es una ventaja). La curva también se desplaza hacia la derecha si aumenta el 2,3-difosfoglicerato (DPG) en el interior de los eritrocitos. El 2,3-DPG se vacía en la sangre almacenada, pero aumenta en la hipoxia prolongada.

Causas de hipoxemia

Las causas principales de una disminución de la PO$_2$ en la sangre arterial son cuatro:

1. Hipoventilación.
2. Alteración de la difusión.
3. Cortocircuito o *shunt*.
4. Desequilibrio ventilación-perfusión.

Una quinta causa, la disminución de la PO$_2$ inspirada, solo se observa en circunstancias especiales, como una gran altitud o cuando se respira una mezcla de gases con una baja concentración de oxígeno.

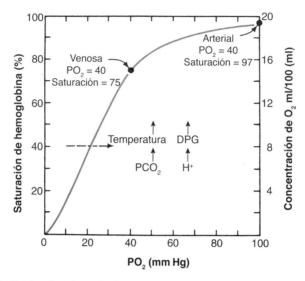

Figura 2-1. Puntos de referencia de la curva de disociación del oxígeno. La curva se desplaza hacia la derecha debido a un aumento de la temperatura, la PCO₂, la concentración de H⁺ y el 2,3-DPG. La escala de la concentración de oxígeno se basa en una concentración de hemoglobina de 14,5 g/100 ml.

Hipoventilación Se refiere a una situación en la que el volumen de aire que se dirige a los alvéolos por unidad de tiempo (ventilación alveolar) disminuye. Si el consumo de oxígeno en reposo no disminuye como se espera, la hipoxemia aparecerá de manera inevitable. La hipoventilación suele deberse a enfermedades externas a los pulmones (en cuyo caso los pulmones son normales), pero también puede observarse en formas graves de neumopatía, como en la enfermedad pulmonar obstructiva crónica (EPOC) avanzada o la fibrosis pulmonar. Además, se observa hipoventilación en algunos pacientes con un índice de masa corporal muy alto que presentan somnolencia, policitemia y apetito excesivo. Es lo que se ha denominado «síndrome de Pickwick», por Joe, el personaje que aparece en la obra *Pickwick Papers*, de Charles Dickens. No está clara la causa de la hipoventilación, pero el mayor trabajo respiratorio que se asocia a la obesidad es con toda probabilidad un factor, si bien algunos pacientes parecen tener una alteración en el sistema nervioso central. Existe también una rara afección de hipoventilación idiopática conocida como enfermedad de Ondina o síndrome de hipoventilación alveolar central. En la figura 2-2 se muestran las causas de hipoventilación y se enumeran en la tabla 2-1.

Deben destacarse dos datos fisiológicos cardinales de la hipoventilación. En primer lugar, *siempre* produce una elevación de la PCO₂, lo que constituye un dato diagnóstico de gran valor. La relación entre la PCO₂ arterial y el nivel de ventilación alveolar en el pulmón sano se expresa mediante la *ecuación de la ventilación alveolar:*

$$PCO_2 = \frac{\dot{V}CO_2}{\dot{V}_A} \cdot K$$ (Ecuación 2-1)

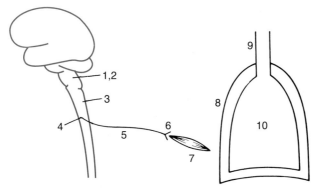

Figura 2-2. Causas de la hipoventilación (los detalles se muestran en la tabla 2-1).

donde $\dot{V}CO_2$ es la producción de CO_2, $\dot{V}_A$ es la ventilación alveolar y K es una constante (v. la lista de símbolos del apéndice A). Esto significa que, si la ventilación alveolar se reduce a la mitad, la PCO_2 se duplica. Si el paciente no tiene una PCO_2 arterial elevada, no está hipoventilando.

En segundo lugar, la hipoxemia debida a hipoventilación puede resolverse con facilidad al incrementar la PO_2 inspirada al administrar oxígeno por las puntas nasales, mascarilla u otros dispositivos. Puede verse a partir de la *ecuación del aire alveolar:*

$$P_AO_2 = P_IO_2 - \frac{P_ACO_2}{R} + F \qquad \text{(Ecuación 2-2)}$$

donde F es un pequeño factor de corrección que puede ignorarse. Se supondrá también que los valores de PCO_2 arterial y alveolar son iguales. Esta ecuación establece

---

Tabla 2-1. Algunas causas de hipoventilación (v. fig. 2-3)

1. Depresión farmacológica del centro respiratorio (p. ej., barbitúricos y opiáceos)
2. Enfermedades de la médula oblongada (p. ej., encefalitis, hemorragia, neoplasia [poco frecuente])
3. Alteraciones de la médula espinal (p. ej., lesión medular cervical alta)
4. Afectación de las células de las astas anteriores (p. ej., poliomielitis)
5. Enfermedades de los nervios de los músculos respiratorios (p. ej., síndrome de Guillain-Barré, esclerosis lateral amiotrófica)
6. Enfermedades de la unión neuromuscular (p. ej., miastenia grave, intoxicación con agentes anticolinesterasa)
7. Enfermedades de los músculos respiratorios (p. ej., distrofia muscular de Duchenne, parálisis diafragmática)
8. Alteraciones de la caja torácica (p. ej., tórax inestable grave, cifoescoliosis grave, obesidad grave[a])
9. Obstrucción de las vías respiratorias superiores (p. ej., compresión traqueal por agrandamiento de los nódulos linfáticos)
10. Neumopatía parenquimatosa grave (p. ej., enfermedad pulmonar obstructiva crónica o fibrosis pulmonar avanzada)

[a] Algunos pacientes con síndrome de hipoventilación por obesidad también muestran anomalías del control respiratorio (áreas 1 y 2).

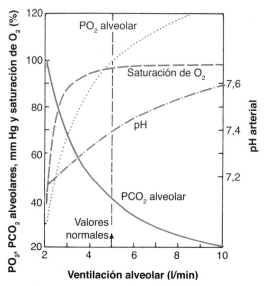

Figura 2-3. Intercambio de gases durante la hipoventilación. Los valores son aproximados.

que, si la PCO_2 arterial (P_ACO_2) y el cociente de intercambio respiratorio (R) permanecen constantes (lo harán si la ventilación alveolar y el índice metabólico no varían), cada mm Hg que aumenta en la PO_2 inspirada (P_IO_2) producirá una elevación correspondiente en la PO_2 alveolar (P_AO_2). Como la PO_2 inspirada puede aumentar con facilidad en varios mm Hg, la hipoxemia de la hipoventilación pura puede resolverse con rapidez. Sin embargo, de ser posible, la mejor alternativa para atender la hipoxemia por hipoventilación es resolver la causa que subyace a esta última.

También es importante observar que la PO_2 arterial no puede descender a niveles muy bajos a causa de una hipoventilación pura. Acudiendo de nuevo a la ecuación 2-2, se observará que, si $R = 1$, la PO_2 desciende 1 mm Hg por cada 1 mm Hg de elevación de la PCO_2. Esto significa que la hipoventilación grave, suficiente para duplicar la PCO_2 desde 40 mm Hg hasta 80 mm Hg, solo disminuye la PO_2 desde, por ejemplo, 100 mm Hg hasta 60 mm Hg. Si $R = 0,8$, el descenso es algo mayor, por ejemplo, hasta 50 mm Hg. Además, la PO_2 suele ser unos mm Hg menor que el valor alveolar. Aun así, la saturación arterial de O_2 estará próxima al 80 % (fig. 2-3). Sin embargo, hay un grado importante de retención de CO_2 que puede producir una considerable acidosis respiratoria, un pH en torno a 7,2 y alteración del estado mental. Por tanto, la hipoxemia no es la característica predominante de la hipoventilación.

Alteración de la difusión

La alteración de la difusión significa que no se produce el equilibrio entre la PO_2 de la sangre capilar pulmonar y la del aire alveolar. En la figura 2-4 se recuerda la evolución de la PO_2 a lo largo de los capilares pulmonares. En situación de reposo normal, la PO_2 de la sangre capilar casi alcanza el valor de la del aire alveolar tras cerca de un tercio del tiempo total de contacto de 0,75 s disponible en el capilar. Por lo tanto, queda mucho tiempo de reserva. Incluso con el esfuerzo intenso, en el que el

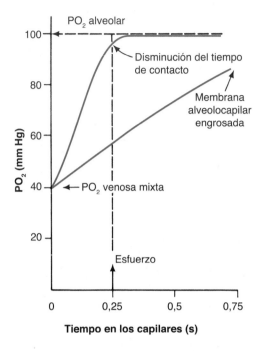

Figura 2-4. Cambios en la PO₂ a lo largo del capilar pulmonar. Durante el esfuerzo, disminuye el tiempo disponible para la difusión de O₂ a través de la membrana alveolocapilar. Una pared alveolar engrosada hace más lenta la difusión.

tiempo de contacto puede verse reducido hasta solo 0,25 s, casi siempre se produce el equilibrio.

Sin embargo, en algunas enfermedades, aumenta el grosor de la membrana alveolocapilar, y la difusión se vuelve tan lenta que puede no llegarse al equilibrio. En la figura 2-5 se muestra un corte histológico del pulmón de un paciente con fibrosis intersticial. Obsérvese que las paredes alveolares, por lo común finas, están muy ensanchadas. En un pulmón así se espera que la evolución sea más lenta, como se muestra en la figura 2-4. Toda hipoxemia que se produjera en reposo se exageraría durante el esfuerzo a causa de la disminución del tiempo de contacto entre la sangre y el aire alveolar.

Las enfermedades en las que la alteración de la difusión puede contribuir a la hipoxemia, en especial durante el esfuerzo, incluyen distintos trastornos generalizados del parénquima pulmonar, como la asbestosis, la sarcoidosis, la fibrosis pulmonar idiopática (alveolitis fibrosante criptogénica) y la neumonía intersticial inespecífica, enfermedades del tejido conectivo que afectan al pulmón, como esclerodermia, pulmón reumatoide y lupus eritematoso sistémico, granulomatosis con poliangitis (conocida también como granulomatosis de Wegener), síndrome de Goodpasture y adenocarcinoma *in situ*. En todas estas enfermedades, la vía de difusión, desde el aire alveolar hasta los eritrocitos, puede estar aumentada, al menos en algunas zonas pulmonares, pudiendo estar alterado el tiempo para la oxigenación, como se muestra en la figura 2-4.

Sin embargo, la importancia que la alteración de la difusión tiene en la hipoxemia arterial de estos pacientes es menor de lo que se pensaba. Como se ha señalado, los pulmones sanos tienen gran cantidad de tiempo de reserva para la difusión; además,

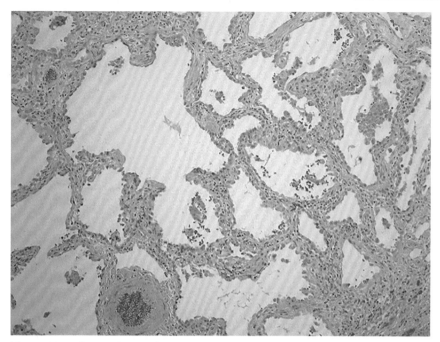

Figura 2-5. Corte pulmonar de un paciente con fibrosis pulmonar idiopática. Obsérvese el engrosamiento extremo de las paredes alveolares, lo que constituye una barrera para la difusión (compárese con las figuras 5-1, 5-3 y 10-4). (Imagen por cortesía de Corinne Fligner, MD.)

si se observa la figura 2-5, es imposible creer que las relaciones normales entre la ventilación y el flujo sanguíneo puedan conservarse en un pulmón con una estructura tan alterada. Se verá en breve que los desequilibrios ventilación-perfusión son una causa importante de hipoxemia que, sin duda, está sucediendo en estos pacientes. Por lo tanto, es difícil saber cuánta hipoxemia adicional debe atribuirse a la alteración de la difusión. Está claro que, al menos, parte de la hipoxemia durante el esfuerzo está causada por este mecanismo (v. fig. 5-6).

La hipoxemia también podría deberse a una reducción extrema del tiempo de contacto. Si se supone que se desvía tal cantidad de flujo sanguíneo de otras regiones del pulmón (p. ej., por un gran émbolo pulmonar), el tiempo para la oxigenación dentro del capilar disminuye hasta una décima parte del normal; en la figura 2-4 se muestra que la hipoxemia sería inevitable en este supuesto.

La hipoxemia causada por una alteración de la difusión puede corregirse con rapidez si el paciente recibe oxígeno al 100 %. El gran aumento resultante de la PO_2 alveolar (de varios cientos de mm Hg) puede contrarrestar con facilidad el aumento de la resistencia a la difusión causado por el engrosamiento de la membrana alveolocapilar. En general, la eliminación de dióxido de carbono no está afectada por las alteraciones de la difusión. La mayoría de los pacientes con las enfermedades antes mencionadas no presenta una retención de dióxido de carbono. En realidad, la PCO_2 arterial suele ser algo inferior a la normal, a causa del aumento de la ventilación mediada por la hipoxemia o a través de receptores intrapulmonares.

Cortocircuito o *shunt*

Un cortocircuito permite que parte de la sangre alcance el sistema arterial sin pasar a través de las regiones pulmonares ventiladas. Los cortocircuitos intrapulmonares pueden estar causados por malformaciones arteriovenosas como las que se observan en la telangiectasia hemorrágica hereditaria. Además, una zona pulmonar no ventilada, pero irrigada, como un lóbulo consolidado por una neumonía, constituye un cortocircuito. Podría argumentarse que este último es solo un ejemplo extremo del espectro de cocientes ventilación-perfusión, y que es más razonable, por tanto, clasificar la hipoxemia causada de este modo con la denominación de desequilibrio ventilación-perfusión. Sin embargo, un cortocircuito causa un patrón tan característico de intercambio de gases durante la respiración de oxígeno al 100 %, que es conveniente incluir los alvéolos no ventilados bajo esta denominación. En el síndrome de dificultad respiratoria del adulto suelen observarse grandes cortocircuitos (v. cap. 8). Muchos son extrapulmonares, como los que se producen en las cardiopatías congénitas a través de comunicaciones interauriculares o interventriculares, o a través de un foramen oval permeable. En estos pacientes debe existir un aumento de la presión en las cavidades cardíacas derechas que produce el cortocircuito de derecha a izquierda.

Si se proporciona oxígeno puro a un paciente con un cortocircuito, la PO_2 arterial no puede elevarse hasta el nivel que se observa en las personas sanas. En la figura 2-6 se muestra que, aunque la PO_2 capilar final puede ser tan elevada como la del aire

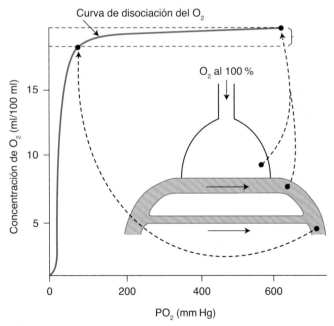

Figura 2-6. **Disminución de la PO_2 arterial por un cortocircuito al respirar O_2 al 100 %.** La adición de una pequeña cantidad de sangre desviada con su baja concentración de O_2 reduce en gran medida la PO_2 de la sangre arterial. Esto se debe a que la curva de disociación del O_2 es muy plana cuando la PO_2 está elevada.

alveolar, la concentración de O_2 de la sangre que ha sido desviada es tan baja como la de la sangre venosa si el cortocircuito es sangre venosa mixta. Cuando se añade una pequeña cantidad de sangre desviada a la sangre arterial, la concentración de O_2 disminuye, lo que produce un gran descenso de la PO_2 arterial, porque la curva de disociación del O_2 está muy aplanada en su nivel superior. Debido a ello, pueden detectarse pequeños cortocircuitos midiendo la PO_2 arterial durante la respiración de O_2 al 100 %.

Solo los cortocircuitos se comportan de este modo, lo cual es importante para la práctica. En las otras tres causas de hipoxemia (hipoventilación, alteración de la difusión y desequilibrio ventilación-perfusión), la PO_2 arterial casi alcanza el nivel normal que se observa en las personas sanas al respirar oxígeno al 100 %, lo que puede tardar mucho tiempo en los pacientes cuyos alvéolos están mal ventilados, porque el nitrógeno tarda tanto en eliminarse por completo que la PO_2 alcanza con lentitud su nivel final. Esta es quizá la razón de que la PO_2 arterial de los pacientes con EPOC solo puede llegar hasta 400-500 mm Hg tras respirar oxígeno al 100 % durante 15 min.

Si el cortocircuito es causado por sangre venosa mixta, su magnitud durante la respiración de O_2 puede determinarse a partir de la *ecuación del cortocircuito:*

$$\frac{\dot{Q}_S}{\dot{Q}_T} = \frac{C_{C'} - C_a}{C_{C'} - C_{\bar{v}}} \qquad \text{(Ecuación 2-3)}$$

donde $\dot{Q}_S$ y $\dot{Q}_T$ se refieren al flujo del cortocircuito y al flujo sanguíneo total, y $C_{C'}$, C_a y $C_{\bar{v}}$ se refieren a las concentraciones de O_2 de la sangre capilar final, arterial y venosa mixta, respectivamente. La concentración de O_2 de la sangre capilar final se calcula a partir de la PO_2 alveolar, suponiendo que hay un equilibrio completo entre el aire alveolar y la sangre. La muestra de sangre venosa mixta se obtiene a partir de un catéter en la arteria pulmonar. El denominador de la ecuación 2-3 también puede calcularse a partir de la determinación del consumo de oxígeno y del gasto cardíaco.

El cortocircuito no suele elevar la PCO_2 arterial. La tendencia a esta elevación suele registrarse por los quimiorreceptores, que incrementan la ventilación si aumenta la PCO_2. En realidad, a menudo la PCO_2 es menor de lo normal, a causa del estímulo hipoxémico adicional para la ventilación.

Desequilibrio ventilación-perfusión

En esta situación hay un desequilibrio entre la ventilación y el flujo sanguíneo en varias zonas pulmonares, con lo que la transferencia de todos los gases es insuficiente. Este mecanismo de hipoxemia es extremadamente frecuente, y es responsable de la mayor parte o de toda la hipoxemia de la EPOC, la neumopatía parenquimatosa diseminada y los trastornos vasculares, como la embolia pulmonar y la hipertensión arterial pulmonar. Suele identificarse por exclusión de las otras tres causas de hipoxemia: hipoventilación, alteración de la difusión y cortocircuito.

En todos los pulmones hay cierto desequilibrio entre la ventilación y la perfusión. En el pulmón sano en posición vertical esto adopta la forma de un patrón regional, en el que el cociente ventilación-perfusión disminuye desde el vértice hasta la base. Si la afección aparece y progresa, se observa una desorganización de este patrón, hasta que al final se destruye a nivel alveolar la relación normal entre la ventilación y el flujo sanguíneo (en *West. Fisiología respiratoria. Fundamentos*, 11.ª ed., se presenta una exposición sobre la fisiología de cómo el desequilibrio ventilación-perfusión causa hipoxemia).

Varios factores pueden exagerar la hipoxemia del desequilibrio ventilación-perfusión. Uno de ellos es la hipoventilación concomitante, que puede producirse, por ejemplo, si un paciente con EPOC está sedado en exceso. Otro factor que suele pasarse por alto es la reducción del gasto cardíaco, que produce un descenso de la PO_2 en la sangre venosa mixta, lo que causa un descenso de la PO_2 arterial para el mismo nivel de desequilibrio ventilación-perfusión. Esta situación puede observarse en pacientes con un infarto de miocardio con edema pulmonar leve.

¿Cómo puede evaluarse la gravedad del desequilibrio ventilación-perfusión a partir de la gasometría arterial? En primer lugar, la PO_2 *arterial* es una guía útil. Es probable que un paciente con una PO_2 arterial de 40 mm Hg tenga un desequilibrio ventilación-perfusión mayor que el de uno con una PO_2 arterial de 70 mm Hg; sin embargo, puede estar equivocado. Por ejemplo, suponga que el primer paciente ha disminuido la ventilación, con lo que ha reducido la PO_2 alveolar 30 mm Hg, y ha descendido la PO_2 arterial. En esas circunstancias, la PO_2 arterial por sí misma sería engañosa; por ello, a menudo se calcula la *diferencia alveoloarterial* para la PO_2.

¿Qué se debe utilizar para calcular la PO_2 alveolar? La figura 2-7 ayuda a recordar que, en un pulmón con un desequilibrio ventilación-perfusión ($\dot{V}_A/\dot{Q}$), puede existir un amplio espectro de valores para la PO_2 alveolar que oscilan desde el del aire inspirado hasta el de la sangre venosa mixta. Una solución es calcular una «PO_2 alveolar ideal», que es el valor que el pulmón *tendría* si no existiera desequilibrio ventilación-perfusión, y si el cociente de intercambio respiratorio siguiera siendo el mismo. Se obtiene a partir de la *ecuación del aire alveolar*:

$$P_AO_2 = P_IO_2 - \frac{P_ACO_2}{R} + F \qquad \text{(Ecuación 2-4)}$$

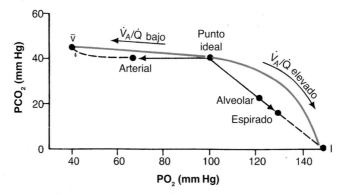

Figura 2-7. **Esquema O_2-CO_2 que muestra los puntos venoso mixto ($\bar{v}$), inspirado (I), arterial, ideal, alveolar y espirado.** La línea curva indica la PO_2 y la PCO_2 de todas las unidades pulmonares que tienen cocientes ventilación-perfusión ($\dot{V}_A/\dot{Q}$) diferentes. (Para más información sobre este difícil tema, v. *West. Fisiología respiratoria. Fundamentos,* 11.ª ed.)

usando el cociente de intercambio respiratorio (R) de todo el pulmón, y suponiendo que las PCO_2 arterial y alveolar son iguales (por lo general, casi lo son). Así, la diferencia alveoloarterial de la PO_2 tiene en cuenta el efecto de la hipoventilación o la hiperventilación sobre la PO_2 arterial, y es una medida más pura del desequilibrio ventilación-perfusión. Otros parámetros son el espacio muerto fisiológico y el cortocircuito fisiológico (se ofrecen más detalles en *West. Fisiología respiratoria. Fundamentos*, 11.ª ed.).

Es posible obtener más información sobre la distribución de los cocientes ventilación-perfusión en el pulmón con una técnica que se basa en la eliminación de gases extraños en solución inyectados. No se muestran los detalles aquí, pero es posible obtener una distribución casi continua de cocientes ventilación-perfusión que sea compatible con el patrón de eliminación medido de los seis gases. En la figura 2-8 se muestra un patrón típico hallado en voluntarios jóvenes y sanos. Puede observarse que casi toda la ventilación y el flujo sanguíneo se dirigen hacia unidades pulmonares con cocientes ventilación-perfusión próximos al valor normal de 1. Como se verá en los capítulos 4, 6 y 8, este patrón se altera de manera notable en caso de enfermedad pulmonar.

Causas mixtas de hipoxemia

Las causas mixtas de hipoxemia suelen producirse con frecuencia. Por ejemplo, un paciente con ayuda de ventilación mecánica, a causa de una insuficiencia respiratoria aguda tras un choque en automóvil, puede presentar un gran cortocircuito a través del pulmón no ventilado (p. ej., una contusión pulmonar extensa), además de un grave desequilibrio ventilación-perfusión (v. fig. 8-4). De nuevo, un paciente con una enfermedad pulmonar intersticial puede presentar una ligera alteración de la difusión, que sin duda se acompaña de un desequilibrio ventilación-perfusión y, quizá,

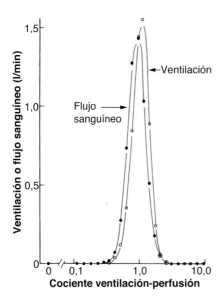

Figura 2-8. Distribución de los cocientes ventilación-perfusión en una persona joven y sana obtenidos mediante la técnica de eliminación de gases inertes múltiples. Obsérvese que la mayor parte de la ventilación y del flujo sanguíneo se dirige a unidades pulmonares con cocientes ventilación-perfusión cercanos a 1. (Publicado con autorización de The American Society for Clinical Investigation, de Wagner PD, Laravuso RB, Uhl RR, et al. Continuous distributions of ventilation-perfusion ratios in normal subjects breathing air and 100 % O_2. *J Clin Invest* 1974;54[1]:54-68; autorización otorgada por medio del Copyright Clearance Center, Inc.)

también de cortocircuito (v. figs. 5-6 y 5-7). Con lo que se sabe en la actualidad a menudo no es posible definir con exactitud el mecanismo de la hipoxemia, sobre todo en los pacientes graves.

Hipoxemia intermitente

En tanto la hipoxemia puede persistir días a semanas en individuos con neumonía o síndrome de dificultad respiratoria agudo o ser un problema persistente en algunos pacientes con EPOC o fibrosis pulmonar, también puede presentarse en episodios breves recurrentes de menos de 1 min de duración. Esta forma intermitente de hipoxemia es más habitual en individuos con trastorno respiratorio en el sueño, del cual existen dos variantes primarias, *apnea central del sueño*, donde no hay esfuerzos respiratorios, y *apnea obstructiva del sueño*, donde a pesar de la actividad de los músculos de la respiración, no existe flujo de aire.

La *apnea central del sueño* a menudo tiene lugar en personas con insuficiencia cardíaca grave y diversas formas de lesión del sistema nervioso central y también puede observarse en individuos sanos tras ascender a gran altitud. En una forma particular de apnea central del sueño, conocida como respiración de Cheyne-Stokes, existen períodos alternos de respiración, en los cuales el volumen corriente se incrementa y se reduce en una configuración de aumento-disminución y períodos de apnea. Se considera que esto ocurre por la inestabilidad en el sistema de control de retroalimentación que regula los tipos de respiración durante el sueño. El marco de referencia diagnóstico de este patrón en la polisomnografía nocturna es que los períodos de apnea van acompañados de ausencia de movimientos de la pared torácica y la abdominal, como consecuencia del cese de los impulsos neurológicos para la respiración (fig. 2-9).

La *apnea obstructiva del sueño* es el tipo más común de respiración alterada en el sueño. Los primeros informes fueron sobre individuos con índices de masa corporal muy altos, pero ahora se reconoce que la afección no es exclusiva de ellos. La obstrucción de las vías aéreas pueden causarla el movimiento retrógrado de la lengua, el colapso de las paredes faríngeas, las amígdalas o adenoides muy crecidas y otros factores anatómicos de estrechamiento de la faringe. En la inspiración, la presión dentro de las vías aéreas cae, lo cual predispone a su colapso. A veces se producen ronquidos fuertes que pueden hacer que el paciente se despierte de manera violenta después de un episodio apneico. El marco de referencia diagnóstico de este patrón en la polisomnografía nocturna es que los períodos de apnea van acompañados de movimientos persistentes de la pared torácica y la abdominal; a pesar del esfuerzo respiratorio, el flujo de aire cesa debido a la obstrucción de la vía aérea superior (fig. 2-9).

En ocasiones hay privación de sueño crónica y el paciente puede sufrir somnolencia diurna, anomalías de la concentración, fatiga crónica, cefaleas matinales y depresión. Los pacientes no tratados tienen riesgo de complicaciones cardiovasculares como hipertensión sistémica, arteriopatía coronaria y accidentes cerebrovasculares, tal vez como consecuencia del incremento de la actividad del sistema nervioso simpático durante los episodios apneicos y la disfunción endotelial. La aplicación de presión positiva continua en las vías respiratorias (CPAP, *continuous positive airway pressure*) por medio de una mascarilla completa o nasal durante el

Apnea central del sueño

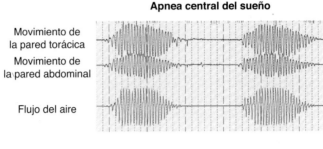

Movimiento de
la pared torácica

Movimiento de
la pared abdominal

Flujo del aire

Apnea obstructiva del sueño

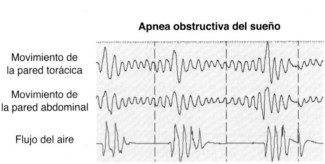

Movimiento de
la pared torácica

Movimiento de
la pared abdominal

Flujo del aire

Figura 2-9. **Dos patrones de anomalías respiratorias durante el sueño.** El *recuadro superior* muestra un ejemplo de apnea central del sueño. Obsérvese que durante el período de ausencia de flujo del aire (apnea) no existe movimiento de la pared torácica y el abdomen. Durante los períodos respiratorios se aprecia a menudo un patrón en aumento-disminución de los movimientos respiratorios y el flujo del aire. El *recuadro inferior* muestra un ejemplo de apnea obstructiva del sueño. Obsérvese que durante los períodos de apnea persiste el movimiento de la pared torácica y el abdomen.

sueño aumenta la presión dentro de las vías respiratorias, de manera que actúa como una férula neumática. Aunque el anterior se considera en general el tratamiento más efectivo, algunos pacientes no lo toleran y pueden requerir procedimientos quirúrgicos.

Además de estas variantes patológicas de hipoxemia intermitente, en fecha reciente ha surgido interés en el concepto de condición isquémica previa, en la cual se inducen de manera intencional períodos breves de hipoxemia como un recurso protector contra la lesión isquémica subsecuente, que puede tener lugar en un infarto de miocardio o en la isquemia aguda de la extremidad por vasculopatía periférica.

Aporte de oxígeno a los tejidos

Aunque la PO_2 de la sangre arterial tiene una gran importancia, hay otros factores que intervienen en el aporte de oxígeno a los tejidos. Por ejemplo, la disminución de la PO_2 arterial es claramente más perjudicial en un paciente con una hemoglobina de 5 g/100 ml que en uno con una capacidad de O_2 normal. El aporte de oxígeno a los tejidos depende de la concentración de la sangre para transportar oxígeno, del gasto cardíaco y de la distribución del flujo sanguíneo hacia la periferia. Estos factores se expondrán con más detalle en el capítulo 9.

PCO$_2$ arterial

Medición

Un electrodo de PCO$_2$ es, en esencia, un electrodo de pH de vidrio. Está rodeado por un amortiguador de bicarbonato y separado de la sangre por una delgada membrana a través de la que difunde el CO$_2$, que altera el pH del amortiguador, y esto es lo que mide el electrodo, que «lee» la PCO$_2$ de manera directa.

Valores normales

La PCO$_2$ arterial normal es de 37 a 43 mm Hg, y casi no se ve afectada por la edad. Tiende a disminuir durante el esfuerzo intenso, y a elevarse un poco durante el sueño. A veces, en una muestra de sangre obtenida por punción arterial, se mide un valor entre 30 y 40. Esto puede atribuirse a la hiperventilación aguda causada por el procedimiento, y puede reconocerse por el correspondiente aumento del pH.

Causas de aumento de la PCO$_2$ arterial

Las causas principales de retención de CO$_2$ son dos: la hipoventilación y el desequilibrio ventilación-perfusión.

Hipoventilación

La hipoventilación ya se ha comentado en este capítulo con cierto detalle, en el que se ha visto que debe causar hipoxemia y retención de CO$_2$, siendo esta última más importante (v. fig. 2-2). La *ecuación de la ventilación alveolar*:

$$P_A CO_2 = \frac{\dot{V}CO_2}{\dot{V}_A} \cdot K \qquad \text{(Ecuación 2-5)}$$

destaca la relación inversa entre la ventilación y la PCO$_2$ alveolar. En los pulmones sanos, la PCO$_2$ arterial sigue muy de cerca al valor alveolar. Mientras que la hipoxemia de la hipoventilación puede mejorarse con facilidad aumentando la PO$_2$ inspirada, la retención de CO$_2$ solo puede tratarse aumentando la ventilación, lo que puede necesitar de una ayuda mecánica, tal como se describirá en el capítulo 10.

Desequilibrio ventilación-perfusión

Aunque esta situación ya se ha considerado, su relación con la retención de CO$_2$ justifica un comentario adicional, a causa de la confusión que existe en esta área. En un momento dado se argumentó que el desequilibrio ventilación-perfusión no interfiere con la eliminación de CO$_2$ porque las regiones hiperventiladas compensan las zonas hipoventiladas. Esto es una falacia, y es importante darse cuenta de que el desequilibrio ventilación-perfusión reduce la eficacia de la transferencia de todos los gases, entre ellos, los que se utilizan como anestesia.

 ¿Por qué, entonces, se observa con frecuencia a pacientes que, con una enfermedad pulmonar crónica y un indudable desequilibrio ventilación-perfusión, presentan una PCO$_2$ arterial normal o incluso baja? Se explica en la figura 2-10. La relación normal entre la ventilación y el flujo sanguíneo (A) se ve alterada por la enfermedad, y aparecen hipoxemia y retención de CO$_2$ (B). Sin embargo, los quimiorreceptores responden al aumento de la PCO$_2$ arterial e incrementan la ventilación hacia los al-

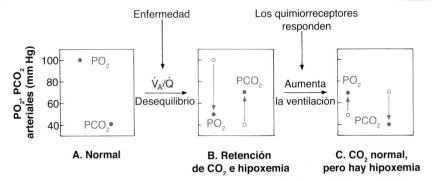

Figura 2-10. PO$_2$ y PCO$_2$ arteriales en diferentes etapas de desequilibrio ventilación-perfusión. La situación normal se muestra en **A**. En un principio, debe haber tanto un descenso de la PO$_2$ como un aumento de la PCO$_2$ **(B)**. Sin embargo, cuando la ventilación hacia los alvéolos aumenta, la PCO$_2$ vuelve a la normalidad, pero la PO$_2$ permanece demasiado baja **(C)**.

véolos. El resultado es que la PCO$_2$ arterial vuelve a su nivel normal (C); sin embargo, aunque la PO$_2$ arterial está algo elevada por el aumento de la ventilación, no regresa por completo a la normalidad, lo que puede explicarse por la forma de la curva de disociación del O$_2$ y, en concreto, por la enorme acción depresora sobre la PO$_2$ arterial de las unidades pulmonares con cocientes ventilación-perfusión bajos. Aunque las unidades con cocientes ventilación-perfusión elevados son eficaces en la eliminación de CO$_2$, presentan poca ventaja sobre las unidades normales en cuanto a captar O$_2$; a pesar de la existencia de una PO$_2$ alta, la concentración de oxígeno no se incrementa de forma significativa debido a que la hemoglobina tiene una saturación total de oxígeno. El resultado final es que la PCO$_2$ arterial disminuye, de manera efectiva, hasta el valor normal, pero el aumento de la PO$_2$ arterial es más o menos escaso.

En algunos pacientes no se produce la transición desde la etapa B a la C o, habiéndolo hecho, regresan a la etapa B y retienen CO$_2$. ¿Por qué razón sucede esto? En general, estos pacientes realizan un gran trabajo respiratorio, a menudo a causa de un aumento global de la resistencia de las vías respiratorias o un aumento del espacio muerto fisiológico. En apariencia, eligen tolerar el aumento de la PCO$_2$ en lugar de gastar más energía en aumentar la ventilación. Es interesante observar que si las personas sanas respiran a través de un tubo estrecho, con lo que aumenta su trabajo respiratorio, a menudo la PCO$_2$ alveolar se eleva.

No se comprende por completo por qué algunos pacientes con desequilibrios ventilación-perfusión aumentan su ventilación y otros no. Como se verá en el capítulo 4, muchos pacientes con enfisema mantienen la PCO$_2$ en un nivel normal, incluso cuando su enfermedad está muy avanzada, como suele ocurrir con los asmáticos, lo que puede conllevar un gran aumento de ventilación en sus alvéolos. Sin embargo, otros pacientes, suelen permitir que la PCO$_2$ se eleve mucho antes en el curso de la enfermedad. Es posible que esto se relacione con las diferencias del control neurogénico central de la ventilación y, en particular, la respuesta ventilatoria a los cambios de la PCO$_2$ en estos dos grupos de pacientes.

pH arterial

Medición

El pH arterial suele medirse con un electrodo de vidrio al mismo tiempo que la PO_2 y la PCO_2 arteriales. Se relaciona con la PCO_2 y la concentración de bicarbonato a través de la ecuación de Henderson-Hasselbalch:

$$pH = pK + \log\frac{\left(HCO_3^-\right)}{0,03PCO_2} \qquad \text{(Ecuación 2-6)}$$

donde $pK = 6,1$, (HCO_3^-) es la concentración plasmática de bicarbonato en milimoles por litro y la PCO_2 en mm Hg.

Acidosis

El término *acidemia* hace referencia a una disminución del pH de la sangre, mientras que el término acidosis se refiere a un proceso que conduce a la disminución del pH. La acidosis puede estar causada por alteraciones respiratorias o metabólicas, o por ambas (tabla 2-2).

Acidosis respiratoria

La acidosis respiratoria está producida por la retención de CO_2 (es decir, hipercapnia), lo que aumenta el denominador de la ecuación de Henderson-Hasselbalch y, por tanto, disminuye el pH. Ambos mecanismos de retención de CO_2 (hipoventilación y desequilibrio ventilación-perfusión) pueden causar acidosis respiratoria. Es importante distinguir entre la retención aguda de CO_2 y la crónica. Es probable que un paciente con hipoventilación tras una sobredosis de opiáceos presente acidosis respiratoria aguda. La concentración de bicarbonato (el numerador en la ecuación de Henderson-Hasselbalch) varía poco y el pH, por lo tanto, desciende con rapidez a medida que se eleva la PCO_2. El exceso de base es normal en tales casos. Por lo común, una duplicación de la PCO_2 desde 40 mm Hg hasta 80 mm Hg en un paciente de este tipo reducirá el pH de 7,4 a 7,2.

Por el contrario, en un paciente que presenta retención crónica de CO_2 durante muchas semanas, como resultado de un aumento del desequilibrio ventilación-perfusión a causa de una neumopatía crónica, el descenso del pH es menor. El motivo es que los riñones retienen bicarbonato en respuesta al aumento de PCO_2 en las células tubulares renales, con lo que se aumenta el numerador de la ecuación de Henderson-Hasselbalch. El exceso de base se incrementa (> 2 mEq/l) en estos casos.

En la figura 2-11 se muestran estas relaciones de forma esquemática. Contrasta la enorme pendiente de la línea para la retención aguda de CO_2 (A) con la suave pendiente de la línea para la hipercapnia crónica (B). Obsérvese también que un paciente con hipoventilación aguda cuya PCO_2 se mantiene durante 2-3 días se desplaza hacia la línea crónica a medida que los riñones retienen bicarbonato (del punto *A* al punto *C*). Por el contrario, en un paciente con EPOC y una prolongada retención de CO_2, y que presenta una infección respiratoria aguda que empeora sus cocientes ventilación-perfusión, puede observarse un desplazamiento rápido desde el punto *B* hasta el *C*, es decir, paralelo a la línea *A*. No obstante, si se ventila al paciente de forma mecánica, podrá observarse un regreso hacia el punto *B* o incluso más allá.

Acidosis metabólica

La acidosis metabólica es causada por una disminución primaria del numerador (HCO_3^-) de la ecuación de Henderson-Hasselbalch, la cetoacidosis diabética es un ejemplo (tabla 2-2). Una acidosis metabólica descompensada se indicaría por un desplazamiento vertical ascendente en la figura 2-11, pero en la práctica, el descenso del pH arterial estimula los quimiorreceptores periféricos, lo que aumenta la ventilación y disminuye la PCO_2. Debido a ello, el pH y la PCO_2 se desplazan a lo largo de la línea *D*.

La acidosis láctica es otra forma de acidosis metabólica, y puede complicar el shock séptico, cardiogénico o hemorrágico, como consecuencia de la hipoxia tisular. Si se ventila de forma mecánica a un paciente de este tipo, el pH permanecerá por debajo de 7,4 cuando la PCO_2 regrese al valor normal.

Alcalosis

El término *alcalemia* se refiere a un incremento del pH de la sangre, mientras que el término alcalosis denota un proceso que conduce al aumento del pH. La alcalosis puede derivar de anomalías respiratorias o metabólicas, o de ambos tipos (tabla 2-2).

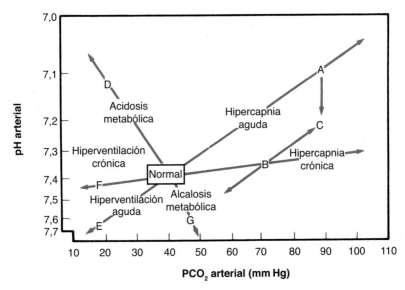

Figura 2-11. Relación pH-PCO_2 arterial en varios tipos de alteraciones acidobásicas.
(Modificado de Flenley DC. Another nonlogarithmic acid-base diagram? *Lancet* 1971;1:961-965. Copyright © 1971 Elsevier. Con autorización.)

Tabla 2-2. Ejemplos representativos de causas de anomalías acidobásicas primarias

Acidosis respiratoria	Alcalosis respiratoria	Acidosis metabólica	Alcalosis metabólica

Sobredosis de opiáceos
Enfermedad pulmonar
  obstructiva crónica
  grave
Enfermedad
  neuromuscular
Síndrome de
  hipoventilación
  por obesidad
	Crisis de
	  ansiedad
	Gran altitud
	Neumopatía
	  hipoxémica
		Acidosis láctica
		Cetoacidosis
		  diabética,
		  por inanición
		  o alcohólica
		Uremia
		Acidosis tubular
		  renal
		Diarrea grave
			Vómito
			Diuréticos del asa
			Ingesta excesiva
			  de álcalis
			Hiperaldosteronismo

Alcalosis respiratoria

La alcalosis respiratoria se observa en la hiperventilación aguda cuando el pH aumenta, como lo muestra la línea E en la figura 2-11. Si se mantiene la hiperventilación, por ejemplo, a gran altitud (tabla 2-2), se observa una alcalosis respiratoria compensada, con un regreso del pH hacia la normalidad, a medida que los riñones excretan bicarbonato, un desplazamiento desde el punto E al punto F en la figura 2-11.

Alcalosis metabólica

La alcalosis metabólica se observa en trastornos como los vómitos prolongados, cuando la concentración plasmática de bicarbonato aumenta, como se ve en G, en la figura 2-10. Con frecuencia, no hay compensación respiratoria, aunque a veces la PCO_2 se eleva un poco. También se produce alcalosis metabólica cuando se ventila con demasiada intensidad a un paciente con neumopatía crónica y acidosis respiratoria compensada, con lo que la PCO_2 alcanza con rapidez casi los 40 mm Hg (línea B a G).

Cuatro tipos de alteraciones acidobásicas

$$pH = pK + \log \frac{(HCO_3^-)}{0,03\,PCO_2}$$

	Primaria	Compensación
Acidosis		
Respiratoria	$PCO_2 \uparrow$	$HCO_3^- \uparrow$
Metabólica	$HCO_3^- \downarrow$	$PCO_2 \downarrow$
Alcalosis		
Respiratoria	$PCO_2 \downarrow$	$HCO_3^- \downarrow$
Metabólica	$HCO_3^- \uparrow$	$PCO_2 \uparrow$[a]

[a] En algunos casos, la PCO_2 puede no aumentar.

CAPACIDAD DE DIFUSIÓN

Hasta el momento este capítulo sobre el intercambio de gases se ha dedicado a los gases en sangre arterial y a la importancia que tienen. Sin embargo, este es un lugar adecuado para comentar otra prueba habitual del intercambio de gases: la capacidad de difusión pulmonar para el monóxido de carbono.

Medición de la capacidad de difusión

El método más habitual para medir la capacidad de difusión (DL_{CO}) es el de la respiración única (fig. 2-12). El paciente realiza una inspiración hasta la capacidad vital de monóxido de carbono (CO) del 0,3 % y helio del 10 %, la mantiene durante 10 s y a continuación espira. Los primeros 750 ml de aire se descartan debido a la contaminación del espacio muerto, y se recoge el siguiente litro para su análisis. El helio indica la dilución del aire inspirado con el aire alveolar y, por tanto, proporciona la PCO alveolar inicial. Suponiendo que el CO se pierde del aire alveolar en proporción con respecto a la PCO mientras se contiene la respiración, la capacidad de difusión se calcula como el volumen de CO captado por minuto y por mm Hg de PCO alveolar.

Causas de disminución de la capacidad de difusión

El CO se utiliza para medir la capacidad de difusión porque, cuando se inhala en concentraciones bajas, la presión parcial en la sangre de los capilares pulmonares

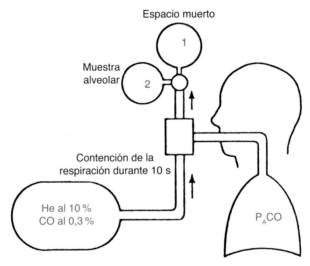

Figura 2-12. Medición de la capacidad de difusión del monóxido de carbono mediante el método de respiración única. El paciente realiza una sola inspiración de CO del 0,3 % con helio (He) del 10 %, aguanta la respiración durante 10 s y a continuación espira. Se descartan los 750 ml iniciales y luego se obtiene una muestra alveolar para su análisis.

permanece muy baja a lo largo del capilar. Como resultado, el CO es absorbido por la sangre a lo largo de todo el capilar (contrastar con el caso del O_2, en la figura 2-4). Así, la captación de CO está determinada por las *propiedades de difusión* de la membrana alveolocapilar y por el *índice de combinación* del CO con la sangre.

Las propiedades de difusión de la membrana alveolar dependen de su grosor y de su superficie. Así, la capacidad de difusión disminuye en las enfermedades en que aumenta el grosor, entre ellas la fibrosis pulmonar idiopática, la sarcoidosis y la asbestosis (v. fig. 2-5). También disminuye cuando lo hace el área de superficie de la membrana alveolocapilar, por ejemplo, por una neumonectomía. La disminución de la capacidad de difusión que se observa en el enfisema se debe, en parte, a la pérdida de capilares y paredes alveolares.

El índice de combinación del CO con la sangre disminuye cuando lo hace el número de eritrocitos en los capilares. Esto sucede en la anemia y en las enfermedades que reducen el volumen de sangre capilar, como la embolia pulmonar. Es posible separar la membrana y el componente sanguíneo de la capacidad de difusión realizando la medición con una PO_2 alveolar elevada y normal (v. *West. Fisiología respiratoria. Fundamentos*, 11.ª ed.).

Interpretación de la capacidad de difusión

Resulta claro que la capacidad de difusión pulmonar del CO cuantificada no solo depende del área y el grosor de la membrana alveolocapilar, sino también del volumen de sangre y la concentración de la hemoglobina en los capilares pulmonares. Por otra parte, en el pulmón enfermo la medición se ve afectada por la distribución de las propiedades de difusión, el volumen alveolar y la sangre capilar. Se sabe que estos pulmones tienden a vaciarse de forma desigual (v. fig. 1-11), por lo que tal vez el litro de aire espirado en el que se analiza el CO (fig. 2-11) no es representativo de todo el pulmón. Por este motivo, el concepto *factor de transferencia* se utiliza en ocasiones (en particular en Europa) para hacer énfasis en que la cuantificación no solo refleja las propiedades de difusión del pulmón. Para obtener información más específica en torno a la membrana alveolocapilar misma en la práctica clínica, la capacidad de difusión cuantificada se ajusta con base en la concentración de hemoglobina y el volumen alveolar.

Causas de disminución de la capacidad de difusión del monóxido de carbono

Membrana alveolocapilar
Aumenta de grosor en las enfermedades pulmonares intersticiales.
Disminuye su superficie en el enfisema y en la neumonectomía.

Sangre capilar
Disminuye su volumen en la embolia pulmonar.
En el enfisema se pierden capilares.
Disminuye la concentración de eritrocitos en la anemia.

CONCEPTOS CLAVE

1. Con los equipos modernos, la medición de los gases arteriales (PO_2, PCO_2, pH) es un tanto sencilla, y es esencial en el tratamiento de los pacientes con insuficiencia respiratoria aguda y crónica.

2. Las cuatro causas de hipoxemia son la hipoventilación, la alteración de la difusión, el cortocircuito y el desequilibrio ventilación-perfusión. Esta última es, por mucho, la más habitual.

3. Los desequilibrios ventilación-perfusión interfieren con el intercambio pulmonar de todos los gases, entre ellos el O_2 y el CO_2. Todos los pacientes con esta afección presentan una disminución de la PO_2 arterial, aunque la PCO_2 puede ser normal si la cantidad de aire inspirada hacia los alvéolos aumenta.

4. Los trastornos acidobásicos son: acidosis respiratoria o metabólica y alcalosis respiratoria o metabólica. Estos causan cambios característicos en el pH, la PCO_2 y el bicarbonato plasmático.

5. La capacidad de difusión del monóxido de carbono es una prueba útil de la transferencia de gases en los pulmones.

CASO CLÍNICO

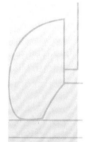

Durante un período de intenso humo en el aire debido a incendios de matorrales en las montañas que rodean su casa, una mujer de 60 años con un antecedente de tabaquismo prolongado acude a urgencias aquejada de disnea creciente durante 2 días y tos productiva con esputo purulento. Fue atendida como paciente ambulatoria en la clínica de enfermedades respiratorias 2 semanas antes por seguimiento rutinario de sus problemas respiratorios crónicos; en ese momento no refirió otro malestar y sus estudios de función pulmonar mostraron lo siguiente:

Parámetro	Predicho	Antes del bronco-dilatador	% predicho	Tras el bronco-dilatador	% de cambio
FVC (l)	3,9	3,2	82	3,3	3
FEV$_1$ (l)	3,1	1,3	42	1,4	8
FEV$_1$/FVC	0,79	0,41	51	0,38	48
CPT (l)	5,8	6,3	109	—	—
VR (l)	1,9	2,9	152	—	—
DL$_{CO}$ (ml/min/mm Hg)	33,4	15,7	47	—	—

En urgencias, su temperatura fue de 37,5 °C, la frecuencia cardíaca de 105, la presión arterial de 137/83 mm Hg, la frecuencia respiratoria

Continúa

CASO CLÍNICO *(cont.)*

de 24 y la SpO$_2$ del 82 % mientras respiraba aire ambiental. En el examen, se expresa con frases cortas de tres a cuatro palabras y utiliza los músculos accesorios de la respiración. Tiene sibilancias y una fase espiratoria prolongada. Su tórax se escucha resonante en todos sentidos a la percusión con excursión limitada del diafragma en la inhalación. La radiografía torácica muestra campos pulmonares grandes, hemidiafragmas aplanados y ausencia de opacidades focales, derrame pleural o cardiomegalia. Se realiza una gasometría arterial antes de suministrarle oxígeno y muestra los datos siguientes:

pH	PaCO$_2$ (mm Hg)	PaO$_2$ (mm Hg)	HCO$_3^-$ (mEq/l)
7,27	58	50	27

Además de administrarle broncodilatadores nebulizados y corticoesteroides intravenosos, se le coloca bajo ventilación a presión positiva no invasiva mediante mascarilla ajustada, después de lo cual su disnea disminuye y aparenta estar más cómoda.

Preguntas

- ¿Cómo se pueden relacionar las anormalidades en la espirometría realizada en la clínica hace 2 semanas con los hallazgos en el examen en urgencias?
- ¿Qué información proporciona la capacidad de difusión del monóxido de carbono sobre su función pulmonar?
- ¿Cómo se interpretaría su gasometría?
- ¿Cuál es la causa de la hipoxemia en el momento de su presentación en urgencias?
- ¿Qué cambio se esperaría ver en su PCO$_2$ después de que se iniciara la ventilación no invasiva?

PREGUNTAS

Elegir la mejor respuesta para cada pregunta.

1. Un hombre de 36 años se somete a una valoración por epistaxis y hemorragia gastrointestinal recurrentes, un problema que también sufrían su padre y un hermano mayor. Tras detectar una saturación de oxígeno del 88 % durante una consulta médica, se le derivó para la realización de pruebas de función pulmonar, en las que se midieron los gases en sangre arterial al respirar aire ambiental y con una F$_I$O$_2$ de 1,0. Los resultados se muestran en la tabla siguiente.

Parámetro	F$_I$O$_2$ 0,21	F$_I$O$_2$ 1,0
PO$_2$ arterial (mm Hg)	59	300
Saturación de oxígeno en sangre arterial (%)	88	100

Con base en los resultados de la gasometría arterial, ¿cuál es la causa predominante de la hipoxemia en este paciente?

A. Disminución de la fracción inspirada de oxígeno.
B. Alteración de la difusión.
C. Hipoventilación.
D. Cortocircuito.
E. Desequilibrio ventilación-perfusión.

2. Una mujer de 61 años con EPOC acude a un hospital situado a nivel del mar después de varios días de deterioro disneico e incremento de tos y producción de esputo. Una radiografía de tórax muestra cambios congruentes con enfisema pero no opacidades focales. Se obtiene una gasometría de sangre arterial mientras respira aire ambiental que muestra un pH de 7,41, $PaCO_2$ de 39, PaO_2 de 62 y HCO_3^- de 23. ¿Cuál es la causa de su hipoxemia?

A. Alteración de la difusión.
B. Hipoventilación.
C. P_1O_2 baja.
D. Desequilibrio ventilación-perfusión.
E. Hipoventilación y desequilibrio ventilación-perfusión.

3. Un paciente se mantiene en ventilación mecánica invasiva tras una sobredosis de droga. Después de revisar una gasometría arterial tomada tras la intubación, el médico de cuidados intensivos modifica el volumen corriente pero mantiene constante la frecuencia respiratoria. Los parámetros iniciales se muestran en la tabla siguiente, junto con los encontrados tras establecer los nuevos. El paciente recibe un medicamento que le produce bloqueo neuromuscular y no puede realizar respiraciones, excepto por las generadas según la frecuencia del ventilador.

Parámetro	Parámetros iniciales	Parámetros nuevos
Volumen corriente (V_T, ml)	750	450
Frecuencia (respiraciones/min)	10	10
Volumen de espacio muerto (V_D, ml)	150	150
Volumen alveolar (V_A, ml)	600	300

¿Qué porcentaje de su valor inicial tendrá la PCO_2 arterial una vez que se alcance el estado estable con los parámetros nuevos?

A. 33 %
B. 50 %
C. 100 %
D. 150 %
E. 200 %

4. Un hombre de 49 años acude con su médico de atención primaria para ser valorado por fatiga diurna excesiva. Tiene dificultad para mantenerse despierto en el trabajo durante el día y se ha quedado dormido varias veces mientras

conduce su coche. Va a la clínica acompañado por su esposa, quien señala que ronca fuerte, y se queja y da bocanadas intermitentes toda la noche. En la exploración física se identifica un índice de masa corporal de 39 kg/m², un gran perímetro cervical y orofaringe estrecha. Se le deriva para la realización de una polisomnografía nocturna, que revela períodos intermitentes de ausencia del flujo de aire durante los cuales su tórax y pared abdominal continúan haciendo esfuerzos respiratorios. ¿Cuál de las siguientes complicaciones tiene riesgo de sufrir si no recibe tratamiento adecuado?

A. Anemia.
B. Diabetes mellitus.
C. Enfisema.
D. Hipertensión.
E. Fibrosis pulmonar.

5. Un hombre de 63 años que nunca ha fumado acude para ser valorado por disnea progresiva y tos seca de 1 año de evolución. Como parte de esta valoración se le somete a una biopsia pulmonar abierta. Una imagen histopatológica obtenida a partir de esta biopsia se muestra en la figura siguiente, en el lado izquierdo. En el lado derecho se muestra una imagen comparativa de un control sano.

Paciente	Control sano

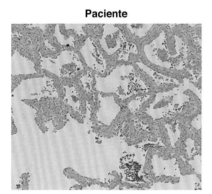 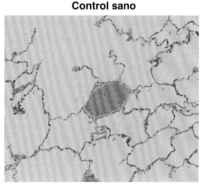

Con base en los hallazgos histopatológicos, ¿cuál de los siguientes se esperaría observar en las pruebas de función pulmonar de este paciente?

A. Incremento del volumen de cierre.
B. Disminución de la capacidad de difusión del monóxido de carbono.
C. Disminución del cociente FEV_1/FVC.
D. Incremento de la capacidad vital forzada.
E. Incremento de la capacidad pulmonar total.

6. Una mujer de 56 años se queja de disnea durante el esfuerzo por un período de varios meses. Sus estudios de función pulmonar muestran un cociente FEV_1/FVC de 0,83, capacidad pulmonar total esperada del 85 % y una capacidad de difusión del monóxido de carbono esperada del 53 %. Una radiografía de tórax muestra un tamaño de corazón normal y ausencia de opacidades o derrames focales. Un angiograma pulmonar por TC no muestra indicios de embolia

pulmonar. ¿Cuál de los diagnósticos enumerados a continuación validaría los hallazgos en su evaluación hasta ahora?
A. Asma.
B. Enfermedad pulmonar obstructiva crónica.
C. Fibrosis pulmonar idiopática.
D. Anemia por deficiencia de hierro.
E. Sarcoidosis.

7. Un hombre de 48 años es trasladado a urgencias semiinconsciente. Una gasometría muestra pH de 7,25, $PaCO_2$ de 25 mm Hg, PaO_2 de 62 mm Hg y HCO_3^- de 15. ¿Cuál de las enfermedades es congruente con las anomalías en su gasometría?
A. Exacerbación de la EPOC.
B. Cetoacidosis diabética.
C. Gastroenteritis con vómito grave.
D. Obesidad mórbida.
E. Sobredosis de opiáceos.

8. Una mujer sana de 21 años vuela de Lima (a nivel del mar) a Cuzco (3 350 m sobre el nivel del mar) en su ruta a Machu Pichu. ¿Cuál de las siguientes condiciones presentaría de inmediato después de su llegada a Cuzco?
A. Capacidad de difusión del monóxido de carbono disminuida.
B. Velocidad de incremento de PO_2 en los capilares pulmonares disminuida.
C. Hipoventilación.
D. Cortocircuito aumentado ($\dot{Q}_S / \dot{Q}_T$).
E. Alcalosis metabólica.

9. ¿Cuál de las enfermedades enumeradas más adelante es congruente con el movimiento del estado A al estado B de la figura?

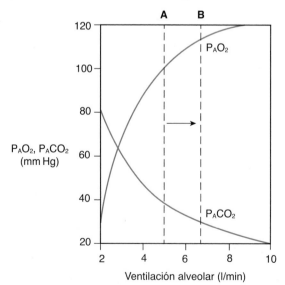

A. Ataque de ansiedad.
B. Exacerbación de la EPOC.
C. Síndrome de Guillain-Barré.
D. Sobredosis de opiáceos.
E. Poliomielitis.

10. Al terminar una excursión en Nepal, una mujer de 30 años, por lo demás sana, desarrolla diarrea del viajero por una infección por *Campylobacter jejuni*. Dos semanas tras la resolución de su diarrea y su retorno a casa, desarrolla debilidad en las extremidades inferiores, que comienza en las pantorrillas y luego se extiende a los músculos cuádriceps. Tras acudir a urgencias con disnea, se identifica que tiene una saturación de oxígeno del 92 % al respirar aire ambiental y una capacidad vital forzada que corresponde al 40 % de la predicha para su edad, sexo y talla. ¿Cuál de los siguientes factores se esperaría encontrar en una valoración más detallada de esta paciente?
A. Disminución de la capacidad de difusión del monóxido de carbono.
B. Disminución del bicarbonato sérico.
C. Incremento de la PO_2 alveolar.
D. Incremento de la PCO_2 arterial.
E. Incremento del pH.

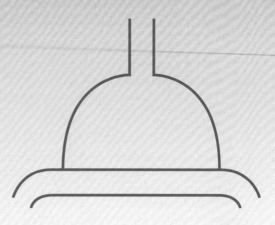

Otras pruebas

3

En los capítulos 1 y 2, el análisis se centró en dos pruebas sencillas, pero informativas, de la función respiratoria: la espirometría forzada y la gasometría arterial. En este capítulo se consideran, brevemente, otras formas de medir la función pulmonar. Del gran número de posibles pruebas que se han presentado de forma ocasional, se expondrán solo las de mayor utilidad y se destacarán más los principios que los detalles de su uso. Al final del capítulo el lector debe ser capaz de:

- Predecir los cambios de la capacidad funcional residual, el volumen residual y la capacidad pulmonar total en las enfermedades obstructivas y las restrictivas.
- Describir el efecto de distintos procesos patológicos sobre la distensibilidad pulmonar.
- Describir los procesos patológicos y otros factores que afectan a la resistencia de la vía aérea.

- Identificar las situaciones clínicas asociadas con una disminución de las respuestas ventilatorias del dióxido de carbono y el oxígeno.
- Describir las respuestas fisiológicas normales al ejercicio.
- Delinear los efectos de las diferencias regionales de la ventilación y la perfusión sobre la PO_2 y la PCO_2 alveolares.

VOLÚMENES PULMONARES ESTÁTICOS

Medición

En el capítulo 1 se describió la medición de la capacidad vital con un simple espirómetro (v. fig. 1-1), que también puede usarse para determinar el volumen corriente, la capacidad vital y el volumen de reserva espiratorio (capacidad funcional residual [CFR] menos el volumen residual [VR]). Sin embargo, el VR, la CFR y la capacidad pulmonar total (CPT) necesitan otras mediciones.

Estos volúmenes pueden medirse con un pletismógrafo corporal, que en esencia es una caja hermética en la que se sienta el paciente (v. *West. Fisiología respiratoria. Fundamentos*, 11.ª ed.). La boquilla se obstruye y se indica al paciente que realice un esfuerzo inspiratorio rápido. Al expandir el volumen de aire en los pulmones se comprime un poco el aire del pletismógrafo y su presión aumenta. Si se aplica la ley de Boyle, puede obtenerse el volumen pulmonar. Otro método consiste en utilizar la técnica de dilución de helio, en la que un espirómetro de volumen y concentración de helio conocidos se conecta a un paciente en un circuito cerrado. A partir del grado de dilución del helio puede calcularse el volumen pulmonar desconocido. El VR puede derivarse de la CFR, sustrayendo el volumen de reserva espiratorio.

Interpretación

La CFR, el VR y la CPT suelen ser elevados en aquellas enfermedades en las que hay un incremento de la resistencia de las vías respiratorias, como el enfisema, la bronquitis crónica y el asma, si bien en esta última estos parámetros pueden ser normales durante los períodos en que los síntomas disminuyen o desaparecen. El VR aumenta en estas afecciones porque se produce el cierre de las vías respiratorias con un volumen pulmonar demasiado elevado. Con frecuencia se observa una CFR, un VR y una CPT bajos en pacientes con enfermedad restrictiva secundaria a disminución de la distensibilidad pulmonar, como la fibrosis pulmonar. En este caso, el pulmón está rígido y tiende a retraerse hasta un volumen de reposo menor. El VR puede ser normal o incluso mostrar un incremento cuando se desarrolla fisiopatología restrictiva por una enfermedad neuromuscular generalizada.

Si la CFR, el VR y la CPT se cuantifican con el pletismógrafo y con el método de dilución de aire, la comparación de ambos resultados suele dar información. El método pletismográfico mide todo el aire en los pulmones. Sin embargo, la técnica de dilución solo «ve» las regiones pulmonares que se comunican con la boca. Por lo tanto, las regiones situadas más allá de las vías respiratorias cerradas (p. ej., algunos quistes y bullas) proporcionan un valor mayor con el pletismógrafo que con el método de dilución. A menudo se observa la misma disparidad en pacientes con enfermedad pulmonar obstructiva crónica (EPOC), quizá porque algunas zonas están tan mal ventiladas que no se equilibran en el tiempo permitido.

ELASTICIDAD PULMONAR

Medición

Para realizar una curva presión-volumen pulmonar es necesario conocer las presiones tanto en las vías respiratorias como en el espacio pleural (v. *West. Fisiología respiratoria. Fundamentos,* 11.ª ed.). Puede obtenerse un buen cálculo de la presión que rodea a los pulmones a partir de la presión esofágica. Se introduce a través de la nariz o de la boca una sonda con un pequeño globo en la punta hasta la porción inferior del esófago, y se registra la diferencia entre las presiones bucal y esofágica cuando el paciente espira en intervalos de 1 l desde la CPT hasta el VR. La curva presión-volumen resultante no es lineal (fig. 3-1), por lo que un solo valor para su pendiente (distensibilidad) puede resultar engañoso. Sin embargo, a veces se registra la distensibilidad para el litro situado por encima de la CFR medida en el lado descendente de la curva presión-volumen. La curva presión-volumen suele registrarse usando el porcentaje de CPT previsto en el eje vertical, en lugar de utilizar el volumen pulmonar real en litros (fig. 3-1). Este procedimiento permite tener en cuenta las diferencias de tamaño corporal y reduce la variabilidad de los resultados. A menudo la distensibilidad de todo el sistema respiratorio en pacientes que se encuentran en ventilación mecánica invasiva se estima tras detener el ventilador una vez que se aporta el volumen corriente deseado y se mide la presión en la vía aérea para compararla con la presión atmosférica. En estos casos sería necesaria una ma-

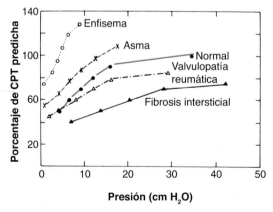

Figura 3-1. Curvas presión-volumen pulmonar. Obsérvese que las curvas del enfisema y el asma (durante una crisis) se desplazan hacia arriba y hacia la izquierda, mientras que las curvas de la valvulopatía reumática y la fibrosis intersticial están aplanadas. CPT, capacidad pulmonar total. (Reimpresa de Bates DV, Macklem PT, Christie RV. *Respiratory Function in Disease.* 2.ª ed. Philadelphia, PA: WB Saunders, 1971. Copyright © 1971 Elsevier. Con autorización.)

nometría esofágica para determinar la distensibilidad del parénquima pulmonar de forma independiente.

Interpretación

En los pacientes con enfisema, la fuerza de retracción elástica *disminuye*. En la figura 3-1 se muestra que la curva presión-volumen se desplaza hacia la izquierda y tiene una pendiente más pronunciada en esta afección a causa de la destrucción de las paredes alveolares (v. también figs. 4-2, 4-3 y 4-5) y la consiguiente desorganización del tejido elástico. La curva presión-volumen también suele desplazarse hacia la izquierda en los pacientes que sufren una crisis asmática, pero en algunos la variación es reversible, a diferencia del enfisema en que el cambio es permanente. Los motivos de esta desviación no están claros. El aumento de la edad también tiende a reducir la retracción elástica.

Algunas afecciones que influyen en la elasticidad pulmonar

La retracción elástica *disminuye* en	Enfisema
	Algunos pacientes con asma
La retracción elástica *aumenta* por	Fibrosis pulmonar
	Edema intersticial

En los pacientes con fibrosis intersticial, la retracción elástica *aumenta*, lo cual produce un depósito de tejido fibroso en las paredes alveolares (v. figs. 2-5 y 5-3), con lo que disminuye la distensibilidad pulmonar. También tiende a aumentar en los pacientes con cardiopatía reumática que presentan una presión capilar pulmonar elevada y un ligero edema intersticial. Sin embargo, obsérvese que las mediciones de la curva presión-volumen muestran una variabilidad considerable, y que los resultados netos que se muestran en la figura 3-1 se basan en valores medios de muchos pacientes.

RESISTENCIA DE LAS VÍAS RESPIRATORIAS

Medición

La resistencia de las vías respiratorias se mide como la diferencia de presión entre los alvéolos y la boca, dividida por la tasa de flujo. La presión alveolar solo puede medirse de forma indirecta, y un modo para hacerlo es con un pletismógrafo corporal (v. *West. Fisiología respiratoria. Fundamentos*, 11.ª ed.). El paciente se sienta en una cabina hermética y jadea a través de un medidor de flujo. La presión alveolar puede deducirse a partir de los cambios de presión en el pletismógrafo, porque cuando se comprime el aire alveolar aumenta de manera ligera el volumen de aire del pletismógrafo, haciendo que la presión descienda. Este método tiene la ventaja de que puede medirse con facilidad el volumen pulmonar casi de forma simultánea.

Interpretación

La resistencia de las vías respiratorias disminuye al aumentar el volumen pulmonar porque el parénquima que se expande ejerce una tracción sobre las paredes de las vías respiratorias. Así, cualquier medición de la resistencia de las vías respiratorias debe relacionarse con el volumen pulmonar. Obsérvese que las pequeñas vías respiratorias periféricas suelen contribuir poco a la resistencia global, ya que muchas están dispuestas en paralelo. Por este motivo se han concebido pruebas especiales para detectar cambios iniciales en las pequeñas vías respiratorias, entre los que se incluyen el flujo durante la última parte de la curva flujo-volumen (v. fig. 1-8) y el volumen de cierre (v. fig. 1-10).

Algunas afecciones que influyen en la resistencia de las vías respiratorias

La resistencia *aumenta* por	Asma
	Bronquitis crónica
	Enfisema
	Inhalación de irritantes (p. ej., humo de cigarrillos)
La resistencia *disminuye* por	Aumento del volumen pulmonar

La resistencia de las vías respiratorias *aumenta* en la bronquitis crónica y en el enfisema. En la bronquitis crónica, la luz de una vía respiratoria típica contiene secreciones excesivas y la pared está engrosada por la hiperplasia de las glándulas mucosas y el edema (v. fig. 4-6). En el enfisema, muchas de las vías respiratorias pierden la tracción del tejido que las rodea a causa de la destrucción de las paredes alveolares (v. figs. 4-1 y 4-2). Como consecuencia, su resistencia puede no aumentar mucho durante la respiración en reposo (puede ser casi normal), pero con cualquier esfuerzo se produce una rápida compresión dinámica (v. fig. 1-6) en la espiración y la resistencia aumenta de forma notable. Estos pacientes suelen mostrar un flujo elevado razonable al principio de la espiración, que desciende de forma abrupta a valores bajos cuando se produce una limitación del flujo (v. la curva flujo-volumen de la fig. 1-8). Recuérdese que la presión de conducción en estas condiciones es la presión de retracción estática pulmonar (v. fig. 1-6), que está disminuida en el enfisema (v. fig. 3-1).

La resistencia de las vías respiratorias también está aumentada en los pacientes con asma. Aquí los factores incluyen contracción de músculo liso bronquial e hipertrofia, elevada producción de moco y edema de las paredes de las vías respiratorias (v. fig. 4-14). La resistencia puede ser alta durante las crisis, en especial con respecto al volumen pulmonar, que con frecuencia está muy elevado. La resistencia de la vía aérea puede disminuir con la administración de β_2-agonistas, que promueven la relajación del músculo liso bronquial. Incluso durante períodos de remisión en los que el paciente está asintomático, la resistencia de las vías respiratorias a menudo es alta.

La obstrucción traqueal aumenta la resistencia de las vías respiratorias. Esto puede deberse a la compresión desde el exterior, por ejemplo, por un crecimiento de la glándula tiroides o linfadenopatía extensa, por un estrechamiento intrínseco causado por cicatrización o por un tumor (obstrucción fija). Un dato importante es que la obstrucción suele apreciarse durante la *inspiración* y puede detectarse en una curva flujo-volumen inspiratorio (v. fig. 1-9). Además, puede existir un estridor.

CONTROL DE LA VENTILACIÓN

Medición

La respuesta ventilatoria al dióxido de carbono puede medirse con una técnica de reinspiración. Se llena una bolsa pequeña con una mezcla de CO_2 al 6-7 % en oxígeno, y el paciente respira de ella durante varios minutos. La PCO_2 de la bolsa aumenta a un ritmo de 4-6 mm Hg/min a causa del CO_2 que se está produciendo en los tejidos, y así puede determinarse el cambio de la ventilación por mm Hg de aumento de la PCO_2.

La respuesta ventilatoria a la hipoxia puede medirse del mismo modo. En este caso, la bolsa se llena con O_2 al 24 %, CO_2 al 7 % y el resto con N_2. Durante la respiración se controla la PCO_2 y se mantiene constante mediante una derivación *(bypass)* variable y un amortiguador de CO_2. A medida que se capta O_2, el aumento de la ventilación se relaciona con la PO_2 en la bolsa y en los pulmones.

Ambas técnicas proporcionan información sobre la respuesta ventilatoria global frente al CO_2 u O_2, pero no distinguen entre los pacientes que *no* respirarán a causa de problemas del control respiratorio dependiente del sistema nervioso central y aquellos que *no pueden* respirar debido a alteraciones torácicas mecánicas o de músculos de la respiración. Para poder distinguir entre los que «no respirarán» y los que «no pueden respirar», puede medirse el trabajo mecánico realizado durante la inspiración. Para ello se registra la presión esofágica con el volumen corriente, y se obtiene el área de la curva presión-volumen (v. *West. Fisiología respiratoria. Fundamentos,* 11.ª ed.). El trabajo inspiratorio así registrado es una medida útil del impulso nervioso del centro respiratorio.

Interpretación

La respuesta ventilatoria al CO_2 disminuye a causa del sueño, los opiáceos y los factores genéticos. Una pregunta importante es por qué algunos pacientes con neumopatía crónica presentan retención de CO_2 y otros no. En este contexto hay diferencias considerables entre las personas en cuanto a la respuesta al CO_2, y se ha sugerido que la evolución de los pacientes con enfermedad pulmonar crónica podría estar relacionada con este factor. Así pues, los pacientes con una buena respuesta a un aumento de la PCO_2 podrían estar más afectados por la disnea, mientras que los que responden con debilidad podrían permitir que aumentara su PCO_2 y vivir con una acidosis respiratoria compensada. En algunos individuos con índices de masa corporal muy elevados es posible ver un fenómeno similar de retención de CO_2 y respuestas ventilatorias deprimidas al CO_2.

Los factores que afectan a la respuesta ventilatoria frente a la hipoxia no están tan claros; sin embargo, la respuesta disminuye en las personas que han sufrido hipoxemia desde el nacimiento, por ejemplo los nacidos a gran altitud o aquellos que sufren una cardiopatía cianótica congénita. Al igual que con el CO_2, las respuestas ventilatorias al O_2 también disminuyen durante el sueño, incluso en personas sanas.

PRUEBAS DE ESFUERZO

Las pruebas de esfuerzo desempeñan varios papeles importantes. Los pulmones sanos cuentan con enormes reservas funcionales en situación de reposo. Por ejemplo, el consumo de O_2 y la producción de CO_2 pueden multiplicarse por 10 cuando una persona sana realiza ejercicio, sin causar una caída de la PO_2 arterial o un incremento de la PCO_2 arterial. De este modo, niveles menores de disfunción, que podrían no ser aparentes en el reposo, pueden manifestarse con el esfuerzo del ejercicio. Otra razón para llevar a cabo pruebas de esfuerzo es con el fin de valorar la incapacidad. La propia valoración de los pacientes acerca de la cantidad de actividad que pueden realizar varía de forma considerable, y puede ser útil hacer una medición objetiva en una cinta sin fin, una bicicleta estática o caminando una distancia. Las pruebas de esfuerzo pueden ayudar a valorar el sistema primario que limita la ejercitación cuando pruebas más simples, como la espirometría o la ecocardiografía, no revelan una etiología clara o cuando el paciente tiene dos problemas relevantes, como EPOC y cardiopatía, y no resulta evidente cuál es la etiología principal de su disnea. Por último, también se recurre a protocolos de ejercicio específicos en los algoritmos diagnósticos del asma y la arteriopatía coronaria.

Medición

Una prueba que se practica a menudo es la prueba de esfuerzo cardiopulmonar (PECP), en que la persona se ejercita en un ergómetro de bicicleta o una cinta sin fin, con niveles siempre crecientes de trabajo hasta alcanzar su capacidad de ejercitación máxima. Las variables que se miden durante la PECP incluyen carga de trabajo, ventilación total, frecuencia respiratoria, volumen corriente, frecuencia cardíaca, respuesta electrocardiográfica, presión arterial, consumo de O_2, eliminación de CO_2, cociente de intercambio respiratorio, lactato, y PO_2 y PCO_2 arteriales y al final de la respiración. En ocasiones se recurre a medidas más especializadas, como la capacidad de difusión y el gasto cardíaco. El espacio muerto fisiológico puede calcularse a partir de la gasometría arterial y los datos de ventilación mediante el método de Bohr (v. *West. Fisiología respiratoria. Fundamentos*, 11.ª ed.).

El cociente de intercambio respiratorio (R) no se cuantifica directamente y, en vez de ello, se calcula con una base continua a partir del consumo de O_2 y la eliminación de CO_2 mediante los sistemas de ejercitación actuales que analizan cada respiración. R suele ser cercano a 0,8 en la fase temprana e intermedia del ejercicio, pero se eleva más allá de 1 cuando el paciente rebasa su *umbral anaeróbico o umbral ventilatorio*. Esto ocurre por un incremento de la producción de CO_2 como consecuencia de la liberación de ácido láctico a partir de los músculos hipóxicos. Los iones de hidrógeno reaccionan con el bicarbonato y generan un incremento de la eliminación de CO_2 superior a la generada por el metabolismo aeróbico. La caída del pH provee un estímulo adicional para la respiración.

Las pruebas de esfuerzo submáximo (también denominadas pruebas de ejercicio en campo) aportan menos datos que la PECP formal, pero también pueden dar información. Una de ellas es la prueba de caminata de 6 min, en que se pide a la persona que camine tan lejos como le sea posible a lo largo de un corredor o algún otro terreno plano durante 6 min. El resultado se expresa en metros avanzados y tiene la ventaja de que la prueba simula condiciones de la vida real. A menudo los resultados mejoran con la práctica. Otras pruebas de campo son la prueba de caminata con velocidad progresiva, en que el paciente camina en torno a dos conos colocados a 10 m de distancia entre sí, con una velocidad creciente constante definida por pitidos emitidos por un dispositivo de audio, así como la prueba de caminata de resistencia, en que la persona camina todo el tiempo que tolere a una velocidad predeterminada constante. Estas pruebas de campo solo son útiles en pacientes con capacidad de ejercitación limitada y no para la valoración de las respuestas al ejercicio en individuos acondicionados. Estas pruebas no pueden utilizarse para identificar la causa de la limitación al ejercicio y, en cambio, solo pueden aplicarse para controlar la respuesta al tratamiento del grado de limitación a lo largo del tiempo.

Interpretación

En personas sanas, las variables mencionadas antes muestran un patrón característico de respuesta con el ejercicio progresivo (fig. 3-2). Esto a menudo se denomina «patrón cardíaco» de limitación, que hace referencia al hecho de que la persona deja de hacer ejercicio porque el corazón alcanza el límite de su capacidad para proveer sangre oxigenada a los músculos que se ejercitan antes de que la bomba ventilatoria alcance su límite. Estas personas muestran un umbral anaeróbico o «ventilatorio» claro con una acidosis láctica, y la PO_2 arterial permanece constante durante el ejercicio. La frecuencia cardíaca aumenta hasta cerca del valor máximo predicho, mientras que la ventilación por minuto con el ejercicio máximo se encuentra muy por debajo del máximo esperado (ventilación voluntaria máxima).

Según el proceso de enfermedad y el sistema que limita el ejercicio, el patrón de respuestas que se observa con el ejercicio progresivo varía respecto del observado en la figura 3-2 (tabla 3-1). Los pacientes con distintas formas de cardiopatía muestran un patrón similar al observado en personas sanas, pero la capacidad de ejercitación máxima ($VO_{2máx}$) se reduce. Los pacientes con EPOC dejan de ejercitarse porque la bomba ventilatoria falla antes de que el corazón alcance el límite de su capacidad. Además de no alcanzar el umbral anaeróbico y desarrollar hipoxemia, muestran una PCO_2 creciente al final del ejercicio, el marco de referencia de la insuficiencia ventilatoria. Los pacientes con neumopatía parenquimatosa generalizada a menudo se asemejan a quienes cursan con limitación cardíaca, excepto porque desarrollan hipoxemia con el ejercicio progresivo y tienen respuestas ventilatorias anómalas. Pueden observarse desviaciones de estos patrones básicos según el proceso patológico del que se trate.

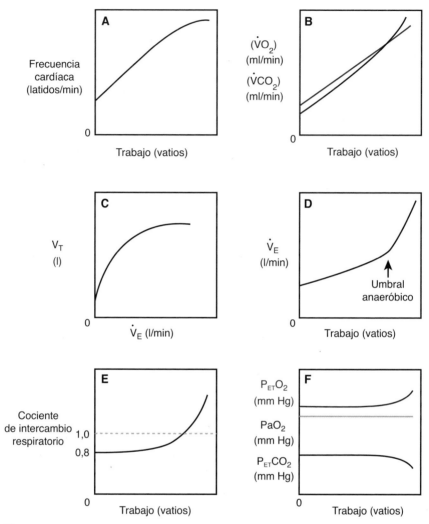

Figura 3-2. Respuestas fisiológicas al ejercicio progresivo en personas sanas.
A. Frecuencia cardíaca. **B.** Consumo de O_2 ($\dot{V}O_2$) y eliminación de CO_2 ($\dot{V}CO_2$). **C.** Volumen
corriente (V_T, *tidal volume*). **D.** Ventilación por minuto ($\dot{V}_E$). **E.** Cociente de intercambio
respiratorio (R). **F.** Presiones parciales de oxígeno y dióxido de carbono al final de la respiración
(ET, *end-tidal*) y arteriales. Los valores al final de la respiración son una medida sustitutiva de
la presión parcial alveolar. Excepto por el *recuadro C,* todas las gráficas muestran cómo se
modifican los parámetros al tiempo que aumenta la velocidad de trabajo.

DISNEA

La *disnea* es la sensación de dificultad respiratoria, y debe distinguirse de la simple
taquipnea (respiración rápida) o hiperpnea (aumento de la ventilación). Debido a que

Tabla 3-1. Patrones de limitación del ejercicio

Parámetro	Limitación cardíaca (sano)	Limitación cardíaca (cardiopatía)	Limitación ventilatoria
$\dot{V}O_{2máx}$	Normal	Disminuida	Disminuida
Frecuencia cardíaca con el ejercicio máximo	>80 % del máximo esperado	>80 % del máximo esperado	<80 % del máximo esperado
$\dot{V}_E$ con el ejercicio máximo	<80 % del máximo esperado	<80 % del máximo esperado	>80 % del máximo esperado
Alcance del umbral anaeróbico	Sí	Sí	No
Acidosis láctica	Sí	Sí	No
PO_2 arterial	Estable durante el ejercicio	Estable durante el ejercicio	Disminuye
PCO_2 arterial	Disminuye al final del ejercicio	Disminuye al final del ejercicio	Aumenta al final del ejercicio

la disnea es un fenómeno subjetivo, es difícil de medir y no se conocen bien los factores responsables de su aparición. En términos generales, la disnea se produce cuando la *demanda de ventilación* es desproporcionada con respecto a la *capacidad del paciente para responder* a esa demanda; debido a ello, la respiración se hace difícil, molesta o costosa.

El *aumento de la demanda de ventilación* se produce, a menudo, por alteraciones en la gasometría arterial y el pH. El aumento de la ventilación durante el esfuerzo es frecuente en los pacientes cuyo intercambio de gases en los pulmones es ineficaz, en especial en aquellos con grandes espacios muertos fisiológicos que tienden a presentar retención de CO_2 y acidosis, salvo que consigan aumentar la ventilación por minuto. Otro factor importante es la estimulación de receptores intrapulmonares. Es probable que este factor explique las grandes ventilaciones que se observan durante el esfuerzo en muchos pacientes con neumopatía intersticial, tal vez a causa de la estimulación de los receptores yuxtacapilares (J).

La *disminución de la capacidad para responder* a las necesidades ventilatorias suele deberse a una alteración de la mecánica pulmonar o de la pared torácica. Con frecuencia, el problema está en el aumento de la resistencia de las vías respiratorias, como sucede en el asma, pero también hay otras causas, como la rigidez de la pared torácica, como sucede en la cifoescoliosis o en la disfunción neuromuscular.

La valoración de la disnea es compleja, en gran parte porque se trata de algo que un individuo percibe y no puede cuantificarse de manera objetiva. Con este propósito se utilizan distintas herramientas, tanto en estudios de investigación como en la práctica clínica. La herramienta más simple es la escala visual analógica, en que se pide a la persona que haga una marca sobre una línea horizontal de 100 mm de longitud para indicar la intensidad de sus síntomas. Otros sistemas de calificación son la Escala de disnea de Borg, la escala del Medical Research Council (MRC), el *Baseline Dyspnea Index* (BDI) y estrategias estandarizadas en que se formulan al paciente preguntas como el tipo de actividades que le generan disnea, la distancia que puede caminar y si puede mantenerse a la par de personas de la misma edad. Dada la naturaleza subjetiva del síntoma, la comparación de puntuaciones de distintas personas se dificulta, mientras que resulta más factible el seguimiento de los cambios de las puntuaciones de una misma persona a lo largo del tiempo o en respuesta al tratamiento.

DIFERENCIAS TOPOGRÁFICAS DE LA FUNCIÓN PULMONAR

Medición

La distribución regional del flujo sanguíneo y de la ventilación en los pulmones puede medirse con sustancias radioactivas (v. *West. Fisiología respiratoria. Fundamentos*, 11.ª ed.). Un método para detectar áreas sin flujo sanguíneo consiste en la inyección de agregados de albúmina marcados con tecnecio radioactivo. A continuación se obtiene una imagen de la radioactividad con una gammacámara y al momento se observan áreas «frías» que no presentan actividad. La distribución del flujo sanguíneo también puede obtenerse por una inyección intravenosa de xenón radiactivo u otro gas disuelto en solución salina. Cuando el gas alcanza los capilares pulmonares, es emitido por el gas alveolar y la radiación puede detectarse mediante una gammacámara. El método tiene la ventaja de mostrar el flujo sanguíneo por unidad de volumen pulmonar. También puede recurrirse a protocolos especiales con tomografía computarizada (TC) del tórax y técnicas de escaneo con resonancia magnética para evaluar la variación regional del flujo sanguíneo.

La distribución de la ventilación puede medirse de un modo similar, salvo que el gas se inhale al interior de los alvéolos desde un espirómetro. Puede registrarse una sola inspiración o una serie de respiraciones. Este método de valoración de la ventilación se puede combinar con la técnica de albúmina marcada con tecnecio descrita antes para diagnosticar embolia pulmonar, aunque el procedimiento ya ha sido reemplazado por angiografía pulmonar mediante TC como recurso diagnóstico de elección.

Interpretación

La distribución del flujo sanguíneo en el pulmón en posición vertical es desigual, siendo mucho mayor en la base que en el vértice (fig. 3-3). Las diferencias se deben a la gravedad, y pueden explicarse por las relaciones que existen entre las presiones alveolar, venosa y arterial pulmonares (v. *West. Fisiología respiratoria. Fundamentos*, 11.ª ed.). El esfuerzo produce una distribución más uniforme a causa del aumento de la presión arterial pulmonar, lo que también se observa en afecciones como la hipertensión pulmonar y los cortocircuitos cardíacos de izquierda a derecha. Las afecciones

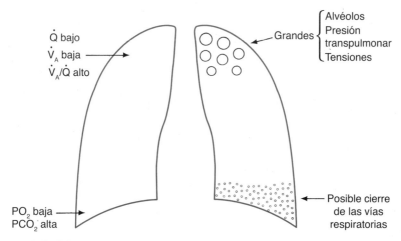

Figura 3-3. Diferencias regionales de estructura y función en el pulmón en posición vertical.

pulmonares localizadas, como un quiste o un área de fibrosis, disminuyen a menudo el flujo sanguíneo regional.

La distribución de la ventilación también depende de la gravedad, de manera que la ventilación hacia la base suele superar a la del vértice. La explicación se encuentra en la deformación que sufre el pulmón debido a la gravedad y en la mayor presión transpulmonar en el vértice en comparación con la base (v. *West. Fisiología respiratoria. Fundamentos*, 11.ª ed.). Las afecciones pulmonares localizadas, como una bulla, suelen reducir la ventilación de esa zona. En las neumopatías generalizadas (como el asma, la bronquitis crónica, el enfisema y la fibrosis pulmonar) pueden detectarse con frecuencia zonas en las que la ventilación y el flujo sanguíneo son bajos.

Las personas sanas muestran un cambio completo del patrón normal de la ventilación si inhalan una pequeña cantidad de gas radioactivo desde el VR. La razón está en que las vías respiratorias de la base pulmonar están cerradas en estas circunstancias, porque la presión intrapleural en realidad aumenta por encima de la presión de las vías respiratorias. Puede producirse el mismo patrón con la CFR en adultos mayores porque las vías respiratorias de la zona inferior se cierran con un volumen pulmonar demasiado elevado. Es posible observar hallazgos similares en pacientes con enfisema, edema intersticial y obesidad. Todas estas afecciones exageran el cierre de las vías respiratorias en la base pulmonar.

También se producen otras diferencias regionales en cuanto a estructura y función. La deformación del pulmón en posición vertical, causada por la gravedad, hace que los alvéolos del vértice sean mayores que los de la base. Estos alvéolos de mayor tamaño también se asocian a mayores tensiones mecánicas, que pueden contribuir a la aparición de algunas enfermedades, como el enfisema centroacinar (v. fig. 4-5 A) y el neumotórax espontáneo.

Las diferencias regionales de la ventilación y la perfusión determinan diferencias regionales de los cocientes ventilación-perfusión promedio y, como consecuencia, una variación de la PO_2 y la PCO_2 alveolares promedio (fig. 3-3).

FUNCIÓN DE LAS PRUEBAS FUNCIONALES RESPIRATORIAS

Algunas de las pruebas descritas en los primeros tres capítulos de este libro, como la maniobra de espiración forzada, la medición del volumen pulmonar y la PECP, se utilizan con bastante frecuencia en la práctica clínica, mientras que otras son de uso mucho menos habitual. Con independencia de la frecuencia de uso, es importante recordar que estas pruebas rara vez conducen a un diagnóstico específico. En vez de ello, aportan información sobre los problemas fisiológicos principales en un paciente, que han de considerarse junto con la información obtenida a partir de la anamnesis, la exploración física, los estudios de imagen del tórax y las pruebas de laboratorio para integrar un diagnóstico específico.

Más allá de su papel en el diagnóstico, las pruebas de función pulmonar también son valiosas para el control de la evolución de un paciente, como puede ser el caso tras el trasplante pulmonar o de células troncales hematopoyéticas, o después del inicio de un tratamiento por una neumopatía específica. También son útiles para evaluar la posibilidad de la cirugía, determinar la incapacidad para lograr una pensión para un trabajador y para calcular la prevalencia de una enfermedad en la comunidad o sitio de trabajo, como en una mina de carbón o en una fábrica en la que se trabaja con amianto.

La decisión de realizar pruebas específicas depende en gran medida del problema clínico, su practicidad y coste, y la probabilidad de que aportarán información útil que pueda facilitar el diagnóstico o modificar el tratamiento del paciente en algún otro sentido. Las pruebas como la espirometría y la gasometría arterial son económicas y aportan mucha información útil, por lo que tienen uso amplio en la práctica clínica, en cambio otras, como la valoración de la distensibilidad pulmonar mediante manometría esofágica, son más difíciles de realizar y por ello se realizan con mucha menor frecuencia.

CONCEPTOS CLAVE

1. En el enfisema y en algunos casos de asma, la retracción elástica pulmonar está reducida. Aumenta en la fibrosis intersticial y es un poco alta en el edema intersticial.

2. La resistencia de las vías respiratorias aumenta en la bronquitis crónica, el enfisema y el asma, y disminuye por el aumento del volumen pulmonar. La obstrucción traqueal aumenta tanto la resistencia inspiratoria como la espiratoria.

3. El control de la ventilación debido al aumento de la PCO_2 y la disminución de la PO_2 varía mucho entre las personas, y puede afectar al patrón clínico de pacientes con EPOC grave y obesidad mórbida.

4. El pulmón en reposo tiene enormes reservas funcionales y, por lo tanto, puede obtenerse información valiosa durante el esfuerzo que afecta al intercambio de gases.

5. La disnea es un síntoma frecuente e importante en muchas neumopatías, pero en realidad solo el paciente puede valorarla.

CASO CLÍNICO

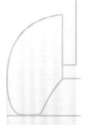

Una mujer de 30 años es derivada a la clínica de enfermedades respiratorias para evaluación de 6 meses debido al agravamiento de la disnea durante el ejercicio y tos no productiva. No ha tenido ataques de fiebre, pérdida de peso o dolor torácico, pero tuvo que interrumpir sus clases semanales de baile debido a la disnea. Hace mucho que no fuma y tiene varias mascotas en casa, incluidos un perro, un gato y un periquito australiano que recibió de un amigo hace 1 año, quien por tener un trastorno respiratorio ya no podía tenerlo. En la clínica no presenta fiebre y tiene un ritmo cardíaco, presión arterial y ritmo respiratorio normales, y un SpO_2 del 96 % al respirar aire ambiental. El único hallazgo sobresaliente de su examen es la presencia de estertores finos al final de la inspiración en las zonas pulmonares inferiores de ambos lados. Una radiografía simple de tórax muestra opacidades bilaterales tenues mientras un gammagrama de seguimiento por TC torácico muestra «opacidades en vidrio esmerilado» congruentes con un proceso de llenado alveolar.
Las pruebas de función pulmonar muestran la siguiente información:

Parámetro	Estimado	Antes del bronco- dilatador	% estimado	Tras el bronco- dilatador	% de cambio
FVC (l)	4,37	1,73	40	1,79	4
FEV_1 (l)	3,65	1,57	43	1,58	0
FEV_1/FVC	0,84	0,91	108	0,88	−3
CPT (l)	6,12	2,68	44	—	—
DL_{CO} (ml/ min/mm Hg)	15,13	32,19	47	—	—

Preguntas

- ¿Qué cambios se esperaría ver en su CFR y VR?
- Si fuera posible obtener estimaciones de la presión pleural mediante un catéter insertado por la nariz en su esófago, ¿qué cambios se esperaría ver en la curva presión-volumen de sus pulmones?
- ¿Cómo se compara la resistencia de sus vías respiratorias con la de un individuo sano?
- ¿Qué se esperaría que suceda en su PO_2 durante una prueba de esfuerzo cardiopulmonar?

PREGUNTAS

Elegir la mejor respuesta para cada pregunta.

1. Como parte de un proyecto de investigación, en un paciente con enfermedad respiratoria crónica se realiza una manometría esofágica para calcular la presión pleural. Se registra la diferencia de la presión entre la boca y el esófago distal al tiempo que el paciente exhala en fracciones de 1 l a partir de la capacidad pulmonar total. La curva presión-volumen del paciente se muestra en la siguiente figura y se compara con los datos obtenidos en una persona sana.

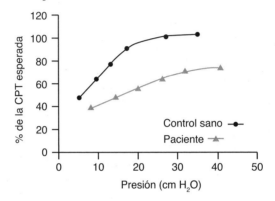

Con base en estos resultados, ¿cuál de las siguientes enfermedades respiratorias crónicas tiene probabilidad de sufrir este paciente?
   A. Asma.
   B. Bronquitis crónica.
   C. Enfisema.
   D. Hipertensión arterial pulmonar.
   E. Fibrosis pulmonar.

2. Una mujer de 41 años se queja de disnea aguda y dolor torácico. Se envía para una gammagrafía ventilación-perfusión en la que inhala xenón marcado con un isótopo radiactivo y recibe una inyección de albúmina macroacumulada que se ha marcado con tecnecio. Mediante una gammacámara se obtienen imágenes que reflejan la ventilación y perfusión completa de cada pulmón. Las imágenes de ventilación revelan una pauta homogénea de actividad en la totalidad de ambos pulmones, mientras que las de perfusión muestran un área grande sin actividad en el lóbulo inferior izquierdo. A partir de estos resultados, ¿cuál es la causa más probable de su disnea y dolor torácico?
   A. Exacerbación del asma.
   B. Exacerbación de la EPOC.
   C. Infarto del miocardio.
   D. Neumotórax.
   E. Embolia pulmonar.

3. La siguiente figura muestra los cambios del volumen pulmonar durante una maniobra de espiración forzada.

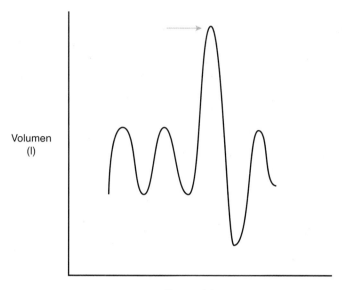

¿Cuál de los siguientes parámetros alcanza su valor mínimo en el punto que señala la flecha?
A. Resistencia de la vía aérea.
B. pH arterial.
C. Retracción elástica pulmonar.
D. Resistencia vascular pulmonar.
E. Presión transpulmonar.

4. Un hombre de 65 años con un historial largo de tabaquismo se presenta con 1 año de empeoramiento de disnea de esfuerzo. En la auscultación, tiene sonidos musicales espiratorios dispersos y una fase espiratoria prolongada. Una radiografía torácica revela volúmenes pulmonares grandes, diafragmas pavimentosos y marcas pulmonares disminuidas en las regiones apicales, mientras la espirometría muestra FEV_1 y FVC reducidas y un cociente FEV_1/FVC de 0,62. ¿Cuál de las siguientes condiciones se esperaría observar en la prueba de función pulmonar adicional?
A. Capacidad pulmonar total disminuida.
B. Resistencia de las vías respiratorias disminuida.
C. Distensibilidad pulmonar disminuida.
D. Capacidad de difusión del monóxido de carbono aumentada.
E. Capacidad funcional residual aumentada.

5. Una mujer de 35 años se somete a una prueba de esfuerzo cardiopulmonar como parte de una valoración por disnea durante el ejercicio. Los datos de la prueba se muestran en la tabla siguiente.

Parámetro	Reposo	Final del ejercicio
PCO_2 arterial (mm Hg)	40	33
PO_2 arterial (mm Hg)	90	65
Frecuencia cardíaca	75	180
R	0,8	1,2
$\dot{V}_E$ (l/min)	8	95

¿Cuál de los parámetros que se muestran en la tabla revela un patrón de respuesta distinto al que se esperaría en un individuo sano?
A. PCO_2 arterial.
B. PO_2 arterial.
C. Frecuencia cardíaca.
D. Cociente de intercambio respiratorio (R).
E. Ventilación por minuto ($\dot{V}_E$).

6. Una mujer de 68 años se somete a una prueba de función pulmonar como parte de una evaluación por disnea y tos crónica. Cuando las mediciones volumétricas del pulmón se obtienen mediante pletismografía corporal y dilución de helio, el volumen residual que se observa es 0,6 l más alto cuando se mide por pletismografía que cuando se mide por dilución de helio. ¿Cuál de las siguientes enfermedades subyacentes es congruente con esta observación?
A. Asbestosis.
B. Enfermedad pulmonar obstructiva crónica.
C. Insuficiencia cardíaca.
D. Fibrosis pulmonar idiopática.
E. Enfermedad neuromuscular.

7. Un hombre de 56 años con un índice de masa corporal de 42 kg/m^2 es atendido en una clínica para una valoración por fatiga e intolerancia al ejercicio. Nunca ha fumado. En la exploración física no se identifican estertores o sibilancias. Una radiografía de tórax muestra volúmenes pulmonares bajos pero no existen opacidades. En una maniobra de espiración forzada, su FEV_1 es del 75 % de la esperada, la FVC es del 79 % de la esperada y el cociente FEV_1/FVC es de 0,82. Se realiza una gasometría arterial mientras respira aire ambiental, que revela lo siguiente:

pH	$PaCO_2$ (mm Hg)	PaO_2 (mm Hg)	HCO_3^- (mEq/l)
7,36	55	64	31

¿Cuál de los siguientes factores se tendría más probabilidad de identificar en una valoración más detallada de la función pulmonar en este paciente?

A. Disminución del volumen de cierre.
B. Disminución del volumen residual.
C. Disminución de la respuesta ventilatoria al dióxido de carbono.
D. Aumento de la distensibilidad del parénquima pulmonar.
E. Aumento de la respuesta ventilatoria a la hipoxemia.

8. En la siguiente figura, ¿qué se esperaría observar en el punto que señala la letra A en comparación con el que señala la letra B?

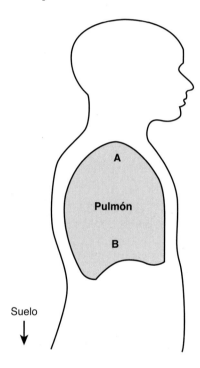

A. Disminución de la PO_2 alveolar.
B. Disminución de la ventilación.
C. Disminución del cociente ventilación-perfusión.
D. Aumento de la PCO_2 alveolar.
E. Aumento de la perfusión.

9. Un hombre de 71 años es derivado para someterse a una prueba de esfuerzo cardiopulmonar con el fin de valorar su disnea durante el ejercicio. Su frecuencia cardíaca máxima esperada es de 150 latidos/min, mientras que las pruebas de función pulmonar realizadas antes de la prueba de esfuerzo revelan que su ventilación por minuto máxima predicha es de 52 l/min. Los datos de su prueba se muestran en la tabla siguiente.

Parámetro	Reposo	Final del ejercicio
PCO$_2$ arterial (mm Hg)	40	47
PO$_2$ arterial (mm Hg)	85	62
Frecuencia cardíaca	75	110
Lactato (mmol/l)	1,6	1,8
R	0,8	0,9
$\dot{V}_E$ (l/min)	8	50

La electrocardiografía que se realizó durante la prueba no mostró cambio alguno del segmento ST. Según estos resultados, ¿qué tiene más probabilidad de ser la causa de su limitación para el ejercicio?

A. Enfermedad pulmonar obstructiva crónica.
B. Miocardiopatía isquémica.
C. Hipertensión arterial pulmonar.
D. Valvulopatía cardíaca.

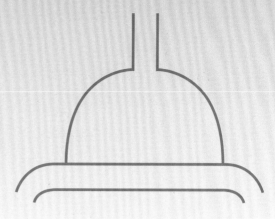

Parte II

Función del pulmón enfermo

En esta parte se estudian los patrones de alteración funcional en algunos tipos habituales de neumopatías.

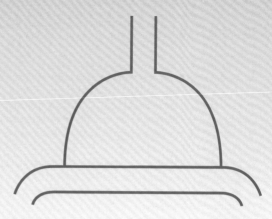

Enfermedades
obstructivas

4

Las enfermedades obstructivas del pulmón son extremadamente frecuentes y persisten como una causa importante de morbilidad y mortalidad. Dado que las diferencias entre los diversos tipos de enfermedad obstructiva no son claras, es difícil la definición y el diagnóstico; sin embargo, todas estas enfermedades se caracterizan por la obstrucción de las vías respiratorias. Al final del capítulo el lector debe ser capaz de:

- Describir la patología y la patogenia características de las variantes principales de enfermedad pulmonar obstructiva.
- Explicar los mecanismos para la obstrucción al flujo del aire en el asma, la bronquitis crónica y el enfisema.
- Comparar y contrastar los cambios de la mecánica pulmonar, el control respiratorio y el intercambio de gases en el asma, la bronquitis crónica y el enfisema.
- Describir los medicamentos principales utilizados en el manejo del asma y la enfermedad pulmonar obstructiva crónica, y delinear la estrategia terapéutica básica para cada problema.
- Identificar a los pacientes con variantes menos frecuentes de enfermedad pulmonar obstructiva, entre ellas la deficiencia de α_1-antitripsina y la obstrucción de la vía aérea superior.

OBSTRUCCIÓN DE LAS VÍAS RESPIRATORIAS

El aumento de la resistencia al flujo aéreo puede deberse a afecciones *1)* en el interior de la luz, *2)* en la pared de las vías respiratorias y *3)* en la región peribronquial (fig. 4-1):

1. La luz puede estar ocluida en parte por un exceso de secreciones, como sucede en la bronquitis crónica. A veces, también se produce una obstrucción parcial aguda en el edema pulmonar o tras la aspiración de un material extraño y, durante el postoperatorio, por la retención de secreciones. Los cuerpos extraños inhalados pueden causar una obstrucción localizada parcial o completa.

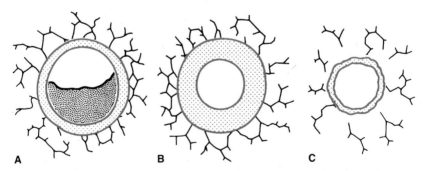

Figura 4-1. Mecanismos de obstrucción de las vías respiratorias. A. La luz está bloqueada en parte, por ejemplo, por exceso de secreciones. **B.** La pared de las vías respiratorias está engrosada, por ejemplo, por edema o hipertrofia muscular. **C.** La alteración se sitúa por fuera de la vía respiratoria; en este ejemplo, el parénquima pulmonar está un tanto destruido y la vía respiratoria se ha estrechado por pérdida de tracción radial.

2. La obstrucción debida a afecciones de la pared de las vías respiratorias puede deberse a contracción de la musculatura lisa bronquial, como sucede en el asma; hipertrofia de las glándulas mucosas, como en la bronquitis crónica (v. fig. 4-6), e inflamación y edema de la pared, como en la bronquitis y el asma.
3. Fuera de las vías respiratorias, la destrucción de parénquima pulmonar puede producir pérdida de tracción radial y el consiguiente estrechamiento, como sucede en el enfisema. Una linfadenopatía o una neoplasia pueden comprimir un bronquio por fuera de la vía aérea. El edema peribronquial también puede causar estrechamiento (v. fig. 6-5).

ENFERMEDAD PULMONAR OBSTRUCTIVA CRÓNICA

Las causas de la enfermedad pulmonar obstructiva crónica (EPOC) son enfisema, bronquitis crónica o su mezcla, y se define por obstrucción del flujo de aire, síntomas respiratorios crónicos y un factor de riesgo como tabaquismo o exposición a la contaminación ambiental. Por lo común, los pacientes muestran disnea progresiva con el paso de los años, tos crónica, menor tolerancia al ejercicio, pulmones hiperinsuflados y intercambio de gases deficiente. Puesto que a menudo puede ser difícil determinar en qué grado el enfisema o la bronquitis crónica contribuyen a los síntomas del paciente y a las alteraciones fisiopatológicas, en la práctica clínica es más habitual el uso del diagnóstico de EPOC.

Enfisema

El enfisema se caracteriza por un aumento de tamaño de los espacios aéreos distales al bronquíolo terminal, con destrucción de sus paredes. Obsérvese que se trata de una definición anatómica; en otras palabras, el diagnóstico es de presunción y se basa en gran medida en hallazgos de radiología en el paciente vivo.

Anatomía patológica
En la figura 4-2 se muestra una imagen histológica típica. Obsérvese que, a diferencia del corte pulmonar normal de la figura 4-2 A, el pulmón enfisematoso (fig. 4-2 B) muestra pérdida de paredes alveolares, con la consiguiente destrucción de partes del lecho capilar. A veces pueden observarse tiras de parénquima que contienen vasos sanguíneos y que discurren a través de grandes espacios aéreos dilatados. Las vías respiratorias pequeñas (diámetro < 2 mm) son más estrechas, tortuosas e inferiores en número. Además, sus paredes son delgadas y están atrofiadas. También hay una ligera pérdida de las vías respiratorias de mayor tamaño. Los cambios estructurales se observan a simple vista o con una lupa en grandes cortes pulmonares (fig. 4-3).

Tipos
Se reconocen varios tipos de enfisema. La definición proporcionada indica que la enfermedad afecta al parénquima distal al bronquíolo terminal. Esta unidad se denomina *ácino*, y su afectación puede no ser uniforme. En el *enfisema centroacinar*, la destrucción se limita a la parte central del lóbulo, y los conductos alveolares periféricos y

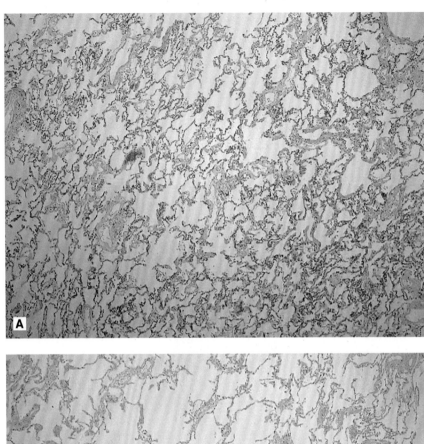

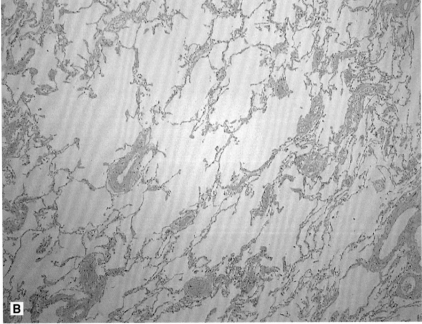

Figura 4-2. Aspecto microscópico del pulmón enfisematoso. A. Pulmón normal.
B. Pérdida de paredes alveolares y consiguiente aumento de tamaño de los espacios aéreos (× 4).
(Por cortesía de Corinne Fligner, MD.)

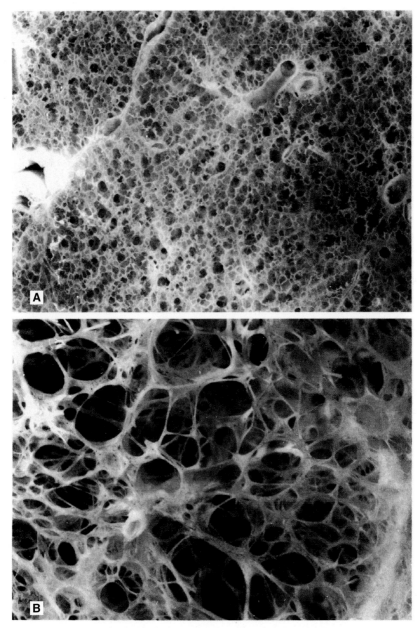

Figura 4-3. Aspecto de cortes de pulmón normal y enfisematoso. A. Normal.
B. Enfisema panacinar (impregnación de sulfato de bario, × 14). (Reimpresa de Heard BE.
Pathology of Chronic Bronchitis and Emphysema. London, UK: Churchill, 1969. Copyright
© 1969 Elsevier. Con autorización.)

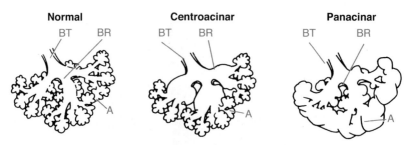

Normal	Centroacinar	Panacinar
BT BR	BT BR	BT BR

Figura 4-4. **Enfisema centroacinar y panacinar.** En el enfisema centroacinar, la destrucción se limita a los bronquíolos terminales y respiratorios (BT y BR). En el enfisema panacinar también se afectan los alvéolos periféricos (A).

los alvéolos pueden estar ilesos (fig. 4-4). Por el contrario, en el *enfisema panacinar*, se observa distensión y destrucción de todo el lóbulo. En ocasiones, la afectación es más intensa en la zona pulmonar adyacente a los tabiques interlobulillares (enfisema paraseptal), mientras en otros pacientes aparecen grandes áreas quísticas o bullas (enfisema ampolloso).

Los enfisemas centroacinar y panacinar tienden a presentar distribuciones topográficas diferentes. El primero suele ser más marcado en el vértice del lóbulo superior, pero se extiende descendiendo por el pulmón a medida que la enfermedad progresa (fig. 4-5 A). La predilección por el vértice podría reflejar las mayores tensiones mecánicas (v. fig. 3-3) que predisponen al fallo estructural de las paredes alveolares. Por el contrario, el enfisema panacinar no presenta preferencias regionales o, quizá, es más frecuente en los lóbulos inferiores. Cuando el enfisema es grave, es difícil distinguir los dos tipos y pueden coexistir en un pulmón. La forma centroacinar es muy común y más a menudo se debe a exposición prolongada a humo de tabaco.

Una variante grave de enfisema panacinar puede observarse ante deficiencia de α_1-antitripsina (fig. 4-5 B). La enfermedad, que suele comenzar en los lóbulos inferiores, puede tornarse palpable alrededor de los 40 años de edad en pacientes homocigóticos para el gen Z, en particular en quienes también fuman. Asimismo, las manifestaciones pueden presentarse en hígado, intestino, riñones y otros órganos. Actualmente puede realizarse un tratamiento de reposición de α_1-antitripsina. Los heterocigotos no parecen presentar riesgo alguno, aunque no puede asegurarse por completo. Otra variedad de enfisema es el unilateral (síndrome de MacLeod o de Swyer-James), que produce una radiografía de tórax con hipertransparencia unilateral, y enfisema ampolloso gigante idiopático.

Patogenia

Una hipótesis es que los neutrófilos en el pulmón liberan cantidades excesivas de la enzima lisosómica elastasa, lo que destruye elastina, una proteína estructural importante del pulmón. La elastasa de los neutrófilos también escinde el colágeno tipo IV, molécula importante para determinar la fuerza del lado delgado del capilar pulmonar y, por lo tanto, de la integridad de la pared alveolar. Si se instila elastasa de neutrófilo en las vías respiratorias de algunos animales, se producen cambios histológicos similares al enfisema.

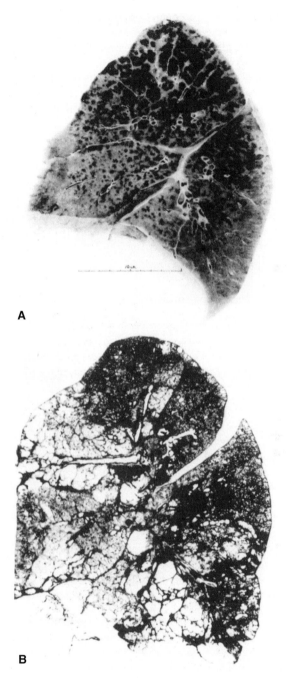

Figura 4-5. **Distribución topográfica del enfisema. A.** Preferencia típica de la zona superior en el enfisema centroacinar. **B.** Preferencia típica de la zona inferior en el enfisema causado por déficit de α_1-antitripsina. (Reimpresa de Heard BE. *Pathology of Chronic Bronchitis and Emphysema*. London, UK: Churchill, 1969. Copyright © 1969 Elsevier. Con autorización.)

El tabaquismo es un factor patogénico importante, y puede actuar estimulando a los macrófagos para liberar agentes quimiotácticos de neutrófilos, como C5a, o reduciendo la actividad de los inhibidores de la elastasa. Además, muchos neutrófilos son marginados (atrapados) por lo común en los pulmones, proceso que se exagera por el consumo de cigarrillos, lo que activa también a los leucocitos atrapados. Esta hipótesis sitúa la etiología en la misma base que la del enfisema por déficit de α_1-antitripsina, donde el mecanismo es la falta de la antiproteasa que en general inhibe la elastasa. No se sabe por qué algunos grandes fumadores no sufren la enfermedad.

Es posible que la contaminación atmosférica desempeñe alguna función, al igual que los factores hereditarios, que son tan importantes en el déficit de α_1-antitripsina. La contaminación por humo de combustible, como en el caso de la mala ventilación al utilizar fogones de leña dentro de la casa, está identificada hoy en todo el mundo como una causa importante de EPOC. Aún no está claro si los cigarrillos electrónicos producen o no enfisema, pero la evidencia derivada de estudios con lavado broncoalveolar en usuarios de cigarrillos combustibles o electrónicos sugiere que el uso de los segundos produce alteraciones similares del equilibrio de la proteasa y la antiproteasa que el consumo de tabaco combustible.

Bronquitis crónica

Esta enfermedad se caracteriza por una producción de moco excesiva en el árbol bronquial, suficiente para causar una expectoración excesiva. A diferencia de la definición del enfisema, se trata de una definición clínica que se basa en la anamnesis del paciente. En la práctica, los criterios para el diagnóstico de bronquitis crónica incluyen expectorar la mayor parte de los días durante al menos 3 meses al año y los 2 años sucesivos.

Anatomía patológica

Su característica es la hipertrofia de glándulas mucosas en los grandes bronquios (fig. 4-6) y los signos de cambios inflamatorios crónicos en las pequeñas vías respiratorias. El aumento de tamaño de las glándulas mucosas puede expresarse como el cociente glándula/pared, que se conoce como «índice de Reid». Normalmente es menor de 0,4, pero puede ser superior a 0,7 en la bronquitis crónica grave (fig. 4-7). Se encuentran cantidades excesivas de moco en las vías respiratorias y algunos pequeños bronquios pueden quedar ocluidos por tapones de moco semisólidos.

Además, las pequeñas vías respiratorias son más estrechas y muestran cambios inflamatorios, como infiltración celular y edema de las paredes. Existe tejido de granulación, y puede aparecer fibrosis peribronquial. Hay evidencia de que los cambios anatomopatológicos iniciales se producen en las vías respiratorias pequeñas y progresan hacia los bronquios de mayor tamaño.

Patogenia

Al igual que en el enfisema, el consumo de cigarrillos es la causa principal, ya que la exposición repetida a este irritante inhalado produce una inflamación crónica. La contaminación atmosférica causada por el humo industrial, o *esmog*, es otro claro factor patogénico.

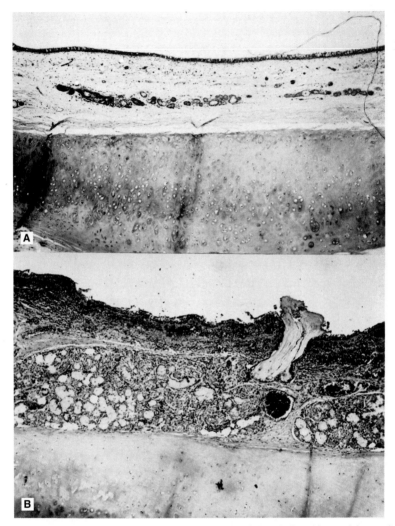

Figura 4-6. Cambios histológicos en la bronquitis crónica. A. Pared bronquial normal.
B. Pared bronquial de un paciente con bronquitis crónica. Obsérvese la gran hipertrofia de
las glándulas mucosas, el engrosamiento de la submucosa y el infiltrado celular (3 × 60).
Compárese con el esquema de la pared bronquial de la figura 4-7. (Reimpresa de Thurlbeck
WM. *Chronic Airflow Obstruction in Lung Disease*. Philadelphia, PA: WB Saunders, 1976.
Copyright © 1976 Elsevier. Con autorización.)

Manifestaciones clínicas de la enfermedad pulmonar obstructiva crónica

Debido a que la bronquitis crónica se define a partir de la clínica, su diagnóstico puede establecerse de forma fiable en el paciente vivo. Sin embargo, el grado de enfisema
en un paciente específico es incierto. Para el diagnóstico definitivo se requiere una

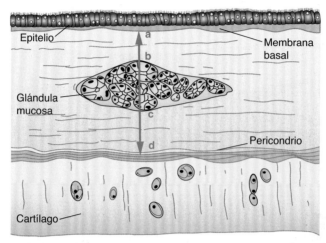

Figura 4-7. Estructura de una pared bronquial normal. En la bronquitis crónica, el grosor de las glándulas mucosas aumenta y puede expresarse como el índice de Reid proporcionado por (*b-c*)/(*a-d*). (Reimpresa de Thurlbeck WM. *Chronic Airflow Obstruction in Lung Disease.* Philadelphia, PA: WB Saunders, 1976. Copyright © 1976 Elsevier. Con autorización.)

confirmación histológica que no suele estar disponible a lo largo de la vida, si bien una combinación de hallazgos en la exploración física y las pruebas de imagen del tórax pueden sugerir una probabilidad elevada para el diagnóstico. Esta es la razón por la que EPOC es el concepto de uso más frecuente en la práctica clínica.

Dentro del espectro de la EPOC se reconocen dos cuadros clínicos extremos: el tipo A y el tipo B. En alguna época se pensó que estas variantes se correlacionaban en cierta medida con el grado de enfisema y bronquitis crónica, respectivamente, pero esta idea se ha cuestionado y en la práctica la mayor parte de los pacientes tiene características de ambas. Sin embargo, sigue siendo útil describir dos patrones de presentación clínica debido a que corresponden a fisiopatologías distintas.

Tipo A

Un cuadro típico sería el de un hombre de 50-60 años con disnea progresiva en los últimos 3 o 4 años. La tos puede faltar o producir una expectoración escasa y blanca. La exploración física muestra una constitución asténica con signos de pérdida de peso reciente. No hay cianosis. El tórax está hiperdistendido con ruidos respiratorios apagados y sin ruidos añadidos. La radiografía (fig. 4-8 B) confirma la hiperinsuflación pulmonar, con diafragmas descendidos y pavimentosos, estrechez mediastínica y aumento de la transparencia retroesternal (entre el esternón y el corazón, en la proyección lateral). Además, la radiografía muestra mayor claridad, sobre todo en zonas pulmonares apicales, debido a la reducción y al estrechamiento de la capilaridad pulmonar periférica. La tomografía computarizada (TC) proporciona información adicional. En la figura 4-9 A se muestra un pulmón normal, mientras que la figura 4-9 B presenta un ejemplo de enfisema, que se caracteriza por defectos grandes diseminados en todo el pulmón. En el pasado, a estos pacientes se les denominaba «resopladores rosados», si bien este concepto ya no se utiliza en la práctica clínica.

Tipo B

Una presentación típica sería la de un hombre de 50 a 60 años con antecedentes de tos crónica y expectoración durante varios años. Esta expectoración se agrava cada vez más, apareciendo solo al principio de los meses de invierno, pero prolongándose más de 1 año.

En la exploración, el paciente muestra un aspecto rechoncho con una complexión pletórica y una ligera cianosis. La auscultación revela la existencia de crepitantes y roncus dispersos. Puede haber signos de retención de líquidos, con un aumento de la presión venosa yugular y edemas maleolares. La radiografía de tórax indica ligera cardiomegalia, campos pulmonares congestionados y aumento de la trama vascular atribuible a una infección antigua. Se ven líneas paralelas causadas, tal vez, por las paredes engrosadas de bronquios inflamados. En la necropsia, lo habitual es encon-

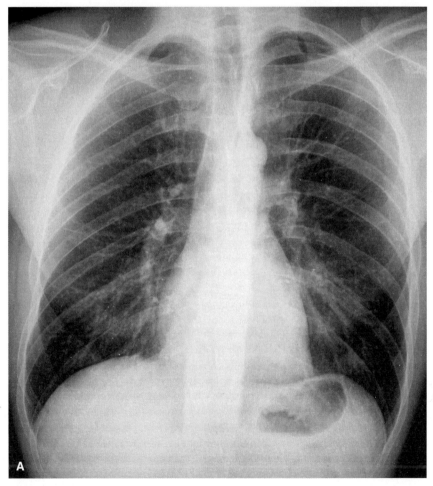

Figura 4-8. **Aspecto radiográfico en el pulmón normal y en el enfisema. A.** Pulmón normal.

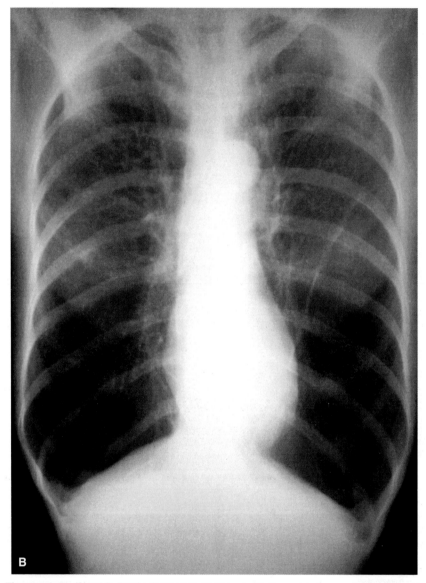

B

Figura 4-8. *(Cont.)* **B.** Patrón de hiperinsuflación, con diafragmas bajos, mediastino estrecho y aumento de la transparencia, que se observa en el enfisema. El enfisema es prominente en particular en las zonas inferiores del pulmón.

trar cambios inflamatorios crónicos en los bronquios si el paciente tuvo bronquitis o un enfisema graves. Estos pacientes se llaman «congestivos azulados». Este concepto también ha dejado de utilizarse en la práctica clínica.

Tanto los pacientes de tipo A como los de tipo B cursan con disnea durante el ejercicio, que se intensifica con el paso del tiempo y reduce de manera progresiva la

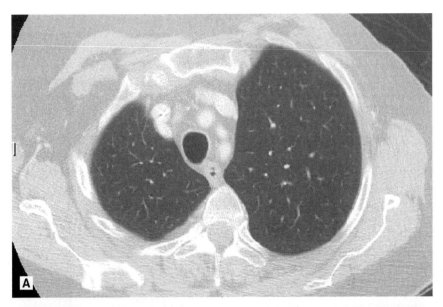

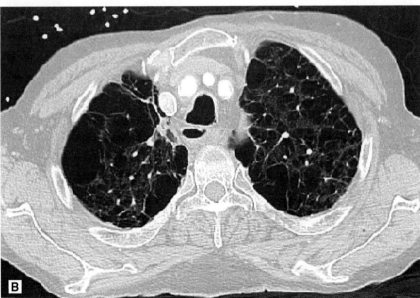

Figura 4-9. A. Apariencia del pulmón normal en un gammagrama torácico por TC. **B.** Gammagrama por TC de los pulmones de un paciente con enfisema. Los defectos tienen una distribución irregular en el pulmón.

tolerancia al ejercicio. Estos pacientes casi de manera invariable son fumadores de larga evolución, situación que puede cuantificarse a partir del número de paquetes consumidos al día multiplicados por el número de años de consumo, para obtener un valor en «paquetes-años». Los dos grupos de pacientes tienen riesgo de sufrir exacerbaciones en que experimentan un agravamiento significativo de sus síntomas crónicos cotidianos, que obligan a una valoración más urgente en la clínica o el hospital.

Algunos médicos creen que la diferencia esencial entre los dos tipos está en el control de la respiración. Sugieren que la hipoxemia más grave y la consiguiente mayor incidencia de *cor pulmonale* en los pacientes de tipo B puede atribuirse a una disminución del estímulo ventilatorio, en especial durante el sueño.

Características de las presentaciones de tipo A y B de la EPOC

Tipo A	Tipo B
Disnea progresiva durante años	Disnea progresiva durante años
Tos escasa o ausente	Tos frecuente con expectoración
Hiperdistensión torácica importante	Volumen torácico normal o un poco aumentado
Ausencia de cianosis	Cianosis frecuente
Ruidos respiratorios apagados	Puede haber crepitantes, roncus
Presión venosa yugular normal	Puede haber un aumento de la presión venosa yugular
Ausencia de edema periférico	Edema periférico
PO_2 arterial solo un poco disminuida	PO_2 a menudo muy baja
PCO_2 arterial normal	PCO_2 a menudo elevada

Función pulmonar

La mayor parte de las características de la alteración funcional en la EPOC derivan de los datos anatomopatológicos ya comentados e ilustrados en las figuras 4-2 a 4-7.

Mecánica y capacidad ventilatoria

El volumen espiratorio forzado en 1 s (FEV_1, *forced expiratory volume*), la capacidad vital forzada (FVC, *forced vital capacity*), el volumen espiratorio forzado como un porcentaje de la capacidad vital (FEV_1/FVC), el flujo espiratorio forzado ($FEF_{25-75\%}$) y el flujo espiratorio máximo al 50 % y 75 % de la capacidad vital espirada ($\dot{V}_{máx50\%}$ y $\dot{V}_{máx75\%}$) están reducidos. Todas estas mediciones reflejan obstrucción de las vías respiratorias, causada por una cantidad excesiva de moco en la luz, por un engrosamiento de la pared por cambios inflamatorios (v. fig. 4-1 A y B) o por una pérdida de la tracción radial (v. fig. 4-1 C). La FVC disminuye porque las vías respiratorias se cierran de forma prematura durante la espiración a un volumen pulmonar demasiado elevado, proporcionando un volumen residual (VR) alto.

El espirograma muestra que el flujo, durante la mayor parte de la espiración forzada, está muy disminuido y que el *tiempo espiratorio* está muy elevado. En realidad, algunos médicos contemplan este tiempo prolongado como un sencillo y útil índice de obstrucción a la cabecera del paciente. A menudo, la maniobra finaliza por dificultad respiratoria, cuando el paciente está todavía espirando. El escaso flujo durante la mayor parte de la espiración forzada refleja, en parte, la disminución de la retracción elástica del pulmón enfisematoso, lo que genera la presión responsable del flujo en estas condiciones de compresión dinámica (v. fig. 1-6). En la enfermedad grave, el FEV_1 puede estar reducido hasta menos de 1 l, mientras que en individuos jóvenes sanos pueden existir valores de 4 l o más, lo que depende de su edad, talla y sexo (v. apéndice A).

En algunos pacientes, el FEV_1, el FVC y el FEV_1/FVC pueden aumentar de manera significativa después de administrar un broncodilatador de acción corta, como el salbutamol, aunque la obstrucción del flujo de aire no es completamente reversible. Una respuesta significativa a los broncodilatadores sugiere asma, que puede superponerse a la EPOC.

La curva flujo-volumen espiratorio es en general anómala en la enfermedad grave. La figura 1-8 muestra que, tras un breve intervalo de flujo moderadamente elevado, este disminuye de forma notable, a medida que las vías respiratorias se colapsan y se produce una limitación del flujo por compresión dinámica. La gráfica de la curva suele tener un aspecto excavado. El flujo está muy reducido en relación con el volumen pulmonar, y cesa cuando este es elevado debido al cierre prematuro de las vías respiratorias (v. fig. 1-5 B). Sin embargo, la curva flujo-volumen puede ser normal o casi normal (v. fig. 1-9), dado que se intenta abrir al límite las vías respiratorias por tracción sobre las paredes alveolares circundantes durante la inhalación.

La capacidad pulmonar total (CPT), la capacidad funcional residual (CFR) y el VR suelen estar elevados en el enfisema. A menudo, la relación VR/CPT puede superar 0,4 (menos de 0,3 en pacientes jóvenes y sanos). Con frecuencia, hay una notable discrepancia entre la CFR determinada por el pletismógrafo corporal y las técnicas de dilución de gases (equilibrio de helio), siendo la primera superior en 1 l o más. Esto puede deberse a regiones del pulmón no comunicante más allá de las vías respiratorias muy deformadas. Sin embargo, la disparidad refleja, con mayor frecuencia, el lento proceso de equilibrio en áreas mal ventiladas. Estos volúmenes pulmonares estáticos también suelen estar alterados en los pacientes con bronquitis crónica, aunque los incrementos de volumen suelen ser menos intensos.

En el enfisema, la retracción elástica del pulmón está disminuida (v. fig. 3-1), y la curva presión-volumen está desplazada hacia arriba y hacia la izquierda. Esta variación refleja la desorganización y la pérdida de tejido elástico a causa de la destrucción de paredes alveolares. La presión transpulmonar de la CPT es baja. En la bronquitis crónica no complicada y sin enfisema, la curva presión-volumen puede ser casi normal porque el parénquima está poco afectado.

La resistencia de las vías respiratorias (en relación con el volumen pulmonar) está aumentada en la EPOC debido a todos los factores que se muestran en la figura 4-1. Sin embargo, puede diferenciarse entre un aumento de resistencia causado por un estrechamiento intrínseco de la vía respiratoria o por la presencia de residuos en la luz (v. fig. 4-1 A y B), y por la pérdida de retracción elástica y tracción radial (v. fig. 4-1 C). Esto puede hacerse relacionando la resistencia con la retracción elástica estática. En la figura 4-10 se muestra una representación de la conductancia de las vías respiratorias (recíproca de la resistencia) frente a la presión transpulmonar estática, en una serie de 10 pacientes sanos, 10 con enfisema (sin bronquitis) y 10 asmáticos. Las mediciones se realizaron durante una espiración tranquila, no forzada. Obsérvese que la relación entre la conductancia y la presión transpulmonar en los pacientes con enfisema era casi normal. En otras palabras, su capacidad ventilatoria reducida puede atribuirse casi totalmente a los efectos de la menor presión de retracción elástica del pulmón. Esto no solo disminuye la presión de conducción efectiva

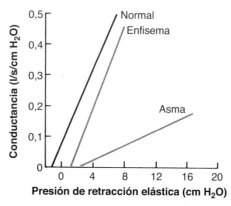

Figura 4-10. Relaciones entre la conductancia de las vías respiratorias y la presión de retracción elástica en la enfermedad pulmonar obstructiva. Obsérvese que la línea para el enfisema se encuentra cerca de la línea normal. Es una prueba de que todo aumento de la resistencia de las vías respiratorias se debe sobre todo a la menor retracción elástica del pulmón. Por el contrario, en el asma, la línea es notablemente anómala a causa del estrechamiento intrínseco de las vías respiratorias. (Reimpresa de Colebatch HJH, Finucane KE, Smith MM. Pulmonary conductance and elastic recoil relationships in asthma and emphysema. *J Appl Physiol* 1973;34[2]:143-153. Copyright © 1973 by American Physiological Society (APS). Todos los derechos reservados.)

durante una espiración forzada, también permite que las vías aéreas se colapsen con mayor facilidad a causa de la pérdida de tracción radial. Es probable que el pequeño desplazamiento de la línea enfisematosa hacia la derecha refleje la deformación y la pérdida de vías respiratorias en esta enfermedad.

Por el contrario, la línea de los pacientes asmáticos muestra que la conductancia de las vías respiratorias estaba muy disminuida para una determinada presión de retracción. Así, la mayor resistencia en estos pacientes puede atribuirse al estrechamiento intrínseco de las vías respiratorias causado por la contracción de la musculatura lisa y los cambios inflamatorios en ellas. Si bien no se muestra en la figura 4-10, la administración de un fármaco broncodilatador desplazaría la línea en dirección a la posición normal. No se dispone de datos comparables para un grupo de pacientes con bronquitis crónica sin enfisema, porque es casi imposible elegir un grupo así en vida. Sin embargo, la figura 4-10 aclara el comportamiento de diferentes tipos de obstrucción de las vías respiratorias.

Intercambio de gases

Es inevitable un desequilibrio ventilación-perfusión en la EPOC que conduzca a la hipoxemia con o sin retención de CO_2. El paciente de tipo A suele tener hipoxemia moderada (a menudo, cifras de PO_2 de casi 60 o 70) y la PCO_2 arterial es normal. Por el contrario, el paciente de tipo B suele tener una hipoxemia grave (a menudo, cifras de PO_2 entre 40 y 50) con un aumento de la PCO_2, especialmente cuando la enfermedad está avanzada.

La diferencia alveoloarterial para la PO_2 siempre está elevada, sobre todo en los pacientes con bronquitis grave. Un análisis basado en el concepto del punto ideal (v. fig. 2-7) muestra la existencia de aumentos tanto en el espacio muerto fisiológico como en el cortocircuito fisiológico. El espacio muerto está particularmente aumentado en el enfisema, mientras que en la bronquitis los valores elevados para el cortocircuito fisiológico son muy habituales.

Los resultados obtenidos con la técnica de eliminación de gases inertes aclaran las razones de estas diferencias. Primero, revísese la figura 2-8, en la que se muestra un patrón típico en un sujeto normal. En cambio, la figura 4-11 presenta una distribución común en un paciente con una afección avanzada de tipo A. Este paciente de 76 años tenía antecedentes de disnea progresiva a lo largo de varios años. La radiografía de tórax mostraba una hiperinsuflación con pequeños vasos pulmonares atenuados. La PO_2 y la PCO_2 arteriales eran de 68 mm Hg y 39 mm Hg, respectivamente.

La distribución indica que una gran parte de la ventilación se dirigía hacia unidades pulmonares con cocientes ventilación-perfusión ($\dot{V}_A/\dot{Q}$) elevados (compárese con la fig. 2-8). Esto debería mostrarse como espacio muerto fisiológico en el análisis del punto ideal y, desde el punto de vista del intercambio de gases, la ventilación excesiva se malgasta enormemente; por el contrario, es escaso el flujo sanguíneo que se dirige hacia unidades con cocientes $\dot{V}_A/\dot{Q}$ demasiado bajos, lo que explica el grado relativamente leve de hipoxemia en el paciente, así como el hecho de que el cortocircuito fisiológico calculado presentaba solo un ligero aumento.

Estos hallazgos pueden contrastar con los que aparecen en la figura 4-12, donde se muestra la distribución en un hombre de 47 años con bronquitis crónica avanzada y enfermedad de tipo B. La PO_2 y la PCO_2 arteriales eran de 47 mm Hg y 50 mm Hg, respectivamente. Obsérvese que existía un ligero aumento de la ventilación hacia unidades con un cociente $\dot{V}_A/\dot{Q}$ elevado (espacio muerto fisiológico). Sin embargo, la distribución muestra sobre todo grandes cantidades de flujo sanguíneo hacia unidades con cocientes $\dot{V}_A/\dot{Q}$ bajos (cortocircuito fisiológico), lo que explica su intensa hipoxemia. Hay que destacar que no existía flujo sanguíneo hacia los alvéolos sin ventilación (cortocircuito real). En realidad, no es frecuente encontrar en la EPOC cortocircuitos reales que superen un escaso porcentaje. Obsérvese que, aunque los

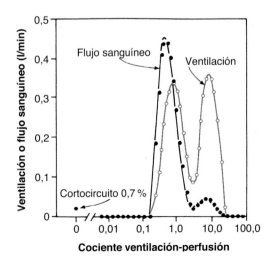

Figura 4-11. Distribución de los cocientes ventilación-perfusión en un paciente con EPOC de tipo A. Obsérvese la gran ventilación hacia unidades con cocientes ventilación-perfusión elevados (espacio muerto fisiológico). (Republicada con autorización de la American Society for Clinical Investigation, de Wagner PD, Dantzker DR, Dueck R, et al. Ventilation-perfusion inequality in chronic pulmonary disease. *J Clin Invest* 1977;59[2]:203-206; permiso otorgado mediante el Copyright Clearance Center, Inc.)

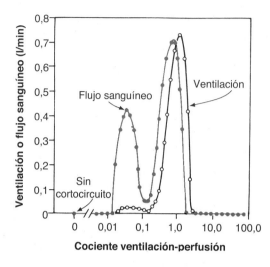

Figura 4-12. **Distribución de los cocientes ventilación-perfusión en un paciente con EPOC de tipo B.** Hay un gran flujo sanguíneo hacia unidades con cocientes ventilación-perfusión bajos (cortocircuito fisiológico). (Republicada con autorización de la American Society for Clinical Investigation, de Wagner PD, Dantzker DR, Dueck R, et al. Ventilation-perfusion inequality in chronic pulmonary disease. *J Clin Invest* 1977;59[2]:203-206; permiso otorgado mediante el Copyright Clearance Center, Inc.)

patrones que se muestran en las figuras 4-11 y 4-12 son típicos, hay una variación considerable en los pacientes con EPOC.

Con el esfuerzo, la PO_2 arterial puede descender o aumentar en función de la respuesta de la ventilación y del gasto cardíaco, así como de los cambios en la distribución de la ventilación y el flujo sanguíneo. En algunos pacientes, al menos, el principal factor para el descenso de la PO_2 es el limitado gasto cardíaco, que intensifica la hipoxemia ante la presencia de un desequilibrio ventilación-perfusión. Los pacientes con retención de CO_2 muestran a menudo valores de PCO_2 superiores durante el esfuerzo, a causa de su limitada capacidad ventilatoria y la incapacidad para eliminar el CO_2 que producen los músculos que se ejercitan.

Las razones para el desequilibrio ventilación-perfusión están claras cuando se considera la desorganización de la arquitectura pulmonar que existe en el enfisema (figs. 4-2 y 4-3) y las alteraciones de las vías respiratorias en la bronquitis crónica (fig. 4-6). Hay muchos signos de ventilación desigual cuando se determina mediante respiración única con nitrógeno (v. fig. 1-10). Además, las mediciones topográficas con materiales radioactivos muestran que existe una desigualdad regional tanto de la ventilación como del flujo sanguíneo. La desigualdad del flujo sanguíneo está causada sobre todo por la destrucción de partes del lecho capilar.

Los efectos nocivos de la obstrucción de las vías respiratorias en el intercambio de gases disminuyen debido a la ventilación colateral que se produce en estos pacientes. En general, existen canales comunicantes entre alvéolos adyacentes y entre pequeñas vías respiratorias vecinas, habiéndose realizado muchas demostraciones experimentales de ello. El hecho de que en estos pacientes haya tan poco flujo sanguíneo hacia unidades sin ventilación (figs. 4-11 y 4-12) hace hincapié en la eficacia de la ventilación colateral, porque parte de las vías respiratorias deben estar, casi con seguridad, obstruidas por completo, en especial en la bronquitis grave.

Otro factor que reduce la magnitud del desequilibrio ventilación-perfusión es la vasoconstricción hipóxica (v. *West. Fisiología respiratoria. Fundamentos,* 11.ª ed.). Esta respuesta local a una PO_2 alveolar baja reduce el flujo sanguíneo hacia zonas mal ventiladas y sin ventilación, reduciendo al mínimo la hipoxemia arterial. Cuando se administran broncodilatadores como el salbutamol a los pacientes con EPOC, estos presentan a veces un ligero descenso de la PO_2 arterial que puede deberse a la acción vasodilatadora de estos fármacos β-adrenérgicos, que aumenta el flujo sanguíneo hacia áreas mal ventiladas. Este hallazgo es más llamativo en el asma (figs. 4-17 y 4-18).

En los pacientes con EPOC de leve a moderada, la PCO_2 arterial suele ser normal, a pesar del desequilibrio ventilación-perfusión. Cualquier tendencia hacia la elevación de la PCO_2 arterial estimula los quimiorreceptores, con lo que aumenta la ventilación hacia los alvéolos (v. fig. 2-9). A medida que la enfermedad empeora, la PCO_2 arterial puede aumentar, algo que es muy probable que suceda en los pacientes de tipo B. El mayor trabajo respiratorio es un factor importante, pero también hay signos de que la sensibilidad del centro respiratorio al CO_2 está disminuida en algunos de estos pacientes.

Si la PCO_2 arterial aumenta, el pH tiende a disminuir, y se produce acidosis respiratoria. En algunos pacientes, la PCO_2 se eleva de forma tan lenta que los riñones son capaces de compensarlo de manera adecuada reteniendo bicarbonato, y el pH permanece casi constante (acidosis respiratoria compensada). La PCO_2 puede aumentar de forma más repentina durante exacerbaciones de la EPOC o infecciones agudas de tórax, lo cual resulta en acidosis respiratoria aguda (v. cap. 8).

Puede obtenerse más información sobre el intercambio de gases en estos pacientes midiendo la capacidad de difusión (factor de transferencia) del monóxido de carbono (v. fig. 2-12). Es muy probable que la capacidad de difusión medida con el método de respiración única esté disminuida en los pacientes con enfisema grave debido a la pérdida del área de superficie que se presenta al dilatarse los espacios aéreos. Por el contrario, los pacientes con bronquitis crónica, pero escasa destrucción del parénquima, pueden presentar valores normales.

Circulación pulmonar

La presión en la arteria pulmonar aumenta con frecuencia en los pacientes con EPOC, a medida que la enfermedad avanza, siendo varios los factores responsables. En el enfisema se destruyen partes considerables del lecho capilar, con lo que aumenta la resistencia vascular. La vasoconstricción pulmonar hipóxica también aumenta la presión arterial pulmonar. Pueden observarse incrementos adicionales durante las exacerbaciones, como consecuencia de la intensificación de la hipoxia alveolar, la acidosis respiratoria o ambas. En la enfermedad avanzada se producen cambios histológicos en las paredes de las pequeñas arterias. Al final, estos pacientes suelen presentar policitemia como respuesta a la hipoxemia, con lo que aumenta la viscosidad sanguínea. Esto es más habitual en los pacientes con bronquitis grave, que son los que tienden a presentar los menores valores de PO_2 arterial.

Puede producirse retención de líquidos, con edema en zonas declive e ingurgitación yugular, en especial en los pacientes de tipo B. El corazón derecho a menudo aumenta de tamaño y presenta un aspecto radiológico y electrocardiográfico característico. Los cambios de la estructura o la función del ventrículo derecho, o ambas, como consecuencia de la enfermedad pulmonar crónica se denominan *cor pulmonale*. El gasto cardíaco suele estar aumentado, porque está actuando en la parte superior de la curva de Starling, y puede incrementar más con el esfuerzo.

Control de la ventilación

Como se señaló antes, algunos pacientes con EPOC presentan retención de CO_2 porque no aumentan lo suficiente la ventilación hacia los alvéolos. No se conocen bien los motivos por los que algunos pacientes se comportan de este modo y otros no. Un factor es el incremento del trabajo respiratorio debido al aumento de la resistencia de la vía aérea, que aumenta de forma marcada el coste de O_2 de la respiración (fig. 4-13). Si se les pide respirar a través de una resistencia elevada, las personas sanas tienen una respuesta ventilatoria al CO_2 inhalado demasiado baja. Así, un paciente con un consumo de O_2 muy limitado puede estar dispuesto a renunciar a una PCO_2 arterial normal para lograr la ventaja de un menor trabajo respiratorio y la correspondiente reducción del coste de O_2. Sin embargo, la relación entre la resistencia de las vías respiratorias y la PCO_2 arterial es escasa, tanto como para que haya otros factores implicados.

Las mediciones de la respuesta ventilatoria al CO_2 inhalado muestran que hay diferencias significativas entre las personas sanas, que se deben, en parte, a factores genéticos. Algunos pacientes tienen un menor impulso del centro respiratorio en respuesta al CO_2 inhalado, muchos tienen una obstrucción mecánica a la ventilación y algunos sufren ambos episodios. Por lo tanto, es posible que la respuesta ventilatoria de un paciente ante un importante desequilibrio ventilación-perfusión y un mayor trabajo respiratorio esté en cierta medida predeterminada por estos factores.

Cambios en las fases iniciales de la enfermedad

Hasta el momento se ha tratado, sobre todo, la función respiratoria en pacientes con una afección ya establecida. No obstante, es poco lo que puede hacerse para revertir el proceso de la enfermedad en este grupo, y el tratamiento se limita sobre todo a aliviar los síntomas con broncodilatadores, prevenir y controlar la infección, y a programas de rehabilitación. Existe un gran interés en la identificación de pacientes con enfermedad en etapas tempranas por la esperanza de que los cambios puedan detenerse o revertirse al abandonar el tabaquismo o eliminar otros factores de riesgo como la exposición a contaminantes del ambiente.

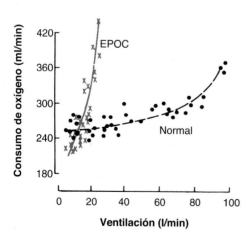

Figura 4-13. Consumo de oxígeno durante la hiperventilación voluntaria en pacientes con EPOC. Obsérvense los valores elevados en comparación con los de las personas sanas. (Reimpresa de Cherniack RM, Cherniack L, Naimark A. *Respiration in Health and Disease*. 2.ª ed. Philadelphia, PA: WB Saunders, 1972. Copyright © 1972 Elsevier. Con autorización.)

En el capítulo 1 se destacó que, como las pequeñas vías respiratorias (diámetro < 2 mm) contribuyen poco a la resistencia de las vías respiratorias, puede que no se aprecien cambios fisiopatológicos mediante las pruebas funcionales habituales. Existen indicios de que los cambios más tempranos de la EPOC tienen lugar en estas vías respiratorias pequeñas. El interés se centra en la posibilidad de que cambios en los parámetros que reflejan la función de las vías aéreas de pequeño calibre, entre ellos $FEF_{25-75\%}$, $\dot{V}_{máx50\%}$, $\dot{V}_{máx75\%}$ y volumen de cierre, se utilicen para identificar una enfermedad tan temprana. Por desgracia, los estudios no han respaldado su papel en este sentido, y aún se carece de medios efectivos para identificar a las personas en riesgo de evolucionar a EPOC en una etapa asintomática temprana.

Tratamiento de pacientes con EPOC

Dejar de fumar es el paso más importante para la mayoría de los pacientes, dado que se trata de una medida que puede reducir la velocidad del deterioro funcional del pulmón a largo plazo. La exposición a contaminación profesional o atmosférica también debe reducirse hasta donde se pueda. El tratamiento con broncodilatadores, incluidos los β-agonistas y antimuscarínicos, es el sostén de la terapéutica de todo paciente con EPOC, con una intensidad de uso que varía con la gravedad de la obstrucción de las vías respiratorias, los límites funcionales y la frecuencia de las exacerbaciones. En muchos pacientes también se utilizan inhalaciones de corticoesteroides, pero en general se reservan para quienes tienen enfermedad más grave, exacerbaciones frecuentes o ambas, mientras el antibiótico macrólido, la azitromicina y el inhibidor de la 4-fosfodiesterasa, el roflumilast, se utilizan ocasionalmente en situaciones de cronicidad en quienes sufren exacerbaciones frecuentes. Se puede indicar rehabilitación pulmonar en pacientes con enfermedad estable de cualquier gravedad y se ha demostrado mejoría en la calidad de vida y capacidad de ejercicio. La administración de oxígeno complementario continuo en pacientes con grados de hipoxemia crónica se acompaña de mejoría de la sobrevida. Un beneficio de esta intervención es un aumento del promedio de la PO_2, que disminuye la vasoconstricción pulmonar en la hipoxia y mitiga la hipertensión pulmonar. Las exacerbaciones de la EPOC se manejan mediante la administración sistémica de corticoesteroides, el uso agresivo de broncodilatadores de acción corta y, de existir indicación, apoyo con ventilación mecánica.

Cirugía de reducción del volumen pulmonar

En determinados casos puede ser útil la cirugía para reducir el volumen de los pulmones hiperinsuflados. El objetivo es eliminar las regiones enfisematosas y avasculares, y conservar las regiones casi normales. La base fisiológica es que la reducción del volumen aumenta la tracción radial en las vías respiratorias y, por lo tanto, ayuda a limitar la compresión dinámica. Además, los músculos inspiratorios se acortan, en particular el diafragma, con la consiguiente mejora de su eficacia mecánica. Los criterios quirúrgicos suelen incluir un FEV_1 predicho menor del 45 %, mediciones del volumen pulmonar congruentes con atrapamiento de aire e hiperinsuflación, enfisema predominante del lóbulo superior demostrado mediante gammagrama con TC y capacidad de ejercicio baja después de un programa de rehabilitación pulmonar. En pacientes bien escogidos, la cirugía de reducción del volumen pulmonar se acompaña de mejoras en espirometría, volúmenes pulmonares, calidad de vida y disminución de la disnea y, en un grupo pequeño de enfermos, mejoría de la sobrevida.

ASMA

Esta enfermedad se caracteriza por aumento de la reactividad de las vías respiratorias a diversos estímulos, y se manifiesta por inflamación y estrechamiento diseminado de las vías respiratorias, cuya intensidad varía de manera espontánea o debido al tratamiento.

Anatomía patológica

Las vías respiratorias tienen una hipertrofia de la musculatura lisa que se contrae durante una crisis, causando broncoconstricción (v. fig. 4-1 B). Además, se observa hipertrofia de las glándulas mucosas, edema de la pared bronquial y un extenso infiltrado de eosinófilos y linfocitos (fig. 4-14). El moco es más abundante y anómalo; es espeso y persistente, y se desplaza con lentitud. En los casos graves, muchas vías respiratorias están ocluidas por tapones de moco, algunos de los cuales pueden expulsarse con la expectoración. En los pacientes con asma crónica es frecuente la fibrosis subepitelial, y forma parte del proceso denominado remodelado. En el asma sin complicaciones no existe destrucción de las paredes alveolares, y no hay secreciones bronquiales purulentas copiosas. En ocasiones, la abundancia de eosinófilos en el esputo proporciona a este un aspecto purulento, que puede atribuirse de manera errónea a infección.

Patogenia

La hiperreactividad y la inflamación de las vías respiratorias parecen ser comunes a todos los pacientes asmáticos. La investigación sugiere que la inflamación es responsable de todas las características asociadas del asma, entre ellas la hiperreactividad de la vía

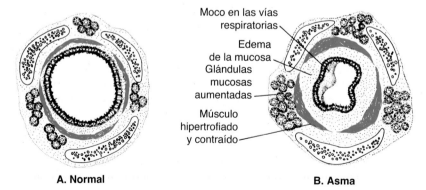

A. Normal   **B. Asma**

Figura 4-14. **Diagrama de la pared bronquial sana (A) y la pared bronquial en el asma (B).** Obsérvese el músculo liso hipertrofiado y contraído, el edema, la hipertrofia de las glándulas mucosas y las secreciones en la luz.

aérea, el edema, la hipersecreción de moco y el infiltrado de células inflamatorias. Sin embargo, es posible que en algunos pacientes exista una alteración fundamental de la musculatura lisa de las vías respiratorias o de la regulación del tono de las mismas.

Los estudios epidemiológicos indican que el asma se inicia en la infancia en la mayor parte de los casos y que, con frecuencia, una diátesis alérgica juega un papel importante. La exposición frecuente a infecciones típicas de la niñez y entornos que favorecen la contaminación fecal se relaciona con una menor incidencia de asma. Estas y otras observaciones han dado lugar a la «hipótesis de la higiene», que sugiere que los niños en una etapa crítica del desarrollo de la respuesta inmunitaria que no se exponen con frecuencia a los agentes infecciosos típicos de la infancia pueden presentar con mayor frecuencia diátesis alérgica y asma.

También está claro que los factores ambientales y los contaminantes atmosféricos tienen un papel importante y pueden ser responsables del incremento de la prevalencia y la gravedad del asma en los últimos 40 años en los países occidentales modernizados y con prosperidad económica. Estos factores también tienen probabilidad de explicar el incremento de la prevalencia y la peor evolución de la enfermedad en poblaciones minoritarias subrepresentadas en muchas ciudades grandes, que a menudo se ven afectadas de manera desproporcionada por estos factores ambientales. También existe una interacción compleja entre estos factores ambientales y los genéticos, toda vez que el análisis de vinculación ha identificado distintos *loci* cromosómicos asociados con el asma.

No siempre puede identificarse el factor que desencadena la aparición de inflamación en las vías respiratorias. Se reconoce bien en algunos casos, como ciertos antígenos en personas con asma alérgica (fig. 4-15). Sin embargo, en otros tipos de asma, como la inducida por el esfuerzo o la que aparece tras una infección vírica de las vías respiratorias, no se sabe cuál es el detonante.

En apariencia, el responsable de todas las manifestaciones del asma no es un solo tipo de célula inflamatoria o de mediador inflamatorio. Los eosinófilos, los mastocitos, los neutrófilos, los linfocitos, los macrófagos y los basófilos se han visto implicados. También hay datos de que algunas células no inflamatorias, entre ellas las células epiteliales de las vías respiratorias y las células nerviosas, en especial las de los nervios peptidérgicos, contribuyen a la inflamación. Algunos investigadores creen que los eosinófilos tienen un papel efector central en la mayor parte de los casos de asma. Además, hay pruebas de que también intervienen los linfocitos, en particular los linfocitos T, porque responden a antígenos específicos y porque tienen un papel como modulador de la función de las células inflamatorias.

Se han identificado muchos mediadores inflamatorios en el asma. Tal vez las citocinas son importantes, sobre todo las asociadas a la activación de los linfocitos T colaboradores, Th-2. Estas citocinas incluyen las interleucinas 3 (IL-3), IL-4, IL-5 e IL-13. Se cree que son responsables al menos de la regulación de la función de las células inflamatorias e inmunitarias, así como del sostén de la respuesta inflamatoria en las vías respiratorias. Otros mediadores inflamatorios que es probable que desempeñen alguna función, en particular en la broncoconstricción aguda, son metabolitos del ácido araquidónico, como leucotrienos y prostaglandinas, factor activador de las plaquetas (PAF, *platelet-activating factor*), neuropéptidos, especies reactivas de oxígeno, cininas, histamina y adenosina.

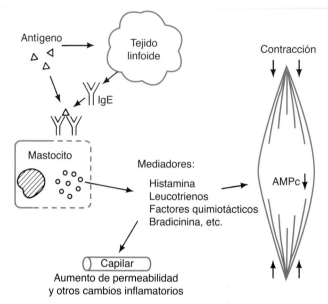

Figura 4-15. Algunos cambios patogénicos en el asma alérgica (v. detalles en el texto).

Manifestaciones clínicas

El asma suele iniciarse en la infancia, pero puede aparecer a cualquier edad. En todas las personas con asma existe una hiperreactividad general de las vías aéreas, siendo la consecuencia de que los alérgenos o los irritantes inespecíficos, como el humo, el aire frío y el ejercicio, causen los síntomas. Es posible que el paciente tenga antecedentes que sugieran atopia, como rinitis alérgica, eccema o urticaria, y pueda relacionar la intensificación de la sintomatología con un alérgeno específico, como la ambrosía o los gatos. Se dice que un paciente de este tipo tiene asma alérgica. Muchos presentan un aumento de la IgE sérica total, un aumento de la IgE específica y eosinófilos en sangre periférica. En algunas personas, la administración oral de ácido acetilsalicílico es una causa, debido a que inhibe la vía de la ciclooxigenasa. Si no existe una historia general de alergia y no puede identificarse alérgeno externo alguno, se utiliza el término de «asma no alérgica».

Para muchos pacientes el asma es una enfermedad episódica con periodos asintomáticos o con síntomas bien controlados, limitados por otros con deterioro del control de la enfermedad. Sin embargo, otras personas muestran síntomas más persistentes y requieren medicamentos a diario. Al presentar sintomatología, los pacientes pueden desarrollar uno, algunos o todos los síntomas cardinales del asma, entre ellos disnea, sensación de opresión torácica, sibilancias y tos. Todos los pacientes con asma tienen riesgo de sufrir exacerbaciones, períodos en que los síntomas se agravan de forma intensa y pueden, en algunos casos, amenazar la vida. A menudo denominadas «crisis asmáticas», las exacerbaciones pueden ocurrir tras cambios de la calidad del aire o infecciones virales, pero también pueden presentarse sin desencadenantes evidentes. Durante una crisis, el paciente puede estar muy disneico, ortopneico, ansioso y quejarse de opresión en el pecho. Los músculos accesorios de la respiración están activos, y pueden auscultarse sibilancias en todos los campos pulmonares. El pulso es rápido y puede existir pulso paradójico (notable descenso de la presión sistólica y del pulso durante la inspiración). El esputo es escaso y viscoso. La radiografía de tórax muestra hiperinsuflación, pero, por lo demás, es normal. El *estado asmático* es una crisis que dura horas o incluso días, sin remisión, a pesar del tratamiento broncodilatador y la terapia con corticoesteroides. A menudo se observan signos de agotamiento, deshidratación y una intensa taquicardia. El tórax puede presentar un silencio inquietante, y se necesita un tratamiento enérgico de forma urgente. En las exacerbaciones graves puede presentarse la muerte, a menudo como consecuencia de la insuficiencia respiratoria o el colapso cardiovascular por el atrapamiento intenso del aire y sus efectos adversos subsecuentes sobre el retorno venoso y la precarga cardíaca.

Diagnóstico

El diagnóstico del asma se confirma al demostrar la obstrucción reversible al flujo del aire. Esto a menudo se realiza al documentar la respuesta al broncodilatador en la espirometría. Debido a que este estudio puede ser normal durante los períodos asintomáticos, otras estrategias incluyen la demostración de cambios temporales en la espirometría vinculados con la modificación de los síntomas, o al confirmar una variabilidad suficiente en el flujo espiratorio máximo con el paso del tiempo. Cuando el diagnóstico es incierto, la hiperreactividad de las vías aéreas puede estudiarse al exponer al paciente a dosis crecientes de metacolina inhalada y cuantificar el FEV_1. La dosis que genera una caída del 20 % del FEV_1 se conoce como PD_{20} (dosis desencadenante *[provocative dose]* 20). La hiperreactividad de la vía aérea también puede estudiarse al realizar una espirometría antes y después de aplicar protocolos de ejercitación especialmente diseñados, y demostrar una disminución del FEV_1 en el período posterior al ejercicio.

Función pulmonar

Como en el caso de la bronquitis crónica y el enfisema, los cambios en la función pulmonar por lo general derivan en forma evidente de la anatomía patológica del asma. Estos cambios pueden no existir o ser discretos cuando no existen síntomas, pero son bastante marcados durante las exacerbaciones.

Mecánica y capacidad ventilatoria

Durante los períodos en que empeora el control de la enfermedad disminuyen de forma significativa todos los índices de flujo espiratorio, entre ellos el FEV_1, FEV_1/FVC, $FEF_{25-75\%}$, $\dot{V}_{máx50\%}$, y $\dot{V}_{máx75\%}$. La FVC también suele disminuir, porque las vías respiratorias se cierran prematuramente hacia el final de una espiración completa. Suele demostrarse algún deterioro de la capacidad ventilatoria entre los ataques, aunque el paciente puede informar ausencia de síntomas y mostrar resultados normales en la exploración física. De forma característica, todos los índices se incrementan en grado sustancial cuando se administra un broncodilatador de acción corta, como el salbutamol, en un paciente durante una crisis, y el cambio es una medida valiosa de la capa-

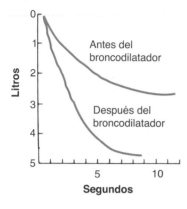

Figura 4-16. Ejemplos de espirometría forzada antes y después del tratamiento broncodilatador en un paciente con asma bronquial. Obsérvese el importante aumento del flujo y de la capacidad vital. (Reimpresa de Bates DV, Macklem PT, Christie RV. *Respiratory Function in Disease.* 2.ª ed. Philadelphia, PA: WB Saunders, 1971. Copyright © 1971 Elsevier. Con autorización.)

cidad de respuesta de las vías aéreas (fig. 4-16). La magnitud del aumento varía según la gravedad de la enfermedad. En el estado asmático puede observarse un cambio pequeño debido a que los bronquios se tornan resistentes (aunque las pruebas de función pulmonar rara vez se analizan durante dichas presentaciones agudas). De nuevo, los pacientes en remisión pueden mostrar solo una leve mejoría, aunque por lo común sí existe alguna.

Hay alguna evidencia de que el cambio relativo del FEV_1 y la FVC tras el tratamiento broncodilatador indica si se ha solucionado por completo el broncoespasmo. Durante una crisis asmática, ambos parámetros tienden a aumentar en la misma fracción, con lo que el FEV_1/FVC permanece bajo y casi constante. Sin embargo, cuando el tono de la musculatura de las vías respiratorias es casi normal, el FEV_1 responde más que la FVC, y el FEV_1/FVC se aproxima al valor normal cercano a 0,8.

En el asma, la curva flujo-volumen presenta el típico patrón obstructivo, aunque puede que no muestre el aspecto ahuecado que se observa en el enfisema (v. fig. 1-8). Tras la administración de un broncodilatador, los flujos son mayores en todos los volúmenes pulmonares, y toda la curva puede desplazarse a medida que la CPT y el VR disminuyen.

Los volúmenes pulmonares estáticos están aumentados, y se han comunicado valores elevados de manera notable para la CFR y la CPT durante las crisis asmáticas. El VR alto se debe al cierre prematuro de las vías respiratorias durante una espiración completa, como resultado del aumento del tono de la musculatura lisa, el edema y la inflamación de las paredes de las vías respiratorias, y las secreciones anómalas. No se conoce por completo la causa del aumento de la CFR y la CPT. Sin embargo, existe alguna pérdida de retracción elástica, y la curva presión-volumen se desplaza hacia arriba y hacia la izquierda (v. fig. 3-1). Esto tiende a volver a la normalidad tras la administración de un broncodilatador. Hay evidencia de que los cambios de la tensión superficial de la capa que tapiza los alvéolos pueden ser la causa de la alteración de las propiedades elásticas. El aumento del volumen pulmonar tiende a disminuir la resistencia de las vías respiratorias al aumentar su tracción radial. La CFR medida por dilución de helio suele ser muy inferior a la que se encuentra con el pletismógrafo corporal, lo que refleja la presencia de vías respiratorias ocluidas o el retraso del equilibrio de áreas mal ventiladas.

La resistencia de las vías respiratorias medida con el pletismógrafo corporal es elevada, y disminuye tras la administración de un broncodilatador. Es probable que el broncoespasmo afecte a las vías respiratorias de todos los tamaños, y la relación entre la conductancia de las vías respiratorias y la presión de retracción elástica está alterada significativamente (v. fig. 4-10). El estrechamiento de los bronquios de tamaño medio y grande puede observarse de manera directa en una broncoscopia.

Intercambio de gases

De manera característica, no existe hipoxemia durante los períodos con control sintomático adecuado, pero puede desarrollarse durante las exacerbaciones como consecuencia del desequilibrio ventilación-perfusión ($\dot{V}_A/\dot{Q}$). Hay abundantes signos de ventilación desigual, y las determinaciones mediante gases radioactivos muestran la existencia de regiones con ventilación reducida. También se observa una importante desigualdad topográfica de flujo sanguíneo y, por lo general, diferentes zonas muestran reducciones transitorias en distintos momentos. Tanto el espacio muerto fisiológico como el cortocircuito fisiológico suelen estar demasiado elevados.

En la figura 4-17 se muestra un ejemplo de la distribución de los cocientes ventilación-perfusión en un paciente asmático de 47 años. En el momento de la medición, este paciente tan solo presentaba síntomas leves. La distribución es muy diferente de la normal, que se muestra en la figura 2-8. Obsérvese en especial la distribución bimodal, con una considerable cantidad del flujo sanguíneo total (alrededor del 25 %) dirigiéndose hacia unidades con un cociente $\dot{V}_A/\dot{Q}$ bajo (cerca de 0,1). Esto explica la leve hipoxemia del paciente, con una PO_2 arterial de 81 mm Hg. No existe cortocircuito puro (flujo sanguíneo hacia alvéolos sin ventilación), un hallazgo sorprendente a la vista del taponamiento mucoso de las vías respiratorias, que es una característica de la enfermedad.

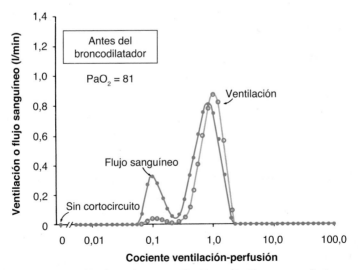

Figura 4-17. **Distribución de cocientes ventilación-perfusión en un paciente con asma.** Obsérvese el aspecto bimodal, con aproximadamente el 25 % del flujo sanguíneo que fluye hacia unidades con cocientes ventilación-perfusión en la zona de 0,1.

Cuando se administró al paciente el broncodilatador isoprenalina en aerosol, se produjo un aumento del $FEF_{25-75\%}$ de 3,4 l/s a 4,2 l/s. Así se logró cierta mejoría del broncoespasmo. En la figura 4-18 se muestran los cambios en la distribución de los cocientes ventilación-perfusión. Obsérvese que el flujo sanguíneo hacia los alvéolos con un $\dot{V}_A/\dot{Q}$ bajo aumentó desde un 25 % hasta 50 % del flujo, lo que produjo un descenso de la PO_2 arterial desde 81 mm Hg hasta 70 mm Hg. El cociente medio de $\dot{V}_A/\dot{Q}$ bajo aumentó un poco, de 0,10 a 0,14, lo que indicaba que la ventilación hacia esas unidades aumentó un poco más que el flujo sanguíneo. De nuevo, no se observó cortocircuito alguno. La ausencia de cortocircuito, es decir, de flujo sanguíneo hacia unidades pulmonares sin ventilación, de las figuras 4-17 y 4-18 es notable, sobre todo porque los pacientes asmáticos a los que se realiza la necropsia tienen tapones de moco en muchas de las vías respiratorias. Se presume que la explicación está en la ventilación colateral que alcanza la zona pulmonar que se halla más allá de los bronquíolos cerrados por completo, algo que se muestra de forma esquemática en la figura 1-11. Hay probabilidades de que el mismo mecanismo sea el que existe en los pulmones de pacientes con bronquitis crónica (p. ej., fig. 4-12).

Los broncodilatadores pueden reducir la PO_2 arterial en pacientes con asma. El mecanismo del aumento de la hipoxemia es aparentemente la mejoría de la vasoconstricción de las áreas mal ventiladas. Es probable que esta vasoconstricción se deba a la liberación de mediadores, igual que la broncoconstricción. El descenso de la PO_2 se acompaña de aumentos del cortocircuito y el espacio muerto fisiológico. Los efectos favorables de los fármacos sobre la resistencia de las vías respiratorias superan por mucho los inconvenientes de la leve hipoxemia adicional.

Durante los períodos asintomáticos o con síntomas mínimos, la PCO_2 arterial es normal de manera característica. Durante las exacerbaciones, la PCO_2 puede redu-

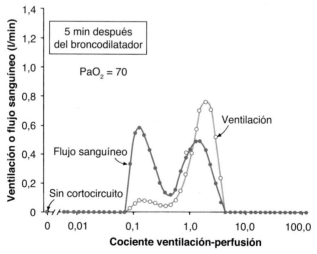

Figura 4-18. El mismo paciente de la figura 4-17 tras la administración del broncodilatador isoprenalina en aerosol. Obsérvese el aumento del flujo sanguíneo hacia las unidades con cocientes ventilación-perfusión bajos, y el correspondiente descenso de la PO_2 arterial.

cirse hasta un valor de entre 35 y 30, quizá como consecuencia de la estimulación de los quimiorreceptores periféricos por la hipoxemia leve o la estimulación de los receptores intrapulmonares. Se evita que la PCO_2 se eleve aumentando la ventilación hacia los alvéolos frente al desequilibrio ventilación-perfusión (compárese con la fig. 2-10). En el estado asmático, la PCO_2 arterial puede empezar a elevarse y el pH a descender. Se trata de un desarrollo amenazador que significa insuficiencia respiratoria inminente y señales de necesidad de tratamiento urgente e intensivo, que incluye la posibilidad de apoyo ventilatorio mecánico (v. cap. 10).

La capacidad de difusión del monóxido de carbono es, casi siempre, normal o elevada en los casos de asma sin complicaciones. Si es disminuida, debe pensarse en un posible enfisema asociado. Es posible que la razón para el aumento de la capacidad de difusión sea el gran volumen pulmonar. La hiperinsuflación incrementa la capacidad de difusión en las personas normales, al parecer, por el aumento del área de interfaz alveolocapilar.

Tratamiento de los pacientes con asma

El tratamiento efectivo del asma depende de la identificación y eliminación de los desencadenantes, así como del uso de medicamentos que permiten controlar la inflamación subyacente de la vía aérea y revertir o prevenir la broncoconstricción. Estos medicamentos pertenecen a dos clases generales, los fármacos para «control primario», que se utilizan con una frecuencia regular para suprimir la inflamación de la vía aérea, y los fármacos para «alivio» o «rescate», que se utilizan por razón necesaria para el manejo de los síntomas agudos.

Corticoesteroides inhalados

Puesto que el asma es un trastorno de naturaleza inflamatoria, los corticoesteroides inhalados son ahora el medicamento para control primario (es decir, de uso diario) en todos los pacientes con enfermedad persistente de cualquier gravedad. Esto contrasta con la EPOC, en la que los corticoesteroides inhalados se reservan para quienes tienen enfermedad más grave. Los corticoesteroides parecen tener dos funciones separadas: inhiben la respuesta inflamatoria/inmunitaria y estimulan la expresión o función de los receptores β. Las directrices actuales recomiendan corticoesteroides inhalados para pacientes con síntomas más de dos veces por semana, uso de β-agonista inhalado más de dos veces a la semana o despertares nocturnos frecuentes por síntomas de asma. En la actualidad se dispone de una amplia variedad de corticoesteroides inhalados y, cuando se utilizan como se indica, se produce una absorción general mínima del fármaco con casi ningún efecto secundario importante. En muchos casos, los pacientes utilizan inhaladores de combinación que aplican tanto un corticoesteroide como un $β_2$-agonista.

Agonistas β-adrenérgicos

Los receptores β-adrenérgicos son de dos tipos: los receptores $β_1$ se encuentran en el corazón y en otros lugares, y su estimulación aumenta la frecuencia cardíaca y la fuerza de contracción del músculo cardíaco. La estimulación de los receptores $β_2$ relaja la musculatura lisa de los bronquios, los vasos sanguíneos y el útero. Los agonistas β_2-adrenérgicos selectivos parciales o completos ahora son agonistas no selectivos remplazados por completo con agentes de uso más común, el salbutamol y el levosalbutamol. Estos agentes de acción corta se utilizan de manera característica como fármacos de rescate. También se dispone de otros fármacos de acción prolongada, como el formoterol y el salmeterol, que pueden utilizarse como medicamentos para control primario, pero siempre suelen administrarse combinados con corticoesteroides inhalados. Todos ellos se unen a receptores β_2 en los pulmones, y relajan en forma directa la musculatura lisa de las vías respiratorias al aumentar la actividad de la adenilato ciclasa, lo que a su vez eleva la concentración del AMPc intracelular, que está reducida en una crisis asmática (fig. 4-14). Tienen también efectos sobre el edema y la inflamación de las vías respiratorias. Sus efectos antiinflamatorios están mediados por la inhibición directa de la función de las células inflamatorias a través de la unión a receptores β_2 en la superficie celular. Existe algo de polimorfismo en estos receptores que afecta a las respuestas.

Medicamentos utilizados en el asma

Corticoesteroides inhalados
Se administran en forma de aerosol y suelen estar indicados salvo en los casos más leves de asma.

Agonistas β-adrenérgicos
En la actualidad se usan solo los tipos selectivos β_2.

Las formas de acción prolongada son útiles para el manejo de la enfermedad crónica pero deben utilizarse solo de manera conjunta con corticoesteroides inhalados.

Los fármacos de acción corta se reservan para casos urgentes.

Otros fármacos
Los bloqueadores de los leucotrienos, los antimuscarínicos, las metilxantinas, el cromoglicato y los fármacos anti-IL-5 o anti-IgE pueden ser adyuvantes útiles.

Antimuscarínicos
Los antimuscarínicos se utilizan ampliamente en el tratamiento de pacientes con EPOC, pero en general no forman parte del régimen terapéutico de la mayoría de asmáticos. Esto es así a pesar de algunas pruebas de que el sistema parasimpático participa en la fisiopatología del asma. Alguna prueba reciente sugiere que el antimuscarínico de acción prolongada tiotropio puede beneficiar a pacientes con síntomas persistentes a pesar del tratamiento intenso con corticoesteroides y β_2-agonistas inhalados, pero no es el estándar de práctica en la actualidad.

Cromoglicato y nedocromilo
Aunque su mecanismo de acción preciso todavía no se comprende bien, ambos fármacos se consideran para evitar la broncoconstricción al estabilizar los mastocitos

(fig. 4-15) y otros efectos de amplio alcance. Su uso en general se limita a profilaxis en situaciones conocidas inductoras de síntomas como antes de hacer ejercicio durante el frío, en condiciones de sequedad o al visitar un ambiente con un detonante conocido en un paciente específico, como un gato en casa.

Metilxantinas

Las metilxantinas, incluidas teofilina y aminofilina, inhiben las fosfodiesterasas en el músculo liso, lo que resulta en broncodilatación. Aunque se utilizaron mucho en el pasado, en la práctica actual se usan poco debido a su limitada actividad antiinflamatoria y broncodilatadora respecto a los β_2-agonistas, riesgo de toxicidad y la necesidad de vigilar de manera regular sus concentraciones en suero.

Modificadores del leucotrieno

Debido a que se reconoce cada vez más la mediación de los leucotrienos C4, D4 y E4 en parte de la respuesta alérgica en el asma, en algunos individuos se utilizan ahora los antagonistas del receptor de leucotrienos (p. ej., montelukast, zafirlukast) y los inhibidores de la 5-lipooxigenasa (p. ej., zileutón). En pacientes bien seleccionados con enfermedad leve a moderada pueden utilizarse en lugar de corticoesteroides inhalados, mientras que en formas más graves de la enfermedad pueden proporcionar beneficio cuando se añaden al tratamiento en curso con corticoesteroides inhalados. Pueden ser de uso particular en pacientes cuya asma se agrava por ácido acetilsalicílico u otros antiinflamatorios no esteroideos.

Terapia biológica

En la actualidad se dispone de varios fármacos dirigidos contra componentes específicos de la vía inflamatoria en el asma. El anticuerpo monoclonal contra IgE, omalizumab, puede administrarse en pacientes con asma moderada a grave controlados de manera inadecuada con dosis elevadas de glucocorticoides inhalados y concentraciones altas de IgE en suero e indicios de sensibilización por alérgeno. Su uso se ha limitado por las dificultades para saber qué pacientes responderían al tratamiento, el coste muy elevado y el riesgo de reacciones de hipersensibilidad que incluye anafilaxia. También pueden utilizarse anticuerpos contra IL-5 (mepolizumab y reslizumab) y anticuerpos contra el receptor de IL-5 (benralizumab) en pacientes específicos con enfermedad de difícil control.

Estrategia general para el tratamiento

Los fármacos apropiados para un paciente específico varían de acuerdo con la calidad del control del asma. Los que presentan síntomas esporádicos de manera característica solo utilizan fármacos de rescate según sea necesario. Si bien tradicionalmente se trataba de un β_2-agonista de acción corta, evidencia reciente sugiere que una combinación inhalada de un corticoesteroide y un β_2-agonista puede ser más efectiva para prevenir las exacerbaciones. Los pacientes con síntomas persistentes requieren un fármaco para control, de manera característica un corticoesteroide inhalado. El deterioro del control del asma se trata mediante el incremento de la dosis del esteroide, la adición de uno o más de los agentes señalados antes, o ambas situaciones. Las exacerbaciones agudas se tratan con una combinación de corticoesteroides de administración sistémica y la aplicación agresiva de β₂-agonistas inhalados. En casos muy graves puede recurrirse al magnesio intravenoso o a la adrenalina subcutánea para favorecer la broncodilatación. También se puede requerir soporte con ventilación mecánica.

OBSTRUCCIÓN LOCALIZADA DE LAS VÍAS RESPIRATORIAS

Hasta el momento, este capítulo se ha dedicado a la obstrucción generalizada de las vías respiratorias, de la irreversible, como el enfisema o la bronquitis crónica, y de la reversible, como el asma. (Algunas bronquitis crónicas pueden mostrar cierto grado de reversibilidad.) La obstrucción localizada es menos frecuente y se acompaña de grados variables de deterioro de la funcionalidad que dependen de la naturaleza y gravedad de la obstrucción, que puede localizarse dentro de la luz de la vía respiratoria, en la pared, o deberse a una compresión desde el exterior de la pared (v. fig. 4-1).

Obstrucción traqueal

Puede causarla un cuerpo extraño inhalado; estenosis después de usar una sonda permanente para traqueostomía; masas tumorales intraluminales, o compresión por tumores extraluminales, como en el caso de tiroides crecida o linfadenopatía abultada del mediastino (fig. 4-19). Existe estridor inspiratorio y espiratorio, curvas flujo-volumen anómalas en inspiración y espiración (v. fig. 1-9), y ausencia de respuesta a los broncodilatadores. La hipoventilación puede causar hipercapnia e hipoxemia (v. fig. 2-2).

Obstrucción bronquial

A menudo se debe a un cuerpo extraño, por ejemplo un cacahuete que se ha inhalado. El pulmón derecho está afectado con mayor frecuencia que el izquierdo, porque el

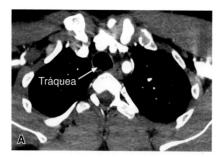
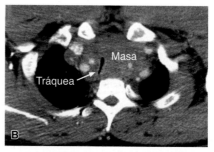

Figura 4-19. Un ejemplo de obstrucción de la vía aérea. A. La *flecha blanca* señala el diámetro normal de la tráquea en una persona sana. **B.** La *flecha blanca* resalta la tráquea con un estrechamiento intenso como consecuencia de la compresión por una masa ubicada fuera de la vía aérea. Se confirmó que la masa era una linfadenopatía secundaria a linfoma.

bronquio principal izquierdo forma un ángulo más agudo con la tráquea que el bronquio derecho. Otras causas frecuentes son los tumores bronquiales, malignos o benignos, y la compresión de un bronquio por el aumento de tamaño de los nódulos circundantes. Esta última causa afecta en particular al bronquio del lóbulo medio derecho, debido a sus relaciones anatómicas.

Si la obstrucción es completa, se produce una atelectasia por absorción, porque la suma de las presiones parciales en la sangre venosa mixta es inferior a las del aire alveolar (v. *West. Fisiología respiratoria. Fundamentos*, 11.ª ed.). El lóbulo colapsado se observa a menudo en la radiografía, y también puede verse una hiperinsuflación compensadora del parénquima pulmonar adyacente, así como el desplazamiento de una cisura. Está disminuida la perfusión del pulmón que no está ventilado, debido a la vasoconstricción hipóxica y también al aumento de la resistencia vascular causada por los efectos mecánicos del volumen reducido sobre los vasos extraalveolares y los capilares; sin embargo, el flujo sanguíneo residual contribuye a la hipoxemia. La prueba más sensible es la diferencia alveoloarterial de la PO_2 al respirar O_2 al 100 % (v. fig. 2-6). Tras una obstrucción localizada puede producirse una infección que dé lugar a la aparición de un absceso pulmonar. Si la obstrucción se encuentra en un bronquio segmentario o más pequeño, puede que no se produzca atelectasia gracias a la ventilación colateral (v. fig. 1-11). La persistencia de la obstrucción bronquial puede resultar en infección y bronquiectasia distal a la obstrucción.

CONCEPTOS CLAVE

1. La enfermedad pulmonar obstructiva crónica es muy frecuente y puede llegar a ser muy incapacitante. Estos pacientes tienen enfisema, bronquitis crónica o una mezcla de ambas afecciones.

2. El enfisema es una enfermedad del parénquima pulmonar que se caracteriza por la rotura de paredes alveolares con pérdida de retracción elástica pulmonar y compresión dinámica de las vías respiratorias.

3. La bronquitis crónica consiste en la inflamación de las vías respiratorias con una producción de moco excesiva. El parénquima pulmonar es normal o casi normal.

4. El asma se caracteriza por un aumento de la reactividad de las vías respiratorias, acompañado de inflamación. La gravedad del estrechamiento de las vías respiratorias varía con el paso del tiempo.

5. Todas estas afecciones causan importantes alteraciones de la espirometría forzada, con disminuciones del FEV_1, la FVC y el cociente FEV_1/FVC.

6. Además de dejar de fumar, los agonistas β_2-adrenérgicos inhalados y los antimuscarínicos son el apoyo del tratamiento en individuos con EPOC. Los corticoesteroides inhalados suelen reservarse para pacientes con afectación grave.

7. El asma puede tratarse con eficacia mediante corticoesteroides y agonistas β_2-adrenérgicos inhalados.

CASO CLÍNICO

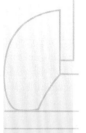

Un hombre de 26 años acude a urgencias con empeoramiento de la disnea y opresión torácica con 2 días de duración. La tos no productiva se le ha incrementado y dice que siente como si no pudiera mantener el aire en el tórax al inhalar. Hace varios años que se le diagnosticó asma y se trató con corticoesteroides inhalados a diario y β_2-agonista de acción corta según lo necesitó durante varios años con buena mejoría. Sin embargo, tras una infección de las vías respiratorias superiores que inició hace varios días, ha tomado su β_2-agonista con mayor frecuencia para aliviar el incremento de la sintomatología. Ahora tiene poco alivio con el inhalador y decidió buscar ayuda extra. En la evaluación en urgencias, sus signos vitales son: temperatura de 37,0 °C, frecuencia cardíaca de 110, presión arterial de 110/75 mm Hg, frecuencia respiratoria de 25 y SpO_2 del 92 % al respirar aire ambiental. Sus músculos esternocleidomastoideo e intercostales se encuentran contraídos en forma notoria. Tiene sonidos musicales difusos a través de sus campos pulmonares bilaterales y una fase espiratoria prolongada. La radiografía de tórax muestra ausencia de opacidades focales pero espacios costales aumentados y bilateralidad de diafragmas pavimentosos.

Preguntas

- ¿Cómo se compararía su capacidad funcional residual y volumen residual presentes con su estado de salud normal?
- ¿Por qué siente que no puede inhalar adecuadamente si el asma es una enfermedad de obstrucción del flujo aéreo en la exhalación?
- ¿Cuál sería la causa más probable de su hipoxemia?
- Si se obtuviera una gasometría arterial, ¿qué cambio se esperaría ver en su PCO_2?
- ¿Cuál sería el tratamiento apropiado en esta situación?

PREGUNTAS

Elegir la mejor respuesta para cada pregunta.

1. Un hombre de 29 años acude a su médico de atención primaria con incremento de disnea y sensación de opresión torácica. Sus síntomas, que de manera característica son episódicos y desencadenados por el ejercicio, comenzaron a empeorar al inicio de la primavera algunas semanas antes. Se han intensificado mucho en los últimos 3 días, de modo que ahora está administrándose salbutamol inhalado varias veces al día, incluidas varias veces por la noche. En la exploración física muestra taquipnea, sibilancias diseminadas al final de la espiración y retracción de los músculos intercostales. Si en este momento

el paciente se sometiera a pruebas de función pulmonar, ¿cuál de los siguientes parámetros respiratorios aumentaría respecto al valor esperado?

A. $FEF_{25-75\%}$.
B. FEV_1.
C. FEV_1/FVC.
D. Flujo espiratorio máximo.
E. Volumen residual.

2. Después de caer de una escalera en casa, un hombre de 71 años con antecedente de intolerancia al ejercicio de varios años de evolución se somete a una TC de tórax en urgencias. A continuación se muestran dos imágenes del estudio.

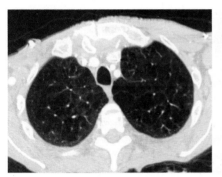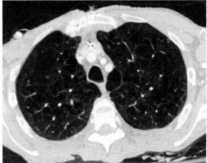

¿Cuál es la causa subyacente más probable de los cambios del parénquima pulmonar que se observan en el estudio de TC?

A. Hipertrofia e hiperplasia del músculo liso bronquial.
B. Exceso de depósito de colágeno en el espacio intersticial.
C. Liberación excesiva de elastasa neutrofílica y destrucción de la elastina.
D. Infiltración de las paredes de la vía aérea por eosinófilos y linfocitos.
E. Obstrucción bronquial no resuelta de larga evolución.

3. En la siguiente figura se muestra la distribución de los cocientes ventilación-perfusión en dos pacientes con enfermedad pulmonar obstructiva crónica.

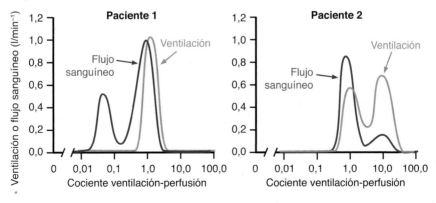

¿Cuál de estos pacientes tiene más probabilidad de desarrollar hipoxemia?
A. Paciente 1.
B. Paciente 2.

4. Un hombre de 58 años con una historia de tabaquismo de 60 paquetes al año acude a la clínica por empeoramiento de la disnea durante el último año. No tiene tos. En la evaluación se establece que es un hombre delgado con sonidos musicales dispersos que se escuchan en la auscultación y una fase espiratoria prolongada. La espirometría realizada en la clínica muestra un FEV_1 predicho del 45 %, FVC predicha del 65 % y cociente FEV_1/FVC de 0,58. ¿Qué opción indica lo que puede encontrarse con mayor probabilidad en PA y radiografía torácica lateral en este paciente?
A. Linfadenopatía hiliar bilateral.
B. Tamaño disminuido del espacio aéreo retroesternal.
C. Signos vasculares disminuidos.
D. Opacidades pulmonares bilaterales y difusas.
E. Opacidades reticulares en las bases pulmonares.

5. Una mujer de 22 años llega con disnea episódica, opresión torácica y tos. Varios meses atrás se revisó por los mismos síntomas en una clínica de cuidados urgentes y se le prescribió salbutamol inhalado, que le alivió los síntomas. Lo ha estado tomando hasta cinco veces a la semana y al menos dos veces por semana durante la noche si los síntomas la despiertan. La espirometría revela un FEV_1 predicho del 65 %, FVC predicha del 80 % y cociente FEV_1/FVC de 0,65. Todas esas mediciones mejoran de manera significativa después de administrarle un broncodilatador inhalado. ¿Cuál de los siguientes medicamentos está indicado para uso diario para mejorar el control de la enfermedad?
A. Tratamiento anti-IgE.
B. Cromoglicato.
C. Corticoesteroide inhalado.
D. Antimuscarínico de acción prolongada inhalado.
E. β_2-agonista de acción prolongada inhalado.

6. Un hombre de 38 años con antecedente de tabaquismo de 10 paquetes-año acude a la clínica pulmonar para valorar el empeoramiento de su disnea durante el ejercicio. Tiene tos intermitente pero niega expectoración. En la exploración física carece de estridor pero muestra sibilancias espiratorias diseminadas bilaterales y prolongación de la fase espiratoria. Las pruebas de función pulmonar revelan obstrucción al flujo del aire, sin respuesta al broncodilatador. Una radiografía simple de tórax muestra aumento de los volúmenes pulmonares, aplanamiento diafragmático e incremento de la radiolucidez bilateral de las regiones inferiores del pulmón, al tiempo que un ultrasonido abdominal revela evidencia de un hígado nodular pequeño. ¿Qué tiene más probabilidad de ser el problema en este paciente?

A. Asma.
B. Enfisema centroacinar.
C. Bronquitis crónica.
D. Obstrucción tumoral de la tráquea.
E. Enfisema panacinar.

7. Una mujer de 63 años se evalúa por empeoramiento de la disnea durante el ejercicio que comenzó hace 18 meses. Es una maestra jubilada con antecedentes de tabaquismo de 30 años. Su espirometría revela un FEV_1 predicho del 59 %, FVC predicha del 78 % y cociente FEV_1/FVC de 0,62 sin respuesta a broncodilatadores inhalados. Una radiografía torácica demuestra volúmenes pulmonares grandes, un espacio aéreo retroesternal grande y diafragmas pavimentosos. ¿Qué condición es más probable ver en la prueba de función pulmonar adicional en este paciente?
   A. Capacidad funcional residual disminuida.
   B. Volumen residual aumentado.
   C. Capacidad pulmonar total disminuida.
   D. Capacidad de difusión del monóxido de carbono aumentada.
   E. Cociente VR/CPT disminuido.

8. Una joven de 16 años con antecedente de asma es llevada a urgencias con opresión torácica y estertores que no mejoraron a pesar de utilizar su inhaloterapia con broncodilatador. En la evaluación muestra una saturación de oxígeno del 92 % al respirar aire ambiental, uso de músculos accesorios de la respiración y sonidos musicales difusos en la espiración. Se practica una gasometría arterial que muestra una PCO_2 de 33 mm Hg y PO_2 de 59 mm Hg. La PO_2 mejora a 90 mm Hg con administración de 2 l/min de oxígeno por sonda nasal. ¿Cuál de las siguientes causas es la más probable de su hipoxemia?
   A. Alteración de la difusión.
   B. Hiperventilación.
   C. Hipoventilación.
   D. Cortocircuito.
   E. Incompatibilidad ventilación-perfusión.

9. Una mujer de 34 años acude para ser valorada por disnea y sibilancias que se han intensificado a lo largo de varios meses. Vive con una amiga y sus dos gatos, y ha observado problemas persistentes de moho en su viejo apartamento. Ha fumado medio paquete de cigarrillos al día durante 15 años. Se le practican pruebas de función pulmonar, que revelan un FEV_1 de 2,51 l (81 % del esperado), FVC de 3,66 l (92 % del esperado) y un FEV_1/FVC de 0,69. No existe mejoría significativa con el uso de broncodilatadores. El asa del volumen de flujo se muestra en la figura siguiente.

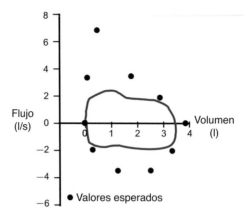

¿Cuál de los siguientes es el paso a seguir más apropiado para la valoración y el manejo de esta paciente?

A. Cuantificación de la capacidad de difusión del monóxido de carbono.
B. Referencia para una broncoscopia para inspección de la vía aérea.
C. Referencia para una prueba cardiopulmonar con ejercicio.
D. Inicio de un β-agonista inhalado de acción prolongada.
E. Inicio de un corticoesteroide inhalado.

10. Mientras trabaja en el laboratorio de pruebas de función pulmonar, el médico está revisando estudios realizados a un paciente con asma cuyos síntomas han estado mucho más activos en fecha reciente, y a otro paciente con enfisema. El técnico olvidó etiquetar los resultados con los nombres de los pacientes y el médico está tratando de determinar cuáles pertenecen a cada uno de ellos. Los datos de las pruebas se muestran en la tabla siguiente.

Prueba	Paciente 1	Paciente 2
FEV_1	75 % del esperado	71 % del esperado
FVC	78 % de la esperada	77 % de la esperada
FEV_1/FVC	0,65	0,59
VR	119 % del esperado	123 % del esperado
DL_{CO}	82 % de la esperada	45 % de la esperada

¿Cuál de los dos pacientes es el que padece enfisema?
A. Paciente 1.
B. Paciente 2.

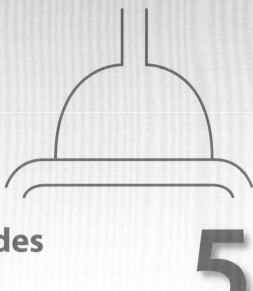

Enfermedades restrictivas

5

Las enfermedades restrictivas son aquellas en que se limita la expansión del pulmón a causa de alteraciones del parénquima pulmonar o por una enfermedad extraparenquimatosa que afectan a la pleura, la pared torácica o al sistema neuromuscular. Se caracterizan por una disminución de la capacidad vital y un volumen pulmonar pequeño en reposo (habitualmente), pero la resistencia de las vías respiratorias (relacionada con el volumen pulmonar) no está aumentada. Estas enfermedades son, por lo tanto, diferentes de las enfermedades obstructivas en su forma pura, aunque pueden encontrarse afecciones mixtas restrictivas y obstructivas. Al final del capítulo el lector debe ser capaz de:

- Describir las características patológicas y clínicas de la fibrosis pulmonar idiopática.
- Identificar la causa de la hipoxemia y otros cambios clave de la función pulmonar en la fibrosis pulmonar idiopática.
- Utilizar datos clínicos para identificar a los pacientes con sarcoidosis y neumonitis por hipersensibilidad.
- Describir las causas y la estrategia general para la valoración y el manejo del neumotórax y el derrame pleural.
- Diferenciar las causas parenquimatosas de restricción pulmonar de las extraparenquimatosas mediante pruebas de función pulmonar.

ENFERMEDADES DEL PARÉNQUIMA PULMONAR

Con este término se alude al tejido alveolar pulmonar. Conviene, pues, realizar aquí una breve revisión de la estructura de este tejido.

Estructura de la pared alveolar

En la figura 5-1 se muestra la microfotografía electrónica de un capilar pulmonar en una pared alveolar. Las diversas estructuras por las que pasa el oxígeno en su ruta desde el aire alveolar hasta la hemoglobina del eritrocito son la capa de agente tensioactivo (surfactante) pulmonar (que no se muestra en esta preparación), el epitelio alveolar, el intersticio, el endotelio capilar, el plasma y el eritrocito.

Tipos de células
Los diversos tipos celulares poseen diferentes funciones y distintas respuestas ante la lesión.

Célula epitelial de tipo 1 Es la célula estructural principal de la pared alveolar; sus largas extensiones protoplásmicas pavimentan casi toda la superficie alveolar (fig. 5-1). La principal función de esta célula es el soporte mecánico. Rara vez se divide, y no tiene una gran actividad metabólica. Cuando este tipo de células se lesiona, se sustituye por células de tipo 2, que se transforman posteriormente en células de tipo 1.

Célula epitelial de tipo 2 Es una célula casi globular (fig. 5-2) que proporciona escaso soporte estructural a la pared alveolar, pero que presenta actividad metabólica. La microfotografía electrónica muestra los cuerpos lamelados que contienen fosfolípidos. Dichos cuerpos se forman en el retículo endoplásmico, pasan a través del apa-

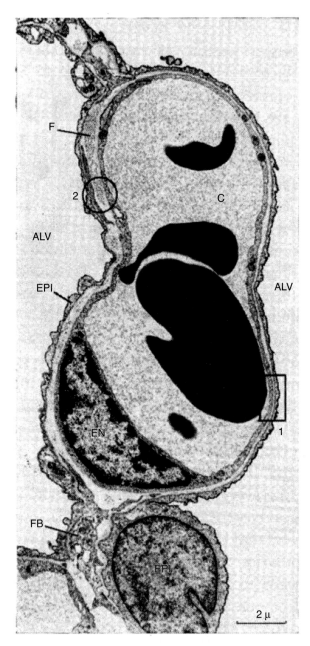

Figura 5-1. Microfotografía electrónica de parte de una pared alveolar. ALV, espacio alveolar; C, luz capilar; EN, núcleo de la célula endotelial; EPI, núcleo y citoplasma de una célula epitelial alveolar de tipo 1; F, fibrillas de colágeno; FB, fibroblasto; 1, región delgada de la membrana alveolocapilar; 2, región gruesa de la membrana alveolocapilar. (Reimpresa de Weibel ER. Morphological basis of alveolar-capillary gas exchange. *Physiol Res.* 1973;53(2):419-495. Copyright © 1973 por la *American Physiological Society.* Todos los derechos reservados.)

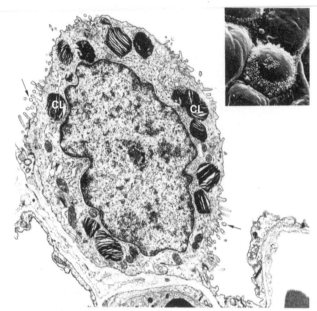

Figura 5-2. Microfotografía electrónica de una célula epitelial de tipo 2 (× 10000).
Obsérvense los cuerpos lamelados (CL), el gran núcleo y las microvellosidades *(flechas)*, que
se concentran principalmente alrededor del borde de la célula, y el citoplasma con abundantes
orgánulos. El *recuadro* superior derecho es una microfotografía electrónica de barrido que
muestra la imagen de la superficie de una célula de tipo 2 con su distribución característica
de microvellosidades (× 3400). (Republicada con autorización de Springer, de Weibel ER, Gil J.
Structure-function relationships at the alveolar level. En: West JB. ed. *Bioengineering Aspects
of the Lung*. New York, NY: Marcel Dekker; 1977; permiso otorgado mediante el Copyright
Clearance Center, Inc.).

rato de Golgi y, finalmente, se expulsan al espacio alveolar para formar surfactante
(v. *West. Fisiología respiratoria. Fundamentos*, 11.ª ed.). Tras la lesión de la pared alveolar, estas células se dividen con rapidez para tapizar la superficie, y luego se transforman en células de tipo 1. También se ha descrito una célula de tipo 3, pero es poco
frecuente y se desconoce su función.

Macrófago alveolar Este fagocito vaga por los alrededores de la pared alveolar
fagocitando partículas extrañas y bacterias. La célula contiene lisozimas, que digieren
el material extraño que ha engullido.

Fibroblasto Esta célula sintetiza colágeno y elastina, que son componentes del
intersticio de la pared alveolar. Tras varias agresiones nocivas, puede depositar grandes cantidades de estos materiales, lo que produce fibrosis intersticial.

Intersticio
El intersticio llena el espacio entre el epitelio alveolar y el endotelio capilar. En la
figura 5-1 se muestra que es delgado en un lado del capilar, donde solo está formado

por las membranas basales fusionadas de las capas epitelial y endotelial. Al otro lado del capilar, el intersticio suele ser más ancho, y contiene fibrillas de colágeno de tipo I. El lado grueso se encarga sobre todo del intercambio de líquidos a través del endotelio, mientras que el lado delgado es el responsable de la mayor parte del intercambio de gases.

El tejido intersticial se encuentra en cualquier punto del pulmón, fundamentalmente en los espacios perivascular y peribronquial alrededor de los vasos sanguíneos y las vías respiratorias de mayor tamaño, y en los tabiques interlobulillares. El intersticio de la pared alveolar se continúa con el de los espacios perivasculares (v. fig. 6-1), y es la vía por la que se drena líquido desde los capilares hacia los linfáticos.

Fibrosis pulmonar idiopática

Se trata de una variedad de fibrosis intersticial diseminada que se desarrolla en ausencia de algún factor precipitante evidente. Desde la perspectiva histórica, la nomenclatura para este trastorno es confusa, y se utilizan muchos términos para hacer referencia a este, entre otros, neumonitis intersticial y alveolitis fibrosante criptogénica. La fibrosis diseminada es la fase terminal de muchos trastornos que afectan al parénquima pulmonar. Como consecuencia, los cambios de la función pulmonar que se describen con detalle a continuación son característicos de las formas avanzadas de muchas de las otras enfermedades parenquimatosas a las que se hace referencia más adelante en este capítulo.

Anatomía patológica

El equivalente histopatológico de la fibrosis pulmonar idiopática (FPI) es la neumonía intersticial usual. El rasgo principal es el engrosamiento del intersticio de la pared alveolar. En un principio, existe un infiltrado con linfocitos y células plasmáticas (v. fig. 2-5). Después aparecen fibroblastos que depositan gruesos haces de colágeno (fig. 5-3). Estos cambios pueden ser dispersos, de forma irregular, dentro de los pulmones. En algunos pacientes se observa un exudado celular, formado por macrófagos y otras células mononucleares, en el interior de los alvéolos al inicio de la enfermedad. Es lo que se denomina «descamación». Finalmente, se destruye la arquitectura celular y la reparación produce múltiples espacios quísticos llenos de aire, formados por bronquíolos terminales y respiratorios dilatados; es lo que se denomina pulmón en panal.

Patogenia

Se desconoce, aunque en algunos casos hay signos de una reacción inmunitaria.

Manifestaciones clínicas

La enfermedad no es frecuente y tiende a afectar a adultos en la quinta y sexta décadas de la vida. El paciente a menudo se presenta con disnea, la cual se suele expresar durante el esfuerzo, al igual que una respiración superficial rápida; a veces tiene tos irritante no productiva pero no presenta fiebre, hemoptisis, dolor torácico ni síntomas específicos.

En la exploración puede observarse una ligera cianosis en reposo que empeora con el esfuerzo en los casos graves. Suelen auscultarse crepitantes finos, denominados

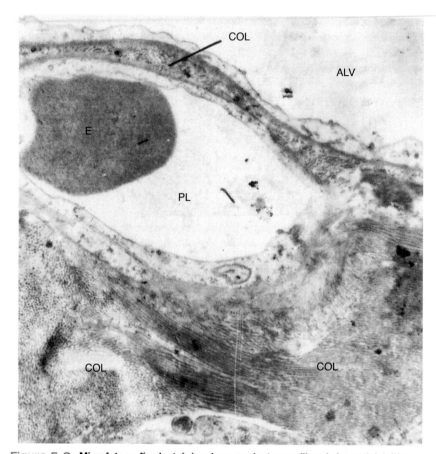

Figura 5-3. Microfotografía electrónica de un paciente con fibrosis intersticial difusa.
Obsérvense los gruesos haces de colágeno. ALV, espacio alveolar; COL, colágeno; E, eritrocito;
PL, plasma. Compárese con la figura 5-1. (Reimpresa de Gracey DR, Divertie MD, Brown AL Jr.
Alveolar-capillary membrane in idiopathic interstitial pulmonary fibrosis. Electron microscopic
study of 14 cases. *Am Rev Respir Dis* 1968;98[1]:16-21. Copyright © 1968 American Thoracic
Society. Todos los derechos reservados.)

a veces estertores, en ambos campos pulmonares, especialmente hacia el final de la
inspiración. Es habitual la presencia de acropaquia. La radiografía de tórax (fig. 5-4)
muestra volúmenes pulmonares bajos y un patrón reticular (es decir, similar a una
red) o reticulonodular, en particular en las bases. Sombras irregulares cerca del diafragma pueden deberse a atelectasia basal. En estados avanzados de la enfermedad se
desarrolla una apariencia de panal, que se aprecia mejor en una imagen de tomografía computarizada (TC) torácica, debida a espacios aéreos múltiples rodeados por
tejido engrosado (fig. 5-5), y a menudo es más prominente en las bases y en la periferia del pulmón. La TC también puede mostrar vías aéreas que se abren mediante
el tejido fibroso circundante, un fenómeno denominado dilatación por tracción o
bronquiectasias por tracción.

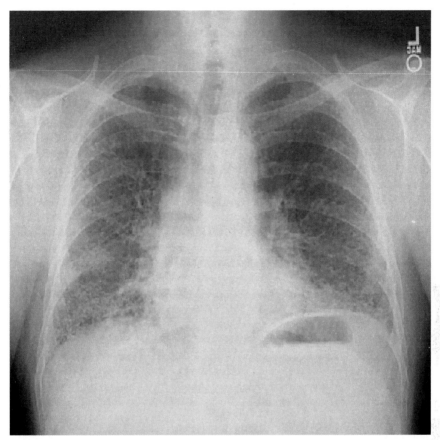

Figura 5-4. **Radiografía torácica de un paciente con fibrosis pulmonar idiopática.** Obsérvese el pulmón pequeño y la jaula torácica contraídos, y los diafragmas elevados. Están presentes opacidades con apariencia de malla o «reticulares» en ambos pulmones, sobre todo en las bases. Compárese con la apariencia normal en la figura 4-8 A.

Como complicación de la enfermedad en etapa avanzada se desarrolla *cor pulmonale*. Las enfermedades a menudo progresan de manera insidiosa y los pacientes suelen morir por insuficiencia respiratoria progresiva. Algunos enfermos desarrollan exacerbaciones agudas al cabo de días a semanas que se acompañan de un riesgo muy alto de morir.

Función pulmonar

Mecánica y capacidad ventilatoria La espirometría revela la existencia de un patrón restrictivo (v. fig. 1-2). La capacidad vital forzada (FVC, *forced vital capacity*) está notablemente reducida, pero el aire se espira con rapidez, de modo que, aunque el volumen espiratorio forzado o máximo (FEV$_1$, *forced expiratory volume*) es bajo, el cociente FEV$_1$/FVC es normal o muy elevado. La forma casi cuadrada del espirograma espiratorio forzado contrasta demasiado con el patrón obstructivo. El flujo

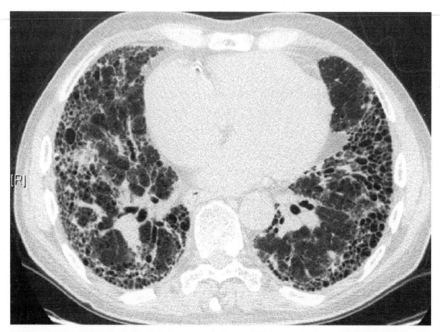

Figura 5-5. Corte individual de gammagrafía por TC de un paciente con fibrosis pulmonar idiopática. Se aprecia el engrosamiento extenso del tabique y la llamativa apariencia de panal, sobre todo en la periferia de los pulmones.

espiratorio forzado (FEF$_{25-75\%}$, *forced expiratory flow*) es normal o está elevado. La curva flujo-volumen no muestra la forma excavada de la enfermedad obstructiva, y el flujo es a menudo superior al normal cuando se relaciona con el volumen pulmonar absoluto. Es lo que se muestra en la figura 1-5, donde puede observarse que la pendiente descendente de la curva para la afección restrictiva se encuentra por encima de la curva normal.

Todos los volúmenes pulmonares están disminuidos, incluyendo la capacidad pulmonar total (CPT), la capacidad funcional residual (CFR) y el volumen residual (VR), pero las proporciones relativas se conservan más o menos. La curva presión-volumen pulmonar está aplanada y desplazada hacia abajo (v. fig. 3-1), de modo que para cualquier volumen determinado la presión transpulmonar está demasiado elevada. La máxima presión de retracción elástica que puede generarse con la CPT es típicamente superior a la normal.

Todos estos resultados son compatibles con el aspecto anatomopatológico de la fibrosis de las paredes alveolares (v. figs. 2-5 y 5-3). El tejido fibroso disminuye la distensibilidad pulmonar del mismo modo que una cicatriz en la piel reduce su extensibilidad. Debido a esto, los volúmenes pulmonares son pequeños y se necesitan presiones demasiado elevadas para distender el pulmón. Las vías respiratorias pueden no estar específicamente afectadas, pero tienden a estrecharse a medida que disminuye el volumen pulmonar. Sin embargo, la resistencia de las vías respiratorias para un volumen pulmonar determinado es normal, o incluso está disminuida, debido a que las fuerzas retráctiles que el parénquima circundante ejerce sobre las paredes de las vías están demasiado elevadas (fig. 5-5). La correlación anatomopatológica es el aspecto en panal causado por bronquíolos terminales y respiratorios dilatados, rodeados por tejido cicatricial engrosado.

Intercambio de gases La PO_2 y la PCO_2 arteriales suelen estar disminuidas y el pH es normal. La hipoxemia suele ser leve en reposo hasta que la enfermedad está avanzada. Sin embargo, con el esfuerzo, la PO_2 suele descender de forma espectacular. En la enfermedad manifiesta, el espacio muerto fisiológico y el cortocircuito o *shunt* fisiológico están elevados.

La contribución relativa de la alteración de la difusión y del desequilibrio ventilación-perfusión ($\dot{V}_A/\dot{Q}$) a la hipoxemia de estos pacientes ha sido motivo de prolongados debates. Es natural opinar que los aspectos histológicos que se muestran en las figuras 2-5 y 5-3 hacen más lenta la difusión del oxígeno desde el aire alveolar hasta la sangre capilar, porque el grosor de la membrana aumenta muchas veces (compárese la fig. 2-5 con la fig. 5-1). Además, la creciente hipoxemia durante el esfuerzo es compatible con el mecanismo de alteración de la difusión, porque el esfuerzo disminuye el tiempo que el eritrocito pasa en el capilar pulmonar (fig. 2-4).

Características de la función pulmonar en la fibrosis pulmonar idiopática

- Disnea con taquipnea superficial.
- Disminución de todos los volúmenes pulmonares.
- Cociente FEV_1/FVC normal o incluso aumentado.
- Resistencia de las vías respiratorias normal o baja en relación con el volumen pulmonar.
- Disminución de la distensibilidad pulmonar.
- Presión intrapleural muy negativa con la CPT.
- Hipoxemia arterial debida sobre todo a un desequilibrio $\dot{V}_A/\dot{Q}$.
- Alteración de la difusión que posiblemente contribuye a la hipoxemia durante el esfuerzo.
- PCO_2 arterial normal o baja.
- Disminución de la capacidad de difusión del monóxido de carbono.
- Aumento de la resistencia vascular pulmonar.

Sin embargo, se sabe ahora que la alteración de la difusión no es la causa principal de la hipoxemia en estas afecciones. En primer lugar, el pulmón sano cuenta con enormes reservas de difusión, de modo que la PO_2 de la sangre casi alcanza la del aire alveolar al principio de su paso por el capilar (v. fig. 2-4). Además, estos pacientes tienen un importante desequilibrio entre ventilación y flujo sanguíneo en los pulmones, como se ha demostrado mediante lavados con respiración única con nitrógeno y con mediciones de la función topográfica con gases radioactivos. ¿Cómo podría ser de

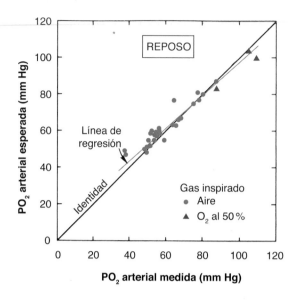

Figura 5-6. Estudio del mecanismo de la hipoxemia en una serie de pacientes con enfermedad pulmonar intersticial. En esta figura se muestra que la PO_2 arterial esperada para el patrón de desequilibrio $\dot{V}_A/\dot{Q}$ concuerda bien con la PO_2 arterial medida. Así, en reposo, podría explicarse toda la hipoxemia por la desigualdad entre ventilación y flujo sanguíneo.

otra forma, con la desorganización de la arquitectura que se muestra en las figuras 2-5 y 5-3?

Para atribuir a la hipoxemia entre los dos posibles mecanismos, es necesario medir el grado de desequilibrio $\dot{V}_A/\dot{Q}$ y determinar la cantidad de hipoxemia que es asignada a ello. Para realizarlo, se ha usado la técnica de eliminación múltiple de gases inertes en una serie de pacientes con enfermedad pulmonar intersticial. En la figura 5-6 se muestra que, en reposo, podría explicarse de forma adecuada la hipoxemia mediante el grado de desequilibrio $\dot{V}_A/\dot{Q}$ en estos pacientes. Sin embargo, en la

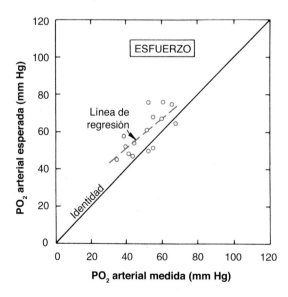

Figura 5-7. Resultados obtenidos durante el esfuerzo en los mismos pacientes mostrados en la figura 5-6. En estas condiciones, la PO_2 arterial medida era sistemáticamente inferior a la esperada por el patrón de desequilibrio $\dot{V}_A/\dot{Q}$. Esto indica un mecanismo adicional para la hipoxemia, quizás una alteración de la difusión.

figura 5-7 se muestra que, durante el esfuerzo, la PO_2 alveolar observada era generalmente inferior al valor previsto a partir del desequilibrio $\dot{V}_A/\dot{Q}$ y, por tanto, debía haber existido una causa adicional de hipoxemia. Con mayor probabilidad se trataba de la alteración de la difusión en estos pacientes. No obstante, la hipoxemia causada por la alteración de la difusión solo se manifestaba con el esfuerzo, e incluso entonces solo era responsable de aproximadamente una tercera parte de la diferencia alveoloarterial de PO_2.

A pesar del evidente desequilibrio $\dot{V}_A/\dot{Q}$, se produce una disminución de la PCO_2 arterial en estos pacientes (casi siempre, entre los 30 y 40), y se debe al aumento de la ventilación hacia los alvéolos (compárese con fig. 2-10). La causa del aumento de ventilación es dudosa. Hay algunos signos de que el control de la ventilación es anómalo a causa de la estimulación de receptores en el interior del pulmón (v. más adelante). También puede ser un factor la estimulación de los quimiorreceptores periféricos por la hipoxemia arterial. El pH arterial suele ser normal en reposo, pero puede aumentar considerablemente con el esfuerzo a causa de la hiperventilación y la consiguiente alcalosis respiratoria (compárese con fig. 3-3), aunque también puede aparecer acidosis metabólica causada por acumulación de ácido láctico. En las fases muy avanzadas de la FPI, anomalías graves de la mecánica pulmonar pueden desencadenar hipoventilación, con incrementos subsecuentes de la PCO_2.

La capacidad de difusión del monóxido de carbono a menudo es muy baja en estos pacientes, hasta valores próximos a 5 ml/min/mm Hg (el valor normal es de 25 a 30, dependiendo de la edad y la estatura). De hecho, la capacidad de difusión baja es una alternativa útil para diferenciar las etiologías de restricción parenquimatosas de las extraparenquimatosas. En las etiologías de restricción parenquimatosas se identifican valores reducidos, mientras que las extraparenquimatosas se asocian con una capacidad de difusión normal o con solo reducción discreta. Las disminuciones que se identifican en las etiologías parenquimatosas derivan, en parte, del engrosamiento de la membrana alveolocapilar (fig. 2-5). Otros factores que contribuyen a la baja capacidad de difusión en la FPI incluyen la disminución del volumen sanguíneo en los capilares pulmonares como consecuencia de la obliteración de muchos de los vasos por el proceso fibrótico, así como por un desequilibrio $\dot{V}_A/\dot{Q}$, que genera un vaciamiento pulmonar desequilibrado. Esto evidencia la razón por la que la capacidad de difusión no debe considerarse tan solo un reflejo de las propiedades de la membrana alveolocapilar.

Esfuerzo Los pacientes con fibrosis pulmonar pueden presentar muchos más signos de alteración de la función pulmonar durante el esfuerzo que en reposo. En muchos casos, el incremento de la ventilación y la frecuencia respiratoria durante el ejercicio es excesivo. A causa de la gran ventilación, que era desproporcionada con respecto al incremento del consumo de O_2 y de la producción de CO_2, la PCO_2 alveolar y arterial descendió, y la PO_2 alveolar aumentó. Sin embargo, como se señaló anteriormente, la PO_2 arterial disminuyó, con lo que aumentó la diferencia alveoloarterial de la PO_2. Este resultado puede explicarse en parte por la alteración de las características de la difusión pulmonar (fig. 5-6). No obstante, la mayor parte de la hipoxemia durante el esfuerzo se debía al desequilibrio $\dot{V}_A/\dot{Q}$.

Un factor que contribuye al desequilibrio $\dot{V}_A/\dot{Q}$ es la elevación limitada anómala del gasto cardíaco. Esto se debe a que estos pacientes suelen tener un incremento de la resistencia vascular pulmonar por la obliteración de los capilares pulmonares derivada de la fibrosis intersticial (v. fig. 2-5) y la hipertrofia del músculo liso vascular, con el estrechamiento secundario de las arterias de pequeño calibre. La resistencia elevada y la capacidad limitada para reclutar y dilatar la vasculatura pulmonar determinan incrementos sustanciales de la presión arterial pulmonar con el ejercicio y, como consecuencia, el compromiso de la función cardíaca. Si el gasto cardíaco no se eleva suficientemente para cubrir la demanda metabólica aumentada de los músculos que se ejercitan, la PO_2 en sangre venosa mixta disminuye (v. cap. 9). Cuando existe desequilibrio $\dot{V}_A/\dot{Q}$ esto empeora la oxigenación arterial.

La importancia de este factor puede apreciarse si se consideran algunos resultados obtenidos en el laboratorio en un paciente con enfermedad pulmonar intersticial. Durante el esfuerzo que elevó la captación de O_2 desde unos 300 ml/min hasta 700 ml/min, la PO_2 arterial descendió de 50 mm Hg a 35 mm Hg. El incremento del gasto cardíaco fue solo de 4,6 l/min a 5,7 l/min; el valor normal para este nivel de esfuerzo es de unos 10 l/min. Debido a esto, la PO_2 en sangre venosa mixta descendió a 17 mm Hg (el valor normal es cerca de 35 mm Hg). Los cálculos muestran que, si el gasto cardíaco hubiera aumentado a 10 l/min y el patrón de desequilibrio $\dot{V}_A/\dot{Q}$ permaneciera sin cambios, la PO_2 arterial habría sido de unos 10 mm Hg más alta.

Si se mide en estos pacientes la capacidad de difusión del monóxido de carbono durante el esfuerzo, esta permanece típicamente baja, mientras que puede duplicarse o triplicarse en las personas sanas.

Control de la ventilación Ya hemos observado que estos pacientes suelen presentar taquipnea superficial, en especial durante el esfuerzo. Se desconocen los motivos, pero es posible que el patrón se deba a reflejos originados en receptores pulmonares de sustancias irritantes, o receptores J (por *juxtacapillary*, yuxtacapilares). Los primeros se encuentran en los bronquios o en el epitelio de revestimiento, y pueden estimularse por el aumento de tracción sobre las vías respiratorias causado por el incremento de retracción elástica del pulmón (fig. 5-8). Los receptores J se encuen-

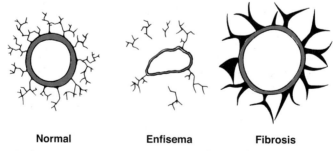

Normal　　　**Enfisema**　　　**Fibrosis**

Figura 5-8. Calibre de las vías respiratorias en el enfisema y en la fibrosis intersticial. En el enfisema, las vías respiratorias tienden a colapsarse a causa de la pérdida de tracción radial. Por el contrario, en la fibrosis, esta tracción puede ser excesiva, y el calibre de las vías respiratorias es grande en relación con el volumen pulmonar.

tran en las paredes alveolares, y pueden estimularse por los cambios fibróticos en el intersticio. No se dispone de evidencia directa de aumento de actividad de estos receptores en los seres humanos, pero los estudios realizados con animales de experimentación indican que estos reflejos podrían causar una taquipnea superficial.

El patrón de taquipnea superficial reduce el trabajo respiratorio en los pacientes con menor distensibilidad pulmonar. Sin embargo, también aumenta la ventilación del espacio muerto anatómico a expensas de los alvéolos, por lo que debe alcanzarse un compromiso.

Tratamiento y resultados

La FPI es un proceso morboso siempre fatal, la mayor parte de los pacientes muere dentro de los 5 años posteriores al diagnóstico. No se dispone de ningún tratamiento para reducir la mortalidad, pero el inhibidor de la tirosina cinasa, nintedanib, y el antifibrótico pirfenidona, pueden reducir la velocidad del deterioro de la función pulmonar y se usan cada vez más en esos pacientes. A menudo se insiste en el trasplante de pulmón para pacientes que afrontan criterios de elegibilidad estrictos.

Otros tipos de enfermedades parenquimatosas restrictivas

Los cambios que se producen en la función respiratoria en la FPI se han tratado ampliamente, porque esta enfermedad sirve como ejemplo para otras formas de enfermedad parenquimatosa restrictiva. Estas enfermedades se considerarán aquí, y se comentarán sus patrones de función pulmonar.

Sarcoidosis

Esta enfermedad se caracteriza por la presencia de tejido granulomatoso con un aspecto histológico particular. Aparece con frecuencia en varios órganos.

Anatomía patológica La lesión característica es un granuloma epitelioide no caseoso, compuesto por grandes histiocitos con células gigantes y linfocitos. Esta lesión puede aparecer en nódulos linfáticos, pulmones, piel, ojos, hígado, bazo y otras localizaciones. En la enfermedad pulmonar avanzada se observan cambios fibróticos en las paredes alveolares.

Patogenia Se desconoce, aunque parece probable que exista una base inmunológica. Una posibilidad sería que un macrófago alveolar reconociese un antígeno desconocido, y que esto causara la activación de un linfocito T y la producción de interleucina 2. El macrófago activado puede liberar también varios productos que estimulan los fibroblastos, lo que explica el depósito de tejido fibroso en el intersticio.

Manifestaciones clínicas La presentación clínica de la sarcoidosis varía desde los cambios asintomáticos que se identifican en la radiografía de tórax hasta la enfermedad multiorgánica grave. Entre los síntomas pulmonares comunes se encuentran la disnea y la tos seca, mientras que las manifestaciones extrapulmonares incluyen la artritis, la uveítis anterior, la hipercalcemia, la hipertrofia parotídea, los cambios en el sistema nervioso periférico y central, y la afectación cardíaca, como retrasos de la conducción y miocardiopatía restrictiva.

Es posible identificar etapas múltiples de sarcoidosis a partir de los hallazgos radiográficos.

* *Estadio 0:* los pacientes no presentan afectación intratorácica evidente, aunque una TC puede mostrar un aumento de tamaño de los nódulos linfáticos mediastínicos (linfadenopatía).
* *Estadio 1:* existe adenopatía hiliar bilateral, a menudo con adenopatía paratraqueal derecha (fig. 5-9). No hay alteraciones de la función pulmonar. Cuando se acompaña de poliartralgias y eritema nodoso, se denomina síndrome de Löfgren.
* *Estadio 2:* hay adenopatía hiliar al igual que opacidades reticulares, más significativa en las zonas media y superior.
* *Estadio 3:* hay opacidades reticulares en las zonas pulmonares superiores medias y retracción de la adenopatía hiliar.
* *Estadio 4:* hay fibrosis, sobre todo en los lóbulos superiores. A menudo se ven volúmenes pulmonares bajos y dilatación de tracción.

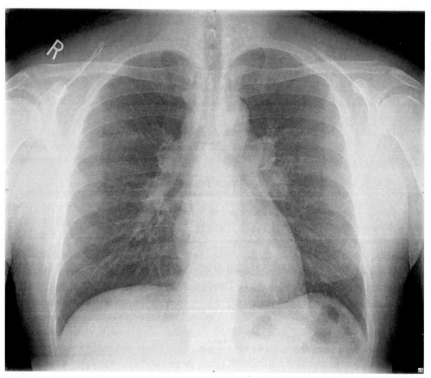

Figura 5-9. **Radiografía torácica de un paciente con sarcoidosis en estadio 1.**
La radiografía demuestra linfadenopatía hiliar bilateral y paratraqueal derecha pero no opacidades del parénquima.

Aunque se describen múltiples etapas de la enfermedad, los pacientes no necesariamente progresan de estadios inferiores a superiores. Muchos pacientes con enfermedad de estadio inferior son asintomáticos y se identifican como enfermos de sarcoidosis cuando se ordenan radiografías por otros motivos (p. ej., por indicación en su centro de trabajo).

Función pulmonar No hay alteración funcional en los estadios 0 y 1 de la enfermedad. En los estadios 2 y 3 se observan cambios restrictivos típicos, aunque el aspecto radiográfico a veces sugiere una interferencia funcional mayor de la que en realidad existe.

Finalmente, puede observarse una fibrosis pulmonar importante, con un patrón funcional restrictivo grave. Todos los volúmenes pulmonares son pequeños, aunque se conserva el cociente FEV_1/FVC. La distensibilidad pulmonar está muy reducida, con la curva presión-volumen aplanada y desviada hacia abajo y a la derecha (v. fig. 3-1). La PO_2 arterial en reposo es baja y a menudo desciende de forma considerable durante el esfuerzo. La PCO_2 arterial es normal o baja, aunque puede aumentar a medida que se desarrolla la insuficiencia respiratoria. La capacidad de difusión del monóxido de carbono (factor de transferencia) está disminuida significativamente. En las fases avanzadas de la enfermedad puede aparecer *cor pulmonale*.

Tratamiento Muchos pacientes con enfermedad en etapa inicial, incluidos quienes padecen síndrome de Löfgren, no requieren tratamiento y experimentan remisión espontánea. El tratamiento, por lo general con corticoesteroides sistémicos, se comienza en pacientes con empeoramiento de la función pulmonar, síntomas o afectación extrapulmonares, o ambos a la vez.

Neumonitis por hipersensibilidad

También conocida como alveolitis alérgica extrínseca, la neumonitis por hipersensibilidad es una enfermedad pulmonar del parénquima que se desarrolla como resultado de una reacción por hipersensibilidad tipo 3 (y de vez en cuando tipo 4) a la inhalación de polvos orgánicos. La exposición suele ser ocupacional e intensa pero puede presentarse como respuesta a antígenos en el hogar. Puede comprobarse presencia de precipitinas en suero.

El término «extrínseca» implica que el agente etiológico es externo y puede identificarse, a diferencia de la alveolitis fibrosante «intrínseca» (fibrosis pulmonar idiopática comentada con anterioridad), en la que la causa se desconoce. Se ha demostrado que un número grande de exposiciones puede causar neumonitis por hipersensibilidad. Los ejemplos comunes incluyen pulmón de granjero por esporas de *Actinomyces* termófilos en heno mohoso, pulmón de criadores de aves causado por antígenos apícolas en plumas y excremento, así como pulmón de los acondicionadores de aire y bagazosis (en trabajadores de cañaverales).

Anatomía patológica Las paredes alveolares están engrosadas e infiltradas por linfocitos, células plasmáticas y algunos eosinófilos, con acumulación de histiocitos que, en algunas zonas, forman pequeños granulomas, que están menos organizados que los observados en la sarcoidosis. Los bronquíolos pequeños suelen estar afectados y puede haber exudado en la luz. Los cambios fibróticos tienen lugar en casos avanzados cuando la exposición al antígeno causativo persiste a largo plazo.

Manifestaciones clínicas La enfermedad aparece de forma aguda o crónica. En el primer caso se observa disnea, fiebre, escalofríos y tos 4 a 6 h después de la exposición, y continúa durante 24 a 48 h. El paciente presenta con frecuencia disnea en reposo, con crepitantes finos en ambos campos pulmonares. La enfermedad puede aparecer también de una forma crónica, sin episodios agudos anteriores. Estos pacientes acuden por una disnea progresiva, generalmente de años de evolución. En la forma aguda, la radiografía torácica puede ser normal, pero a menudo los estudios de TC del tórax revelan un infiltrado nodular miliar u opacidades en vidrio molido. En la forma crónica, la fibrosis de los lóbulos superiores es común y visible tanto en la radiografía simple de tórax como en la TC.

Función pulmonar En la enfermedad ya establecida se observa el típico patrón restrictivo, con volúmenes pulmonares reducidos, escasa distensibilidad, hipoxemia que empeora con el esfuerzo, PCO_2 arterial normal o baja, y una disminución de la capacidad de difusión (fig. 3-3). En las fases iniciales pueden observarse grados variables de obstrucción de las vías respiratorias.

Tratamiento El principio más importante del tratamiento es eliminar o evitar el antígeno causativo. Algunos pacientes requieren la administración de corticoesteroides sistémicos prolongada, pero esta puede no mejorar si la exposición al antígeno persiste.

Enfermedad intersticial causada por fármacos, tóxicos y radiación

Diversos fármacos pueden causar una reacción pulmonar aguda, que puede evolucionar hacia una fibrosis intersticial. Entre ellos se encuentran el antibiótico nitrofurantoína, el antiarrítmico cardíaco amiodarona, agentes antineoplásicos novedosos, como el inhibidor del punto de control inmunitario nivolumab y fármacos antineoplásicos tradicionales como el busulfano y la bleomicina. El oxígeno en concentraciones elevadas tras la administración de bleomicina puede causar cambios tóxicos agudos con fibrosis intersticial subsecuente, incluso años después de que el paciente recibió la medicación (v. fig. 5-3). La ingestión del herbicida paraquat produce la rápida aparición de una fibrosis intersticial mortal. La radiación terapéutica da lugar a neumonitis aguda seguida de fibrosis, si el pulmón queda incluido en el campo de tratamiento.

Asbestosis

La exposición crónica a fibras de asbesto puede dar lugar a aparición de fibrosis pulmonar muchos años después de la exposición. Esta entidad, cuyos rasgos clínicos, función pulmonar y anomalías del intercambio de gases se asemejan a la fibrosis pulmonar idiopática, se describe en el capítulo 7.

Enfermedades vasculares del colágeno (colagenosis)

En los pacientes con esclerosis sistémica (esclerodermia generalizada) puede encontrarse una fibrosis pulmonar con un típico patrón restrictivo. La disnea es, con frecuencia, importante y desproporcionada con respecto a los cambios del aspecto radiológico o de la función pulmonar. Otras enfermedades del tejido conectivo que pueden causar fibrosis son el lupus eritematoso sistémico y la artritis reumatoide.

Linfangitis carcinomatosa

Consiste en la diseminación de tejido carcinomatoso a través de los linfáticos pulmonares, y puede ser una complicación de los carcinomas, de manera primordial de la mama, el esófago, el pulmón y el estómago. La disnea es intensa, y puede observarse el típico patrón funcional respiratorio restrictivo.

ENFERMEDADES DE LA PLEURA

Neumotórax

El aire puede entrar en el espacio pleural desde el pulmón o, con menos frecuencia, a través de la pared torácica, debido a una herida penetrante. La presión en el espacio pleural es normalmente subatmosférica, a causa de las fuerzas de retracción elástica del pulmón y de la pared torácica. Cuando el aire entra en el espacio pleural, la presión intrapleural aumenta, el pulmón se colapsa y la caja torácica se expande. Estos cambios son evidentes en una radiografía de tórax (fig. 5-10), que muestra el colapso parcial o completo del pulmón, la hiperdistensión de la caja torácica y la depresión del diafragma en el lado afectado y, en ocasiones, el desplazamiento del mediastino, alejándose del neumotórax. Estos cambios son más evidentes si el neumotórax es grande, en especial si se presenta un neumotórax a tensión (v. más adelante).

Neumotórax espontáneo

Las causas de neumotórax espontáneo se agrupan en dos categorías. En casos espontáneos *primarios*, el neumotórax aparece sin enfermedad pulmonar predisponente alguna. Se presenta de manera típica en hombres jóvenes altos; es causada por la rotura de una burbuja pequeña en la superficie del pulmón cerca del vértice tal vez debido a la tensión mecánica elevada que tiene lugar en la zona superior del pulmón derecho (v. fig. 3-3). En casos espontáneos *secundarios*, el paciente tiene una enfermedad respiratoria de fondo, por ejemplo EPOC, fibrosis quística o neumonía por *Pneumocystis* que predispone a neumotórax. Puede tener lugar durante la ventilación mecánica con presiones altas de vías respiratorias (v. cap. 10).

En cualquiera de las categorías, la presentación de los síntomas es a menudo repentina, dolor pleurítico unilateral acompañado de disnea. Al auscultar a pacientes con neumotórax grandes, se perciben sonidos respiratorios reducidos en el lado afectado. El diagnóstico se confirma con facilidad mediante una radiografía simple de tórax. La identificación de «deslizamiento pulmonar» en una ecografía torácica puede utilizarse de forma fiable para descartar el diagnóstico.

Si se coloca un sello sobre el defecto pulmonar, el neumotórax se absorbe de manera gradual debido a que la suma de las presiones parciales en la sangre venosa es considerablemente menor que la presión atmosférica. Puede requerirse toracostomía con intubación para resolver neumotórax grandes o en pacientes con enferme-

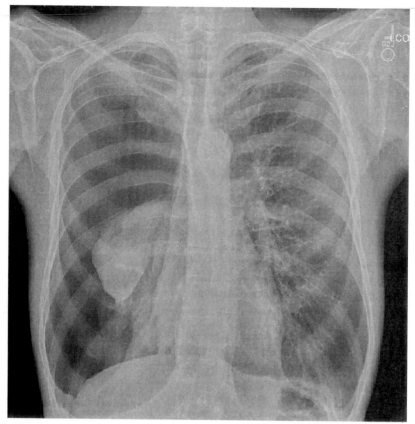

Figura 5-10. **Radiografía de tórax que muestra un neumotórax espontáneo grande en el lado derecho.** Puede advertirse que el pulmón derecho es pequeño y atelectásico.

dad respiratoria subyacente. Esto conlleva la colocación de una sonda a través de la pared torácica y conectarla a un sello bajo agua, lo que permite al aire escapar del tórax, no entrar en él. Los episodios repetidos pueden necesitar tratamiento quirúrgico para lograr adhesiones entre las dos superficies pleurales (pleurodesis).

Neumotórax a tensión

En una pequeña proporción de neumotórax, la comunicación entre el pulmón y el espacio pleural actúa como una válvula de retención. Como consecuencia, el aire entra en el espacio durante la inspiración, pero no puede salir durante la espiración. El resultado es un gran neumotórax en el que la presión puede superar considerablemente la presión atmosférica y, por tanto, interferir con el retorno venoso hacia el tórax.

Esta urgencia médica se reconoce por una dificultad respiratoria progresiva, taquicardia, venas del cuello distendidas y signos de desplazamiento mediastínico, como la desviación traqueal y el desplazamiento del latido de la punta. Si bien las radiografías de tórax revelan cambios característicos como el desplazamiento del corazón y las estructuras mediastínicas hacia el lado opuesto al neumotórax, el diagnóstico debe realizarse a partir de los hallazgos clínicos antes de obtener la radiografía. El tratamiento consiste en el alivio de la presión mediante inserción de una aguja en la pared torácica del lado afectado después de realizar toracostomía con intubación.

Neumotórax espontáneo

- Es posible que se presente en individuos con o sin enfermedades respiratorias subyacentes.
- Se acompaña de inicio repentino de disnea y dolor pleurítico.
- Se absorbe de forma gradual por la sangre.
- Tal vez se requiera toracostomía con intubación por neumotórax grandes.
- Los episodios repetidos pueden necesitar tratamiento quirúrgico.
- El neumotórax a tensión es una urgencia médica.

Función pulmonar

Como es de esperar, un neumotórax reduce el FEV_1 y la FVC, pero en la práctica las pruebas de función pulmonar rara vez se realizan en la evaluación de la disnea aguda y no se utilizan en el diagnóstico de neumotórax.

Derrame pleural

Se trata de la presencia de líquido, en lugar de aire, en el espacio pleural. No es una enfermedad propiamente dicha, pero acompaña con frecuencia a enfermedades graves, y siempre debe buscarse una explicación. Los derrames pleurales suelen desarrollarse como consecuencia de desequilibrios de las fuerzas de Starling.

El paciente suele referir disnea si el derrame es grande y puede existir dolor pleural a causa de la enfermedad subyacente. Los signos torácicos a menudo proporcionan información, y entre ellos se encuentran la disminución del movimiento del lado afectado, la ausencia de ruidos respiratorios y la matidez en la percusión. Las radiografías de tórax, las TC y la ecografía pueden utilizarse para identificar derrames pleurales (fig. 5-11 A-C).

Para identificar la causa de un derrame, se toma una muestra de líquido pleural en un procedimiento denominado toracocentesis. Los derrames pleurales pueden clasificarse como exudados y trasudados con base en los resultados del análisis del líquido pleural. Se considera que el líquido es exudativo si cumple uno de estos tres criterios: LDH en líquido pleural superior a dos terceras partes del límite normal más alto que el valor sérico, proporción de LDH entre el líquido pleural y el suero superior a 0,6, o proporción de proteínas entre el líquido pleural y el suero superior a 0,5. Datos recientes sugieren también que una concentración de colesterol en el líquido pleural superior a 45 mg/dl es propia de un exudado. Los exudados pueden presentarse debido a un gran número de enfermedades, pero las causas más comunes son tumores

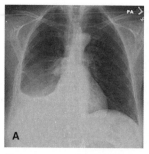
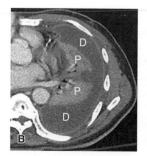
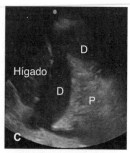

Figura 5-11. Apariencia de derrames pleurales en una imagen torácica. A. Radiografía simple de tórax. Obsérvese la opacidad densa y homogénea que oscurece el hemidiafragma derecho y el borde cardíaco derecho. El margen superior de la opacidad tiene una apariencia curvilínea, conocida como «signo de menisco», que sugiere derrame. **B.** Tomografía computarizada de tórax. El pulmón (P) está comprimido por el derrame (D) circundante. **C.** Imagen ecográfica donde se aprecia un derrame (D), el pulmón (P) y el hígado. El pulmón es más visible en la ecografía que en condiciones normales, dado que es más denso debido a la compresión del líquido circundante. Obsérvese que el líquido es *negro* en la ecografía, a diferencia de lo que se observa en la radiografía simple de tórax.

malignos e infecciones. Los trasudados se desarrollan en la insuficiencia cardíaca grave, la pericarditis constrictiva y otros estados edematosos, como la hipoalbuminemia, la cirrosis y la nefropatía crónica. Mientras que el drenaje de un derrame conduce a una mejoría de los síntomas, el tratamiento debe dirigirse a la atención de la causa de fondo para evitar la recurrencia. La función pulmonar merma como en el neumotórax, pero en la práctica no se realizan las mediciones.

Son variantes del derrame pleural el empiema (piotórax), el hemotórax y el quilotórax, que consisten en la presencia de pus, sangre y linfa, respectivamente, en el espacio pleural.

Engrosamiento pleural

En ocasiones, un derrame pleural de larga duración hace que la pleura se vuelva rígida, retraída y fibrótica, lo que encierra el pulmón y evita su expansión. Esto puede desembocar en un tipo grave de alteración funcional restrictiva, sobre todo si la afección es bilateral. Puede ser necesaria la decorticación quirúrgica.

ENFERMEDADES DE LA PARED TORÁCICA

Cifoescoliosis

La deformidad ósea del tórax puede causar una enfermedad restrictiva. La «escoliosis» se refiere a la curvatura lateral de la columna vertebral, y la cifosis es la curvatura posterior. La escoliosis es más grave, especialmente si la angulación está en la parte superior de la columna. Se asocia con frecuencia a una protuberancia posterior de las costillas, dando el aspecto de una cifosis añadida. En la mayor parte de los casos la causa se desconoce, si bien la afección puede derivar de la tuberculosis vertebral, la enfermedad neuromuscular o fracturas vertebrales por compresión repetidas vinculadas con el envejecimiento. En un principio, el paciente refiere disnea de esfuerzo; la respiración tiende a ser rápida y superficial. Más adelante aparece hipoxemia y, finalmente, puede producirse retención de dióxido de carbono y *cor pulmonale*.

Las pruebas funcionales respiratorias muestran típicamente una reducción de todos los volúmenes pulmonares. La resistencia de las vías respiratorias es casi normal si se relaciona con el volumen pulmonar. Sin embargo, existe una desigualdad de ventilación, que se debe en parte al cierre de vías respiratorias en regiones declives. Se comprimen partes del pulmón y a menudo hay zonas atelectásicas.

La hipoxemia se debe al desequilibrio ventilación-perfusión. En fases avanzadas de la enfermedad puede demostrarse a menudo una disminución de la respuesta ventilatoria al CO_2. Esta disminución refleja el mayor trabajo respiratorio causado por la deformidad de la pared torácica. No solo la pared torácica está rígida, sino que también los músculos respiratorios son ineficaces. El lecho vascular pulmonar está limitado, con lo que la presión en la arteria pulmonar se eleva y esto se exagera por la hipoxia alveolar. Puede aparecer congestión venosa y edema periférico.

Espondilitis anquilosante

En esta artritis inflamatoria de la columna vertebral hay un principio gradual, pero inexorable, de inmovilidad de las articulaciones vertebrales y fijación de las costillas. Como consecuencia, disminuye enormemente el movimiento de la pared torácica. Hay una reducción de la FVC y la CPT, pero el cociente FEV_1/FVC y la resistencia de las vías respiratorias son normales. Puede disminuir la distensibilidad de la pared torácica, y con frecuencia hay una ventilación desigual, probablemente secundaria a la disminución del volumen pulmonar. En tanto el parénquima pulmonar permanece normal en casi todos los casos y se conserva el movimiento diafragmático, en un porcentaje pequeño de pacientes se desarrolla fibrosis en regiones apicales de los pulmones.

TRASTORNOS NEUROMUSCULARES

Las enfermedades que afectan a los músculos respiratorios o a su inervación son: poliomielitis, síndrome de Guillain-Barré, esclerosis lateral amiotrófica, miastenia grave, botulismo y distrofias musculares (v. tabla 2-1 y fig. 2-2). La incapacidad del paciente para realizar una inspiración profunda se refleja en una disminución de FEV_1, FVC, CPT, capacidad inspiratoria y presiones inspiratoria y espiratoria máximas. La capacidad de difusión del monóxido de carbono es típicamente normal debido a que no está afectado el parénquima pulmonar, si bien en ocasiones se identifican reducciones leves debido a la atelectasia de las bases pulmonares.

Puesto que el músculo respiratorio más importante es el diafragma, los pacientes con enfermedad neuromuscular progresiva a menudo no refieren disnea sino hasta que el diafragma está afectado. La evolución de la enfermedad puede seguirse mediante la monitorización de los cambios de la FVC y la PCO_2 arterial al transcurrir el tiempo. Una vez que se observan anomalías en estas pruebas o los pacientes desarrollan sintomatología, su reserva ventilatoria puede estar gravemente comprometida.

En casos poco frecuentes, los pacientes pueden desarrollar debilidad aislada del diafragma. Esto puede diferenciarse de la enfermedad neuromuscular generalizada por el hecho de que la presión inspiratoria máxima muestra disminución mientras la presión espiratoria máxima está conservada. Otro parámetro de referencia de la debilidad diafragmática es la reducción significativa del FEV_1 y la FVC cuando la espirometría se repite en la posición supina. Este hallazgo también puede presentarse en enfermedades neuromusculares diseminadas.

CONCEPTOS CLAVE

1. La fibrosis pulmonar idiopática es un ejemplo de enfermedad pulmonar restrictiva que se caracteriza por disnea, disminución de la tolerancia al esfuerzo, pulmones pequeños y disminución de la distensibilidad pulmonar.

2. En la fibrosis pulmonar, las paredes alveolares muestran un intenso infiltrado con colágeno y destrucción de capilares.

3. La resistencia de las vías respiratorias no está aumentada en la fibrosis pulmonar; en realidad, una espiración forzada puede producir flujos demasiado elevados, a causa del aumento de la tracción radial sobre las vías respiratorias.

4. La difusión del oxígeno a través de la membrana alveolocapilar está dificultada en la fibrosis pulmonar por el engrosamiento, y puede causar hipoxemia, especialmente con el esfuerzo. Sin embargo, el desequilibrio ventilación-perfusión es el principal factor de la alteración del intercambio de gases durante el reposo y con el ejercicio.

5. Otros trastornos restrictivos se deben a enfermedades de la pleura o de la pared torácica, o a enfermedades neuromusculares.

CASO CLÍNICO

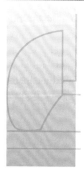

Una mujer de 47 años se deriva a la clínica de enfermedades respiratorias para evaluación por disnea de esfuerzo creciente y fatiga. Es odontóloga y cada vez tiene más dificultades para hacer su ejercicio diario en el gimnasio. Presenta tos crónica no productiva y no refiere hemoptisis, dolor torácico, episodios de fiebre, artralgias, exantema o síntomas oculares. En la exploración física, su SpO_2 es del 93 % al respirar aire ambiental. Tiene estertores al final de la inspiración en los campos pulmonares de ambos lados, exámenes abdominal cardíaco y cutáneo normales, y ausencia de hipocratismo digital. Se realiza una radiografía torácica que revela lo siguiente:

Continúa

CASO CLÍNICO *(cont.)*

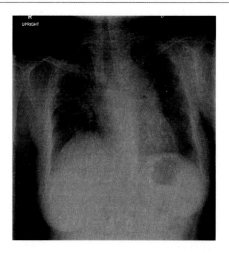

Parámetro	Estimado	Antes del broncodilatador	% estimado	Después del broncodilatador	% de cambio
FVC (l)	2,73	1,53	56	1,59	4
FEV₁ (l)	2,28	1,12	49	1,10	−2
FEV₁/FVC	0,83	0,73	88	0,69	−6

Se realiza broncoscopia y se obtiene examen histopatológico de muestras mediante biopsia transbronquial que revela granulomas no caseosos.

Preguntas

- ¿Qué cambios se esperaría ver en su CPT y la capacidad de difusión del monóxido de carbono?
- ¿Cómo se comparará su curva presión-volumen con la de un individuo sano?
- Si se le efectuara gasometría arterial, ¿qué se esperaría encontrar con su estado acidobásico?
- ¿Qué sucederá con su diferencia de oxígeno alveoloarterial durante el esfuerzo?

PREGUNTAS

Elegir la mejor respuesta para cada pregunta.

1. Un hombre de 67 años, fumador durante gran parte de su vida, se queja de empeoramiento de la disnea y tos seca de 6 meses de duración. En el examen tiene frecuencia respiratoria rápida y realiza respiraciones cortas. En la auscultación muestra estertores finos (crepitaciones) en las regiones pulmonares más bajas e hipocratismo digital. Una radiografía de tórax indica volúmenes pulmonares bajos y opacidades reticulonodulares en los campos pulmonares bajos en ambos lados. ¿Cuál de los resultados que se enumeran a continuación se esperaría ver en la prueba de función pulmonar en este paciente?
   A. Aumento de FEV_1.
   B. Aumento de FVC.
   C. Aumento del cociente FEV_1/FVC.
   D. Aumento de CPT.
   E. Aumento de la resistencia de las vías respiratorias cuando tienen relación con el volumen pulmonar.

2. Una mujer de 52 años acude para valoración por disnea durante el ejercicio que empeora. Se le hace una radiografía simple de tórax que revela un derrame pleural derecho, tras lo cual se realiza una toracocentesis. Los resultados del análisis del líquido pleural se muestran en la tabla siguiente.

Prueba	Resultado
Proteínas en líquido pleural	3,6 g/dl
LDH en líquido pleural	790 U/l
Colesterol en líquido pleural	75 mg/dl
Proteínas séricas totales	5,2 g/dl
LDH sérica	305 U/l

   ¿Cuál de las siguientes es la causa más probable de su derrame pleural?
   A. Nefropatía crónica.
   B. Cirrosis.
   C. Pericarditis constrictiva.
   D. Cáncer pulmonar metastásico.
   E. Miocardiopatía valvular.

3. Un hombre de 59 años se presenta para ser valorado por un cuadro de 1 año de evolución con intolerancia progresiva al ejercicio y tos seca persistente. Tiene antecedente de tabaquismo de 15 paquetes-año, vive en los suburbios de una gran ciudad, trabaja como abogado, y no tiene aves o alguna otra mascota en casa. En la exploración física presenta estertores

bilaterales al final de la inspiración, que se auscultan con más intensidad en las bases pulmonares. La espirometría revela un FEV_1 del 65 % del esperado, una FVC del 69 % de la esperada, un FEV_1/FVC de 0,82, una CPT del 75 % de la esperada y una capacidad de difusión del monóxido de carbono del 53 % de la esperada. Su radiografía simple de tórax y un corte de su estudio de TC se muestran en la figura siguiente.

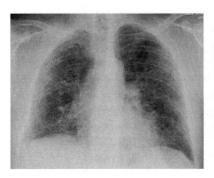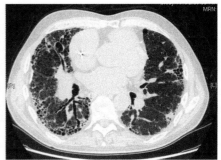

¿Qué se esperaría encontrar en el análisis histopatológico de una biopsia pulmonar en este paciente?

A. Granulomas caseosos.

B. Inflamación crónica e hipertrofia de las glándulas mucosas.

C. Dilatación de los espacios aéreos con pérdida de las paredes alveolares.

D. Hipertrofia del músculo liso.

E. Engrosamiento de las paredes alveolares con incremento del depósito de colágeno.

4. Dos pacientes se refieren al laboratorio de diagnóstico de enfermedades pulmonares el mismo día de la prueba de la función pulmonar. El primero tiene esclerosis lateral amiotrófica (ELA) y el segundo, fibrosis pulmonar idiopática. Si se tuvieran que comparar las pruebas de función respiratoria obtenidas en ambos pacientes, ¿cuál de las siguientes medidas se esperaría que se encontrara dentro del rango normal en el paciente con ELA y en el rango anómalo en el paciente con fibrosis pulmonar?

A. Capacidad de difusión del monóxido de carbono.

B. Volumen espiratorio forzado en 1 s.

C. Capacidad vital forzada.

D. FEV_1/FVC.

E. Capacidad pulmonar total.

5. Una mujer de 59 años con EPOC acude a urgencias después de la aparición de inicio repentino de dolor de tórax pleurítico del lado izquierdo y disnea. Mientras se evalúa, empeora su disnea y muestra taquicardia e hipotensión. En el examen, sus venas del cuello se distienden, su tráquea se desvía a la

derecha y no presenta ruidos respiratorios en el lado izquierdo de su tórax.
¿Cuál de las siguientes intervenciones sería la indicada para este cuadro?

A. Electrocardiograma.
B. Broncodilatadores inhalados.
C. Apoyo ventilatorio mecánico.
D. Descompresión del hemitórax izquierdo por punción con aguja.
E. Corticoesteroides sistémicos.

6. Una mujer de 62 años se evalúa en la clínica de enfermedades respiratorias por una tos seca persistente y empeoramiento de la disnea de esfuerzo de 18 meses de duración. En el examen su saturación de oxígeno es del 96 % al respirar aire y baja al 90 % cuando deambula en la clínica. Tiene crepitaciones en la auscultación de los campos pulmonares inferiores de ambos lados pero ningún otro hallazgo significativo. Una radiografía de tórax muestra volúmenes pulmonares bajos y opacidades reticulares en los lóbulos inferiores de ambos lados, mientras que la TC de tórax muestra apariencia de panal y engrosamiento del tabique alveolar en los lóbulos inferiores de ambos lados. ¿Cuál de las configuraciones enumeradas a continuación se esperaría ver en la prueba de función pulmonar de esta paciente?

Opción	FEV_1	FVC	FEV_1/FVC	CPT	DL_{co}
A	Normal	Normal	Normal	Normal	Normal
B	Normal	Normal	Normal	Normal	Disminuida
C	Disminuido	Disminuida	Disminuido	Aumentada	Disminuida
D	Disminuido	Disminuida	Normal	Disminuida	Disminuida
E	Disminuido	Disminuida	Normal	Disminuida	Aumentada

7. Después de recibir el diagnóstico de uveítis anterior de un oftalmólogo, se identifica que un hombre de 38 años tiene linfadenopatía hiliar bilateral sin opacidades parenquimatosas en la radiografía de tórax, y prolongación del intervalo PR en un electrocardiograma. Se le deriva al neumólogo, quien le realiza una broncoscopia con biopsias transbronquiales, en que se identifican granulomas no caseosos. ¿Cuál de los siguientes es el tratamiento más apropiado para este paciente?

A. Fármaco antifibrótico.
B. Observación continua.
C. Antimuscarínico inhalado.
D. β_2-agonista de acción prolongada inhalado.
E. Corticoesteroides sistémicos.

8. Tras desarrollar empeoramiento de su disnea durante el ejercicio en los últimos 18 meses, un hombre de 63 años que reside a nivel del mar es derivado para realizarle pruebas de función pulmonar, que revelan lo siguiente:

Parámetro	Esperado	Medido	% del esperado
FVC (l)	4,00	2,16	54
FEV$_1$ (l)	2,61	1,67	64
FEV$_1$/FVC	0,65	0,77	N/A
CPT (l)	6,55	4,04	66
VR (l)	2,54	1,88	74
DL$_{CO}$ (ml/min/mm Hg)	23,60	8,87	38

En evaluación clínica su saturación de oxígeno en reposo es del 94 % mientras respira aire ambiental y tiene estertores bilaterales en la auscultación pulmonar. Una radiografía de tórax revela volúmenes pulmonares bajos con opacidades reticulares en las bases pulmonares, y una TC de tórax revela bronquiectasias (dilatación) por tracción, con dilatación de los espacios aéreos, que están rodeados por tejido engrosado en la periferia pulmonar. ¿Cuál de las siguientes es la causa principal de la saturación de oxígeno en reposo observada?
A. Disminución del gasto cardíaco.
B. Alteración de la difusión.
C. Hipoventilación.
D. Cortocircuito.
E. Desequilibrio ventilación-perfusión.

9. Una mujer de 48 años acude por disnea progresiva durante el ejercicio y tos no productiva durante 8 meses. Es una ejecutiva de negocios, nunca ha fumado y tienen dos cacatúas como mascotas. En la exploración se identifica una SpO$_2$ del 90 % al respirar aire ambiental, estertores diseminados al final de la inspiración y ausencia de dedos en palillo de tambor. Una vez que las pruebas de función pulmonar revelan un FEV$_1$ del 70 % del esperado, FVC del 72 % de la esperada, FEV$_1$/FVC de 0,84, CPT del 74 % de la esperada y DL$_{CO}$ del 41 % de la esperada, se le realiza una radiografía simple de tórax, que revela opacidades intersticiales (reticulares) bilaterales más prominentes en las regiones superiores del pulmón. ¿Cuál de los siguientes trastornos se esperaría encontrar en una gasometría arterial en esta paciente?
A. Alcalosis respiratoria aguda.
B. Acidosis respiratoria compensada.
C. Alcalosis respiratoria compensada.
D. Acidosis metabólica con compensación respiratoria.
E. Alcalosis metabólica con compensación respiratoria.

10. Un paciente acude con disnea durante el ejercicio crónica y fatiga, y se somete a pruebas de función pulmonar. Los resultados se muestran en la tabla siguiente.

Parámetro	Esperado	Medido	% del esperado
FEV$_1$/FVC	0.81	0,84	N/A
CPT (l)	5,9	3,9	67
DL$_{CO}$ (ml/min/mm Hg)	26,8	22,1	82
Presión inspiratoria máxima (cm H$_2$O)	−100	−40	40
Presión espiratoria máxima (cm H$_2$O)	120	110	91

¿Cuál de los diagnósticos siguientes es más congruente con los resultados observados en las pruebas de función pulmonar?

A. Debilidad diafragmática.
B. Distrofia muscular de Duchenne.
C. Neumonitis por hipersensibilidad.
D. Fibrosis pulmonar idiopática.
E. Sarcoidosis.

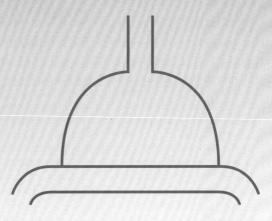

Enfermedades vasculares pulmonares

6

La fisiopatología de los vasos sanguíneos pulmonares tiene una gran importancia y es diversa, e incluye el desarrollo de edema en los espacios intersticial y alveolar como consecuencia de los cambios de la presión hidrostática y la permeabilidad capilar; la obstrucción de la vasculatura pulmonar por coágulos sanguíneos que se forman en las venas profundas de gran calibre y viajan hacia los pulmones, y el incremento de la presión arterial pulmonar y comunicaciones anómalas entre las arterias y las venas pulmonares. La fisiopatología y las manifestaciones clínicas varían entre estas entidades, pero cada una tiene efectos significativos sobre el intercambio de gases, la mecánica pulmonar y la función hemodinámica. Al final del capítulo el lector debe ser capaz de:

- Describir los mecanismos subyacentes de las variantes principales de edema pulmonar cardiogénico y no cardiogénico.
- Describir la patogenia de la embolia pulmonar.
- Mencionar los efectos del edema y la embolia pulmonares sobre la mecánica pulmonar, el intercambio de gases y la circulación pulmonar.
- Describir los mecanismos fisiopatológicos de la hipertensión pulmonar.
- Interpretar los datos clínicos para identificar a los pacientes con hipertensión arterial pulmonar idiopática y malformaciones arteriovenosas.

EDEMA PULMONAR

El edema pulmonar es una acumulación anómala de líquido en los espacios intersticial y alveolar del pulmón. Es una complicación grave de diversas cardiopatías y neumopatías, y puede ser potencialmente mortal.

Fisiopatología

En la figura 5-1 se recuerda que el capilar pulmonar está tapizado por células endoteliales y rodeado por un espacio intersticial. Como se muestra en esa figura, el intersticio es estrecho en uno de los lados del capilar, donde está formado por la fusión de las dos membranas basales, mientras que en el otro lado es más ancho, y contiene fibras de colágeno de tipo I. Esta última región es particularmente importante para el intercambio de líquidos. Entre los espacios intersticial y alveolar se encuentran el epitelio alveolar, compuesto sobre todo por células de tipo 1, y la capa superficial de agente tensioactivo (surfactante) pulmonar (no se muestra en la fig. 5-1).

El endotelio capilar es muy permeable al agua y a muchos solutos, entre ellos pequeñas moléculas e iones. Las proteínas tienen un movimiento limitado a través del endotelio. Por el contrario, el epitelio alveolar es mucho menos permeable, e incluso los iones pequeños tienen un paso limitado por difusión pasiva. El agua se bombea activamente desde el espacio alveolar al intersticial por medio de canales de sodio y ATPasas de sodio-potasio que se ubican en las membranas apical y basolateral de las células alveolares, respectivamente.

Las fuerzas hidrostáticas tienden a sacar líquido desde el capilar al espacio intersticial, y las fuerzas osmóticas tienden a mantenerlo. El desplazamiento de líquido a través del endotelio está determinado por la ecuación de Starling:

$$\dot{Q} = K\left[(P_c - P_i) - \sigma(\pi_c - \pi_i)\right]$$ (Ecuación 6-1)

donde $\dot{Q}$ es el flujo neto de salida del capilar; K, el coeficiente de filtración; P_c y P_i, las presiones hidrostáticas en el espacio capilar e intersticial, respectivamente; π_c y π_i, las presiones coloidosmóticas correspondientes, y σ, el coeficiente de reflexión. La última variable indica la eficacia de la membrana para evitar (reflexión) el paso de proteínas, comparada con la del agua a través del endotelio, y el coeficiente disminuye en las afecciones que lesionan las células y aumentan la permeabilidad.

Aunque esta ecuación tiene valor desde el punto de vista conceptual, su uso en la práctica es limitado. De las cuatro presiones, solo una, la presión coloidosmótica dentro del capilar, se conoce con alguna certeza. Su valor es de 25 mm Hg a 28 mm Hg. Probablemente, la presión hidrostática capilar se encuentra a medio camino entre las presiones arterial y venosa, pero varía mucho desde la parte más alta hasta la más baja del pulmón en posición erecta. No se conoce la presión coloidosmótica del líquido intersticial, pero se sabe que es de unos 20 mm Hg en la linfa pulmonar. Sin embargo, se duda de si esta linfa tiene la misma concentración de proteínas que el líquido intersticial que rodea a los capilares. La presión hidrostática intersticial no se conoce, pero algunos fisiólogos opinan que es muy inferior a la presión atmosférica. El valor de σ en los capilares pulmonares es de alrededor de 0,7. Es posible que la presión neta a partir del equilibrio de Starling sea hacia fuera, causando un flujo de linfa de quizá 20 ml/h.

El líquido que dejan los capilares se desplaza en el interior del espacio intersticial de la pared alveolar y sigue hacia el intersticio perivascular y peribronquial (fig. 6-1). Este tejido suele formar una delgada lámina alrededor de arterias, venas y bronquios, y contiene los linfáticos. Los propios alvéolos están desprovistos de linfáticos, pero una vez que el líquido alcanza el intersticio perivascular y peribronquial, parte de este es transportado en los linfáticos, mientras que otra parte se desplaza a través del tejido intersticial laxo. Los linfáticos bombean activamente la linfa hacia los nódulos linfáticos bronquiales e hiliares.

Si se filtra una cantidad excesiva de líquido desde los capilares, dos factores limitan este flujo. El primero de ellos es un descenso de la presión coloidosmótica del líquido intersticial, a medida que se diluyen las proteínas, como resultado de la filtración más rápida de agua, en comparación con las proteínas. Sin embargo, este factor no actúa si la permeabilidad del capilar está muy elevada. El segundo es un aumento de la presión hidrostática en el espacio intersticial, lo que reduce la presión de filtración neta.

Se reconocen dos etapas en la formación del edema pulmonar (fig. 6-1). La primera es el *edema intersticial*, que se caracteriza por la congestión del tejido intersticial perivascular y peribronquial (formando un «manguito»), como se muestra en la figura 6-2. Los linfáticos pueden ensancharse, y el flujo de linfa aumenta. Además, se produce un ligero ensanchamiento del intersticio del lado grueso de los capilares. La función pulmonar está poco afectada en esta etapa, y es difícil reconocer la enfermedad, aunque pueden observarse algunos cambios radiológicos (v. más adelante).

La segunda etapa es el *edema alveolar* (fig. 6-3). El líquido se desplaza a través del epitelio, al interior de los alvéolos, que se llenan uno a uno. Debido a las fuerzas de

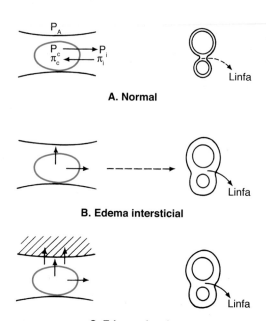

A. Normal

B. Edema intersticial

C. Edema alveolar

Figura 6-1. Etapas del edema pulmonar. A. Normalmente hay un pequeño flujo linfático desde el pulmón. **B.** Edema intersticial. Existe aquí un aumento del flujo con congestión de los espacios perivascular y peribronquial, y un ligero ensanchamiento del intersticio de la pared alveolar. **C.** Un poco de líquido atraviesa el epitelio, produciendo edema alveolar.

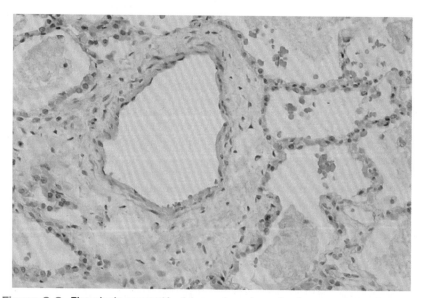

Figura 6-2. Ejemplo de congestión del espacio perivascular de un vaso sanguíneo pulmonar pequeño por edema intersticial. También se aprecia edema alveolar. (Por cortesía de Edward Klatt, MD.)

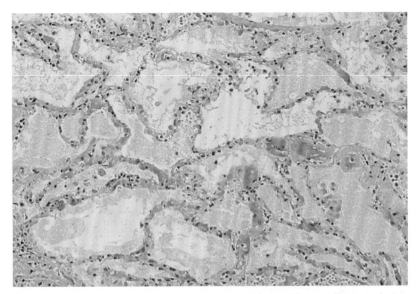

Figura 6-3. **Corte de pulmón humano que muestra edema pulmonar.** (Por cortesía de Edward Klatt, MD.)

tensión superficial, los alvéolos edematosos se encogen. Se impide la ventilación y, hasta donde los alvéolos permanecen perfundidos, se produce un cortocircuito de la sangre y la hipoxemia es inevitable. El líquido del edema puede entrar en las vías respiratorias pequeñas y grandes, y expulsarse en forma de expectoración abundante y espumosa. El esputo tiene a menudo un color rosa debido a la presencia de eritrocitos. En las radiografías de tórax se aprecian con facilidad opacidades (fig. 6-4). No se sabe bien qué motiva la transición del edema intersticial al edema alveolar, pero la

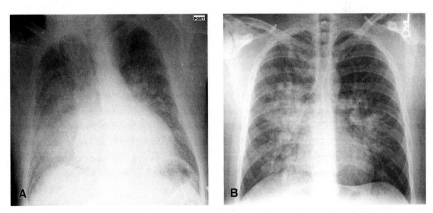

Figura 6-4. **Ejemplos de edema pulmonar en la radiografía simple de tórax. A.** Edema pulmonar por insuficiencia cardíaca con disminución de la fracción de expulsión. **B.** Edema pulmonar de gran altitud. Obsérvense las diferencias en el tamaño del corazón entre las dos imágenes. (**B,** por cortesía de Peter Hackett, MD.)

razón puede ser que los linfáticos se sobrecargan y que la presión en el espacio intersticial aumenta tanto que el líquido se vierte dentro de los alvéolos. Se lesiona el epitelio alveolar y su permeabilidad aumenta. Esto explicaría la presencia de proteínas y eritrocitos en el líquido alveolar.

Etapas del edema pulmonar

1. Edema intersticial.
   Aumento del flujo linfático desde el pulmón.
   Congestión (manguitos) perivascular y peribronquial.
   Líneas septales en la radiografía de tórax.
   Escaso efecto sobre la función pulmonar.
2. Edema alveolar.
   A menudo, disnea intensa y ortopnea.
   El paciente puede expectorar líquido espumoso y rosáceo.
   Intensa opacificación de la radiografía.
   Con frecuencia, hipoxemia grave.

Patogenia

Los mecanismos que subyacen al edema pulmonar y las situaciones clínicas en que participan se señalan en la tabla 6-1. El edema pulmonar de cualquier etiología clínica puede derivar de uno o varios de estos mecanismos subyacentes, siendo las elevaciones de la presión capilar hidrostática o de la permeabilidad capilar las que desempeñan los papeles más importantes. La disminución del drenaje linfático y de la presión coloidosmótica rara vez produce edema por sí misma, no obstante agrava los problemas cuando existe algún otro factor precipitante.

Tabla 6-1. Causas de edema pulmonar

Mecanismo	Sitación clínica
Aumento de la presión hidrostática capilar	Edema pulmonar cardiogénico (p. ej., infarto de miocardio, estenosis mitral, insuficiencia cardíaca), edema pulmonar neurogénico, enfermedad pulmonar venooclusiva
Aumento de la permeabilidad capilar	Lesión causada por toxinas (circulantes o inhaladas), sepsis, radiación, efectos tóxicos del oxígeno, síndrome de dificultad respiratoria aguda, lesión pulmonar aguda relacionada con la transfusión
Disminución del drenaje linfático	Aumento de la presión venosa central, linfangitis carcinomatosa
Disminución de la presión intersticial	Edema pulmonar por reexpansión, edema pulmonar por presión negativa
Disminución de la presión coloidosmótica	Hipoalbuminemia por transfusión excesiva de líquidos intravenosos

Las concentraciones de proteínas y eritrocitos en el líquido del edema varían según el grado en que participa el incremento de la permeabilidad capilar. Cuando el edema se desarrolla por efecto de un incremento moderado de la presión hidrostática, las características de permeabilidad de la pared capilar se conservan y el líquido del edema tiene un contenido bajo de proteínas y eritrocitos. Esto se conoce como edema de baja permeabilidad. Sin embargo, cuando la permeabilidad capilar se incrementa, ya sea por elevaciones intensas de la presión hidrostática o por otros factores, grandes cantidades de proteínas y eritrocitos se fugan de los capilares, y el líquido alveolar tiene una concentración alta de ambos.

Causas clínicas del edema pulmonar

Las causas clínicas del edema pulmonar pueden agruparse en una de dos categorías, cardiogénicas y no cardiogénicas.

Edema pulmonar cardiogénico

Distintas condiciones que afectan a la función cardíaca izquierda, entre ellas infarto agudo de miocardio, valvulopatía aórtica y mitral, e insuficiencia cardíaca con fracción de expulsión reducida o conservada, generan elevación de la presión en la aurícula izquierda, que a su vez aumenta la presión hidrostática venosa y capilar pulmonar, y altera el equilibrio de Starling. Esto puede reconocerse en el cateterismo cardíaco, midiendo la presión de enclavamiento (la presión en un catéter que ha sido enclavado en una pequeña arteria pulmonar), que es aproximadamente igual a la presión venosa pulmonar. Si la presión se eleva en grado suficiente, se presentan cambios ultraestructurales en las paredes capilares, lo que incluye disrupción del endotelio capilar, el epitelio alveolar o ambos, cuya consecuencia es el incremento de la permeabilidad y el desplazamiento de líquido, proteínas y células a los espacios alveolares. Este fenómeno se conoce como insuficiencia capilar por esfuerzo.

El edema pulmonar que deriva de los problemas cardíacos señalados antes depende de la velocidad de elevación de la presión hidrostática. Por ejemplo, en pacientes en quienes se desarrolla disfunción de la válvula mitral a lo largo de varios años, es posible la presencia de niveles muy altos de presión venosa y capilar pulmonar sin que exista evidencia clínica de edema. Esto es así, en parte, porque el calibre de algunos linfáticos aumenta para acomodar el mayor flujo de linfa. Sin embargo, estos pacientes suelen presentar un intenso edema intersticial. Por el contrario, los incrementos menores pero súbitos de la presión venosa y capilar pulmonar, como puede ocurrir tras un infarto de miocardio o una disfunción aguda de la válvula mitral, de manera característica desencadenan edema alveolar franco e insuficiencia respiratoria de inicio rápido.

Edema pulmonar no cardiogénico

Existen distintas situaciones en que se desarrolla edema pulmonar en ausencia de disfunción cardíaca izquierda.

Edema pulmonar de gran altitud Observado en individuos que viajan a altitudes superiores a 2 400 m, el edema pulmonar de gran altitud se desarrolla como consecuencia de la vasoconstricción pulmonar hipóxica excesiva e incrementos marcados de la presión arterial pulmonar. La evidencia actual demuestra que la vasoconstricción arteriolar es heterogénea y que las regiones del lecho capilar que carecen de protección de la alta presión desarrollan una permeabilidad mayor y, por último, los cambios ultraestructurales propios de la insuficiencia por esfuerzo (fig. 6-4 B). Dado el papel de la vasoconstricción pulmonar hipóxica excesiva, es posible utilizar medicamentos vasodilatadores pulmonares, como los bloqueadores de los canales del calcio y los inhibidores de la fosfodiesterasa, como profilaxis y tratamiento. El descenso a menor altura también desempeña un papel clave en el tratamiento, ya que el incremento de la presión barométrica y la PO_2 alveolar libera la vasoconstricción pulmonar hipóxica y reduce la presión arterial pulmonar.

Síndrome de insuficiencia respiratoria aguda Como se analiza con más detalle en el capítulo 8, el síndrome de dificultad respiratoria aguda (SDRA) es una variante grave de lesión pulmonar que se presenta en respuesta a distintos problemas, entre ellos sepsis pulmonar y no pulmonar, broncoaspiración, pancreatitis, traumatismo, inhalación de humo y quemaduras. Una respuesta inflamatoria intensa del hospedador mediada por citocinas contribuye al desarrollo del edema, al incrementar la permeabilidad capilar e inhibir la reabsorción activa de líquido por el epitelio alveolar. Al tratarse de una variante de edema de alta permeabilidad, el líquido del edema suele tener una alta concentración de proteínas y eritrocitos.

Edema pulmonar por reexpansión Es posible el desarrollo de edema pulmonar unilateral por efecto de la reexpansión extremadamente rápida de un pulmón colapsado por neumotórax o derrame pleural. El riesgo de este evento alcanza el máximo cuando la duración del colapso excede 3 días. El mecanismo no está claro, pero puede relacionarse con las reducciones marcadas de la presión intersticial cuando se generan presiones pleurales negativas excesivas durante el drenaje del neumotórax o el derrame. Los esfuerzos mecánicos intensos en las paredes alveolares también pueden contribuir, al generar cambios ultraestructurales en las paredes capilares que incrementan la permeabilidad capilar.

Edema pulmonar por presión negativa También conocido como edema pulmonar posobstructivo, esta variante de edema se desarrolla tras la resolución de la obstrucción grave de la vía aérea superior. El mecanismo no está del todo claro, pero puede vincularse con disminuciones de la presión intersticial como consecuencia de las presiones pleurales negativas extremas generadas por el esfuerzo intenso para desplazar el aire por la vía aérea obstruida. El líquido del edema suele tener una concentración baja de proteínas, lo que sugiere que el desequilibrio de las fuerzas hidrostáticas es el factor principal, más que los cambios de la permeabilidad.

Edema pulmonar neurogénico También puede desarrollarse edema pulmonar tras las lesiones graves del sistema nervioso central, entre ellas la lesión cerebral traumática y la hemorragia subaracnoidea. Es probable que el mecanismo sea la insuficiencia por esfuerzo de los capilares pulmonares debido a un incremento intenso de la presión capilar derivado de un repunte de la actividad del sistema nervioso simpático tras la lesión neurológica primaria.

Edema pulmonar inducido por opioides El edema pulmonar también puede ser una complicación de la sobredosis de opioides tanto inyectables como de administración oral, como la heroína y la metadona. El contenido elevado de proteínas en el líquido del edema sugiere que esto es consecuencia del aumento de la permeabilidad capilar, pero el mecanismo de estos cambios de la permeabilidad no está claro. La intoxicación por salicilatos es otro ejemplo de edema pulmonar que complica un cuadro de sobredosis de sustancias.

Enfermedad pulmonar venooclusiva Se trata de una variante rara de hipertensión pulmonar marcada por la fibrosis y la estenosis o la obliteración subsecuentes de las venas pulmonares, en que se desarrolla edema como consecuencia del incremento de la presión pulmonar hidrostática venosa y capilar. La acumulación de líquido puede exacerbarse por la administración de fármacos vasodilatadores pulmonares que dilatan preferentemente las arteriolas pulmonares e incrementan el flujo sanguíneo hacia los capilares del pulmón. Los incrementos adicionales de la presión arterial son consecuencia de la dificultad para mantener el flujo contra la resistencia elevada en el sistema venoso pulmonar.

Lesión pulmonar aguda relacionada con la transfusión Observada en el transcurso de 6 h posteriores a una transfusión eritrocitaria, esta variante de edema con permeabilidad alta se desarrolla como consecuencia de una serie compleja de factores, entre ellos la activación de los neutrófilos secuestrados en la microvasculatura pulmonar por anticuerpos u otros componentes de la sangre donada. También es posible observar una variante de edema de baja permeabilidad si la presión hidrostática se eleva demasiado tras la transfusión eritrocitaria en pacientes con disfunción cardíaca.

Manifestaciones clínicas

Las características clínicas del edema pulmonar varían en cierto grado según su etiología, pero pueden hacerse algunas generalizaciones. La disnea es el síntoma más frecuente. El edema leve solo puede asociarse con disnea durante el ejercicio, mientras que el edema más grave de forma característica se evidencia por disnea en reposo. La ortopnea (disnea intensa en decúbito) es común, sobre todo en pacientes con causa cardíaca, al igual que la disnea paroxística nocturna (que induce el despertar nocturno por disnea intensa y sibilancias). La tos es frecuente y seca al principio; sin embargo, en el edema fulminante, el paciente puede toser y expectorar grandes cantidades de esputo rosáceo y espumoso.

En la exploración los pacientes pueden mostrar un patrón respiratorio rápido y superficial. En las bases pulmonares se auscultan estertores finos al final de la inspiración en las fases tempranas del edema. En casos más graves pueden escucharse sonidos musicales debido al estrechamiento de las vías aéreas, un fenómeno que en ocasiones se denomina «asma cardíaca». También es posible identificar soplos car-díacos, incremento del pulso venoso yugular y edema en extremidades inferiores en los pacientes con edema cardiogénico. Puede existir cianosis cuando el edema desencadena hipoxemia intensa.

Los hallazgos en la radiografía de tórax varían según la causa subyacente y el grado de edema. En el caso del edema intersticial aparecen líneas septales en la radiografía. Se conocen como líneas B de Kerley, que son tramas lineales, horizontales y cortas, que se originan cerca de la superficie pleural en las zonas inferiores y que están causadas por los tabiques interlobulillares edematosos. El edema alveolar se caracteriza por la presencia de opacidades cotonosas blancas bilaterales (fig. 6-4). A veces, este patrón se irradia desde las regiones hiliares, dando un aspecto de alas de murciélago o de mariposa. La explicación para esta distribución no está clara, aunque puede estar relacionada con el manguito perivascular y peribronquial, que es particularmente llamativo alrededor de los grandes vasos de la región hiliar (figs. 6-1 y 6-2). El edema cardiogénico a menudo va acompañado de cardiomegalia, prominencia de los vasos pulmonares y derrames pleurales (fig. 6-4 A). Estas características no se identifican en el edema no cardiogénico (fig. 6-4 B).

Función pulmonar

En los pacientes con edema pulmonar rara vez se realizan pruebas funcionales respiratorias amplias, porque están demasiado afectados y no se necesita esa información para el diagnóstico o tratamiento. Las alteraciones más importantes se encuentran en la mecánica y en el intercambio de gases.

Mecánica

El edema pulmonar disminuye la distensibilidad pulmonar y desplaza la curva presión-volumen hacia abajo y a la derecha (compárese con la fig. 3-1). Un factor importante es la inundación alveolar, que produce una disminución del volumen de las unidades pulmonares afectadas a causa de las fuerzas de tensión superficial, y reduce su participación en la curva presión-volumen. Además, el edema intersticial por sí mismo causa rigidez pulmonar al interferir con sus propiedades elásticas, aunque es difícil conseguir pruebas claras de ello. Los pulmones edematosos necesitan unas presiones de expansión demasiado elevadas durante la ventilación mecánica, y tienden a colapsarse hasta volúmenes demasiado pequeños cuando no se insuflan de forma activa (v. cap. 10).

La resistencia de las vías respiratorias suele aumentar, especialmente si algunas de las grandes vías contienen líquido del edema. También puede ser importante la broncoconstricción refleja debida a la estimulación de receptores de sustancias irritantes en las paredes bronquiales. Es posible que si no existe edema alveolar, el edema intersticial aumente la resistencia de las pequeñas vías respiratorias debido a su congestión peribronquial (v. fig. 6-1). Puede considerarse que esto comprime realmente las vías respiratorias o que al menos las aísla de la tracción normal del parénquima circundante (fig. 6-5). Hay datos que indican que este mecanismo aumenta el volumen de cierre (v. fig. 1-10) y, por tanto, predispone a la ventilación intermitente de las zonas pulmonares declives.

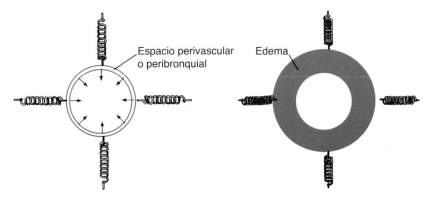

Figura 6-5. Esquema que muestra cómo el edema intersticial en la región perivascular o peribronquial puede disminuir el calibre del vaso o de la vía respiratoria. El manguito aísla la estructura de la tracción del parénquima circundante.

Intercambio de gases

El edema intersticial tiene un efecto mínimo en el intercambio de gases en los pulmones. Una disminución de la capacidad de difusión se ha atribuido, a veces, al engrosamiento edematoso de la membrana alveolocapilar, pero se carece de evidencia. Es posible que los manguitos de edema intersticial alrededor de pequeñas vías respiratorias (v. figs. 6-1 y 6-5) puedan causar una ventilación intermitente de las regiones pulmonares declive y producir hipoxemia, aunque la importancia de esto en la práctica es dudosa.

El edema alveolar produce hipoxemia aguda, principalmente por el flujo sanguíneo que se dirige a unidades sin ventilación. Pueden ser alvéolos ocupados por edema o unidades a las que llegan vías respiratorias que están obstruidas completamente por líquido. El cortocircuito, que puede ser hasta del 50 % o más del flujo sanguíneo pulmonar en el edema grave, puede disminuir en cierto grado por la vasoconstricción pulmonar hipóxica. La presión teleespiratoria positiva (PEEP, *positive end-expiratory pressure*) suele disminuir de manera notable la magnitud del cortocircuito, principalmente retirando el líquido del edema de algunas de las grandes vías respiratorias (v. fig. 10-3), aunque puede no reducir el agua pulmonar total.

Las unidades pulmonares con cocientes ventilación-perfusión bajos también contribuyen a la hipoxemia. Es posible que se encuentren más allá de vías respiratorias parcialmente obstruidas por líquido del edema o que sean unidades con ventilación disminuida por su proximidad a alvéolos edematosos. Estas unidades pulmonares son particularmente propensas al colapso durante el tratamiento con mezclas enriquecidas con oxígeno (v. figs. 9-4 y 9-5), pero con frecuencia la oxigenoterapia es esencial para aliviar la hipoxemia. Un factor que a menudo agrava la hipoxemia causada por el edema tras el infarto agudo de miocardio u otros problemas cardíacos es el gasto cardíaco bajo, que reduce la PO_2 en la sangre venosa mixta.

La PCO_2 arterial suele ser normal o baja en el edema pulmonar a causa del aumento de la ventilación hacia los alvéolos no edematosos. Esto lo provoca en parte la hipoxemia arterial y también la estimulación de receptores pulmonares (v. siguiente sección). Sin embargo, en el edema pulmonar fulminante puede darse retención de dióxido de carbono y acidosis respiratoria, como consecuencia de la fatiga de los músculos respiratorios.

Control de la ventilación

La respiración rápida y superficial que se aprecia a menudo en el edema pulmonar puede deberse a la estimulación de los receptores J en las paredes alveolares y, quizá, a otras aferencias vagales. El patrón taquipneico reduce al mínimo el trabajo respiratorio elástico demasiado elevado. La hipoxemia arterial es un estímulo adicional para la respiración mediante quimiorreceptores periféricos.

Circulación pulmonar

La resistencia vascular pulmonar se eleva debido a la combinación de vasoconstricción pulmonar hipóxica en regiones con ventilación escasa o nula, y el infiltrado perivascular, así como el incremento de la resistencia en los vasos sanguíneos extraalveolares (v. figs. 6-2 y 6-5). Otros posibles factores son el colapso parcial de alvéolos edematosos y el edema de la pared alveolar, que puede comprimir o deformar los capilares.

En ocasiones, la distribución topográfica del flujo sanguíneo se ve alterada por el edema intersticial. Se invierte el gradiente normal entre el vértice y la base, y el flujo apical supera al basal (fig. 6-6), algo que se observa con mayor frecuencia en pacientes con estenosis mitral. No se conoce bien la causa, aunque es posible que los manguitos perivasculares aumenten particularmente la resistencia de los vasos de la zona más inferior, porque es aquí donde el pulmón se expande menos (v. fig. 3-3). Esta distribución invertida no se observa en las formas no cardiogénicas de edema, como el SDRA.

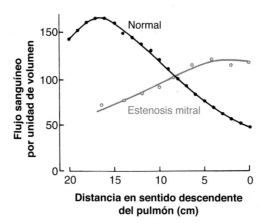

Figura 6-6. Inversión de la distribución topográfica del flujo sanguíneo en un paciente con estenosis mitral. La etiología es dudosa, pero los manguitos de edema intersticial que rodean los vasos de la zona inferior (v. figs. 6-2 y 6-5) pueden ser responsables en parte.

EMBOLIA PULMONAR

La embolia pulmonar se presenta cuando los trombos se forman en las venas grandes y viajan a los pulmones donde se alojan y dificultan la circulación pulmonar. Se relaciona con morbilidad y mortalidad significativas, y puede ser difícil de diagnosticar.

Patogenia

La mayor parte de los trombos causativos aumentan desde las venas profundas de los miembros inferiores, pero también pueden originarse en los miembros superiores, al lado derecho del corazón y en las venas pélvicas. Los émbolos no trombóticos, por ejemplo la grasa, el aire y el líquido amniótico, también se presentan en circunstancias específicas, pero son menos comunes que los trombos venosos.

Los trombos venosos tienden a formarse bajo tres condiciones importantes, a menudo denominadas tríada de Virchow:

1. Estasis sanguínea.
2. Alteraciones del sistema de coagulación (hipercoagulabilidad).
3. Alteraciones de la pared vascular (daño de la íntima).

La *estasis sanguínea* se promueve por inmovilización tras una fractura, enfermedad grave, lesión medular aguda, cirugía, compresión local u obstrucción venosa.

La *coagulabilidad de la sangre* intravascular aumenta en varias circunstancias anómalas, por ejemplo en la policitemia verdadera y en la enfermedad de células falciformes, las cuales incrementan la viscosidad de la sangre, lo que provoca un flujo lento junto a la pared vascular. En la actualidad se sabe que la cascada de la coagulación es afectada por varias condiciones genéticas que incluyen deficiencia del factor V de Leiden, deficiencia de antitrombina 3, hiperhomocisteinemia y deficiencia de proteínas C y S. Otras condiciones, incluido el cáncer diseminado, embarazo, síndrome nefrótico y uso de anticonceptivos orales, también se acompañan de hipercoagulabilidad, pero el mecanismo de tales cambios no se comprende cabalmente. Aparte de la prueba genética y otras pruebas para identificar algunos de los estados de hipercoagulabilidad enumeradas antes, no se dispone de prueba fiable con tendencia al alza de la coagulación intravascular.

A la *pared vascular puede dañarla* el traumatismo local o la inflamación. Por ejemplo, es un mecanismo común para trombos venosos después de fracturas de los miembros inferiores y superiores. Donde haya una intensa flebitis local con dolor, enrojecimiento, calor e inflamación, el coágulo puede adherirse con mayor seguridad a la pared.

Cuando se libera el fragmento del trombo, se desplaza con rapidez al interior de una de las arterias pulmonares. Los trombos muy grandes impactan en una arteria de gran tamaño. Sin embargo, también pueden deshacerse y bloquear varios vasos más pequeños. Los lóbulos pulmonares inferiores están afectados con frecuencia, porque su flujo sanguíneo es intenso (v. fig. 3-3).

El infarto pulmonar, es decir, la muerte del tejido embolizado, es poco común. Es más habitual que se produzca hemorragia distal y atelectasia, aunque las estructuras alveolares permanecen viables. La depleción del surfactante alveolar puede contribuir a estos cambios. El infarto es más probable si el émbolo bloquea completamente una gran arteria, o si existe una cardiopatía o neumopatía previa. El infarto provoca el llenado alveolar con extravasación de eritrocitos y células inflamatorias, y causa opacidad en la radiografía. En raras ocasiones, el infarto se infecta y se produce un absceso. Su poca frecuencia puede explicarse, en parte, porque la mayoría de los émbolos no obstruyen por completo el vaso. Además, las anastomosis entre las arterias bronquiales y las vías respiratorias proporcionan oxígeno al parénquima pulmonar.

Manifestaciones clínicas

La presentación, o cuadro inicial, depende considerablemente del tamaño del émbolo y del estado cardiopulmonar previo del paciente.

Émbolos pequeños

Si bien los émbolos pequeños pueden manifestarse por disnea y dolor torácico, a menudo se presentan otros hallazgos que no se reconocen o se detectan solo como sucesos casuales en el diagnóstico por la imagen realizado para evaluar otros problemas. Los émbolos pequeños repetidos pueden obstruir de manera gradual el lecho capilar, lo cual provoca hipertensión pulmonar (que se describe abajo con más detalle).

Émbolos de tamaño medio

Se presentan a menudo con inicio agudo de dolor pleural acompañado de disnea y, con menor frecuencia, fiebre leve y tos productiva de esputo con estrías sanguinolentas. Es común la taquicardia y, en la auscultación, puede presentarse un roce pleural. En ocasiones tiene lugar un derrame pleural pequeño. La embolia puede parecer neumonía, aunque las dos entidades pueden distinguirse típicamente por la rapidez de los síntomas de inicio, el cual es más rápido en la embolia pulmonar.

Características de la embolia pulmonar para émbolos de diferente tamaño

Émbolos pequeños

Con frecuencia no se reconocen.

Los émbolos repetidos pueden producir hipertensión pulmonar.

Émbolos de tamaño medio

A veces, dolor pleural, disnea y febrícula.

La tos puede acompañarse de expectoración sanguinolenta.

Pueden producir un roce pleural.

La radiografía de tórax suele ser normal o prácticamente normal.

Émbolos masivos

Colapso hemodinámico con shock, palidez y dolor torácico central.

Hipotensión con pulso débil y rápido, e ingurgitación yugular.

En ocasiones es mortal.

Émbolos masivos

Se manifiestan por signos de colapso hemodinámico, entre ellos palidez, shock, pérdida del estado de conciencia o paro cardíaco. El pulso es rápido y débil, la presión arterial es baja y las venas del cuello muestran ingurgitación.

La trombosis de las venas profundas de las piernas o la pelvis a menudo no se sospecha hasta que ocurre una embolia. El edema asimétrico de las extremidades inferiores es un hallazgo importante, pero no siempre presente. La hipersensibilidad local a la palpación, el dolor en la pantorrilla con la dorsiflexión del tobillo u otros signos de inflamación pueden o no estar presentes.

Diagnóstico

En virtud de la amplia variedad de presentación clínica, el diagnóstico de la embolia pulmonar puede ser muy difícil. El hallazgo más frecuente en el electrocardiograma es una taquicardia sinusal inespecífica, pero también puede existir evidencia de esfuerzo cardíaco derecho. La radiografía de tórax no suele ser reveladora, aunque en casos aislados las opacidades periféricas cuneiformes sugieren infarto o pueden verse regiones de marcas vasculares disminuidas (oligohemia). La tomografía computarizada (TC) intensificada por contraste del tórax es la prueba diagnóstica de uso más frecuente, en la que el hallazgo fundamental es la presencia de defectos de llenado en la vasculatura pulmonar (fig. 6-7). Para los pacientes que no pueden someterse a TC por su riesgo al administrarles material de contraste, la calidad del escáner pulmonar puede mejorar después de inyección de agregados de albúmina radiomarcada en la circulación venosa y al comparar la distribución de perfusión con la de la ventilación medida después de inhalar un aerosol radiomarcado (fig. 6-8). La angiografía pulmonar se considera el patrón de referencia diagnóstico pero no se utiliza ampliamente debido a su invasividad y a la creciente calidad de

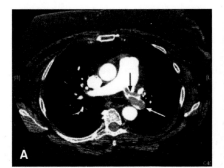
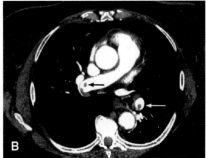

Figura 6-7. Ejemplos de émbolos pulmonares en la TC torácica mejorada con material de contraste. Los émbolos se detectan al mostrar áreas donde el material de contraste no ocupa la vasculatura pulmonar, lo que se denomina «defecto de llenado». **A.** La *flecha negra* señala un defecto de contraste en la arteria pulmonar principal izquierda, mientras que la *flecha blanca* apunta el defecto de llenado adicional más allá de la arteria mencionada. **B.** La *flecha negra* apunta al defecto de llenado en la arteria pulmonar principal derecha, mientras que la *flecha blanca* muestra un defecto de llenado en la arteria pulmonar del lóbulo inferior izquierdo.

las TC. Cuando se sospecha el diagnóstico con base en las características clínicas pero no se cuenta con estudios de imagen del tórax o no es factible realizarlos, es posible establecer un diagnóstico de presunción de embolia pulmonar al identificar trombosis venosa profunda mediante ecografía dúplex en las extremidades superiores e inferiores. Sin embargo, no es efectivo para la exploración de las venas ilíacas o pélvicas.

Función pulmonar

Circulación pulmonar

La circulación pulmonar normalmente tiene una gran capacidad de reserva, porque muchos capilares no están llenos. Cuando la presión en la arteria pulmonar se eleva, por ejemplo, durante el esfuerzo, estos capilares se incorporan y se produce la distensión de algunos otros. Esta reserva indica que, al menos, la mitad de la circulación pulmonar puede obstruirse por un émbolo antes de que se produzca un aumento importante de la presión en la arteria pulmonar.

Además de los efectos puramente mecánicos del émbolo, hay ciertos indicios de que se produce una vasoconstricción activa, al menos durante unos minutos, tras la embolización (fig. 6-9). No se conoce bien el mecanismo, pero en los animales de laboratorio parece que interviene la liberación local de serotonina desde las plaquetas asociada al émbolo, así como la vasoconstricción refleja a través del sistema nervioso simpático. No se sabe en qué medida actúan estos factores en los humanos.

Si el émbolo es grande y la presión en la arteria pulmonar aumenta considerablemente, el ventrículo derecho puede empezar a fallar. La presión telediastólica aumenta, pueden aparecer arritmias y la válvula tricúspide puede volverse insuficiente. En pocos casos se ha observado la aparición de edema pulmonar, tal vez por la filtración desde esos capilares que no están protegidos de la elevación de la presión en la arteria pulmonar (compárese con el edema pulmonar de gran altitud).

El aumento de la presión en la arteria pulmonar cede gradualmente durante los días siguientes, a medida que se resuelve el émbolo. Esto se produce por fibrinólisis y también por la organización del coágulo que forma una pequeña cicatriz fibrosa fijada a la pared del vaso. De este modo, suele restablecerse la permeabilidad del vaso. Como se ha indicado, la formación repetida de émbolos pequeños en el transcurso del tiempo puede desencadenar hipertensión pulmonar tromboembólica crónica.

Mecánica

Cuando se ocluye una arteria pulmonar con un catéter en los humanos y en los animales de experimentación, la ventilación hacia esa zona disminuye. El mecanismo parece ser un efecto directo de la disminución de la PCO_2 alveolar sobre la musculatura lisa de las pequeñas vías respiratorias locales, que causa broncoconstricción. Puede invertirse si se añade dióxido de carbono al aire inspirado.

Aunque esta respuesta de las vías respiratorias a la obstrucción vascular suele ser mucho más débil que la correspondiente respuesta vascular a la obstrucción de las vías respiratorias (vasoconstricción hipóxica), cumple un papel homeostático similar. La disminución del flujo de aire a la zona pulmonar no irrigada reduce la cantidad de

VENTILACIÓN

D   I

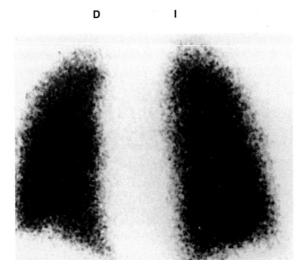

A

PERFUSIÓN

D   I

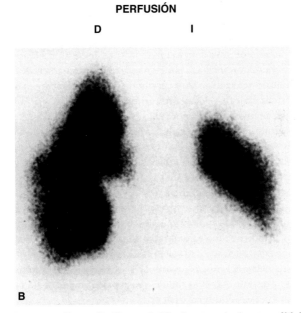

B

Figura 6-8. **Gammagrafía ventilación-perfusión de un paciente con múltiples émbolos pulmonares. A.** En la imagen de ventilación (realizada con xenón-133) se muestra un patrón normal. **B.** En la imagen de perfusión (realizada con albúmina marcada con tecnecio 99m) se muestran áreas de ausencia de flujo sanguíneo en ambos pulmones.

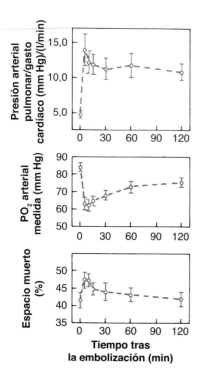

Figura 6-9. Cambios transitorios en la presión de la arteria pulmonar (en relación con el gasto cardíaco), la PCO$_2$ arterial y el espacio muerto fisiológico en perros tras una tromboembolia experimental. Sugieren respuestas activas de la circulación pulmonar y las vías respiratorias. Se desconoce la importancia que tienen estos mecanismos en los humanos. (Reimpresa con autorización de Dantzker DR, Wagner PD, Tornabene VW, et al. Gas exchange after pulmonary thromboembolization in dogs. *Circ Res* 1978L;42:92-103.)

ventilación desperdiciada y, por tanto, del espacio muerto fisiológico. Este mecanismo tiene, aparentemente, una corta duración o es ineficaz tras la tromboembolia pulmonar en los humanos, porque la mayor parte de las mediciones de la distribución de la ventilación realizadas con xenón radiactivo, varias horas después del episodio, no muestran defecto alguno en el área embolizada. Sin embargo, en los animales de experimentación a menudo se producen cambios transitorios en la PO$_2$ alveolar, el espacio muerto fisiológico y la resistencia de las vías respiratorias tras la tromboembolia (fig. 6-9).

Las propiedades elásticas de la región embolizada pueden variar unas horas después del episodio. En los animales de experimentación, la ligadura de una arteria pulmonar va seguida de edema hemorrágico de distribución irregular y atelectasia en el pulmón afectado en 24 h. Esto se ha atribuido a la pérdida de surfactante pulmonar, que tiene un recambio rápido y que aparentemente no puede reponerse en un pulmón que ha perdido su flujo sanguíneo pulmonar. De nuevo, sigue sin estar claro con qué frecuencia sucede esto en la tromboembolia pulmonar en el ser humano, y tampoco si forma parte del proceso patológico que se ha denominado de forma habitual infarto. Se presume que el hecho de que la mayor parte de los émbolos no bloquee por completo el vaso limitará su aparición.

Intercambio de gases

Tras una embolia pulmonar, se observa con frecuencia una hipoxemia moderada sin retención de dióxido de carbono. Las mediciones realizadas mediante la técnica de eliminación de gases inertes múltiples muestran que la hipoxemia puede explicarse por un desequilibrio ventilación-perfusión. Tanto el cortocircuito fisiológico como el espacio muerto se incrementan, como puede observarse en la figura 6-10, que muestra su distribución en dos pacientes tras una embolia pulmonar masiva. Las características más llamativas son los grandes cortocircuitos (flujo sanguíneo hacia alvéolos sin ventilación) del 20 % y 39 %, y la existencia de unidades pulmonares

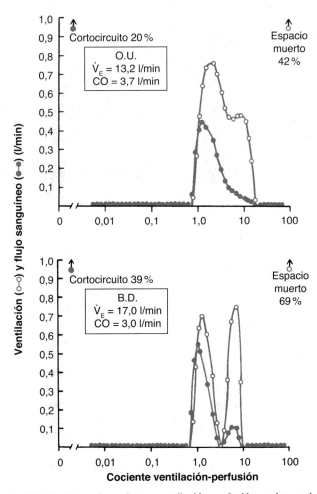

Figura 6-10. **Distribuciones de cocientes ventilación-perfusión en dos pacientes con embolia pulmonar masiva aguda.** Obsérvese que, en ambos casos, la hipoxemia podría explicarse por la existencia de grandes cortocircuitos (flujo sanguíneo hacia zonas pulmonares sin ventilación). Además, había un gran aumento de la ventilación hacia unidades pulmonares con cocientes ventilación-perfusión demasiado elevados que representan las regiones embolizadas. (Reimpresa de D'Alonzo GE, Bower JS, DeHart P, et al. The mechanisms of abnormal gas exchange in acute massive pulmonary embolism. *Am Rev Respir Dis* 1983;128[1]: 170-172. Copyright © 1983 American Thoracic Society. Todos los derechos reservados.)

con cocientes ventilación-perfusión elevados, lo que puede explicarse por las regiones embolizadas en las que el flujo sanguíneo está típicamente muy reducido, pero no eliminado por completo. No se conoce el mecanismo exacto de los cortocircuitos, pero puede que se deba al paso de flujo sanguíneo por las áreas de atelectasia hemorrágica.

Otra causa importante de desequilibrio ventilación-perfusión es la redistribución del flujo sanguíneo hacia las regiones pulmonares sin embolia. Debido a que todo el gasto cardíaco debe pasar por la circulación pulmonar, la sangre que se solía distribuir por las regiones ocluidas debe pasar por otras unidades pulmonares, lo que reduce así su cociente ventilación-perfusión y deprime la PO_2 arterial. Se proponen otras explicaciones para la hipoxemia, entre ellas la alteración de la difusión en las regiones en que persiste el flujo sanguíneo con una disminución secundaria del tiempo de tránsito (v. fig. 2-4), y la apertura de anastomosis arteriovenosas pulmonares latentes como consecuencia de la presión arterial pulmonar alta.

Tras la embolia pulmonar, la PCO_2 arterial se mantiene en su nivel normal mediante el incremento de la ventilación hacia los alvéolos (v. fig. 2-10). El incremento de la ventilación puede ser importante a causa del gran espacio muerto fisiológico y, por tanto, a la ventilación desperdiciada, causada por las áreas embolizadas. En ocasiones se identifica disminución de la PCO_2 arterial cuando los pacientes incrementan su ventilación en mayor grado que el necesario para compensar el aumento del espacio muerto fisiológico, en respuesta al dolor y la ansiedad. La elevación de la PCO_2 arterial es infrecuente, pero puede observarse en pacientes que carecen de capacidad para incrementar su ventilación, como puede ocurrir cuando existe una neumopatía subyacente grave o en pacientes específicos que reciben ventilación mecánica invasiva.

Es posible observar diferencias de la PCO_2 entre la sangre arterial y el gas al final de la espiración. La PCO_2 alveolar mixta tiende a ser baja, debido al elevado cociente ventilación-perfusión de la región embolizada, y dado que hay poca ventilación desigual en esta afección, la PCO_2 al final de la espiración se aproxima al valor alveolar mixto y también muestra reducción. La identificación de esta diferencia de PCO_2 arterial al final de la espiración se ha sugerido como una herramienta diagnóstica en la embolia pulmonar, pero no forma parte de los algoritmos diagnósticos estándar.

HIPERTENSIÓN PULMONAR

La presión arterial pulmonar media normal es de aproximadamente 15 mm Hg; si es superior (> 25 mm Hg), se habla de hipertensión pulmonar.

Patogenia

Existen tres mecanismos principales:

1. *Aumento de la resistencia vascular pulmonar.* La resistencia vascular pulmonar normal es inferior a 3 mm Hg/min/l. Es posible identificar valores elevados como consecuencia de varios mecanismos:

a. Cambios estructurales en los vasos sanguíneos incluidos hipertrofia medial, engrosamiento de la íntima y lesiones plexiformes. Tienen lugar en las arteriolas pulmonares y provocan un estrechamiento de los vasos y aumento de la resistencia. Este es el mecanismo primario en pacientes con hipertensión arterial pulmonar idiopática (v. más adelante), así como hipertensión pulmonar vista en pacientes con esclerodermia, lupus eritematoso sistémico, cirrosis, virus de inmunodeficiencia humana y abuso de metanfetaminas.

b. Vasoconstricción, sobre todo a causa de hipoxia alveolar, como ocurre en quienes residen a gran altitud a largo plazo o en el síndrome de hipoventilación por obesidad. Esto también contribuye a la hipertensión pulmonar en la neumopatía obstructiva grave.

c. Obstrucción vascular, como en la tromboembolia crónica. Además, los vasos pueden ser obstruidos por grasa, aire, líquido amniótico o células cancerosas. En la esquistosomiasis, los parásitos se alojan en las arterias de pequeño calibre y producen una reacción granulomatosa, lo que reduce la luz del vaso sanguíneo. Un fenómeno similar llega a presentarse cuando partículas de talco contaminan las sustancias ilícitas que se inyectan personas que consumen drogas.

d. Obstrucción del lecho capilar pulmonar, por ejemplo en enfisema o fibrosis pulmonar idiopática (v. figs. 4-2 y 4-3). Pueden producirse también varias formas de arteritis, como la poliarteritis nodosa. Rara vez se afectan las venas pequeñas, como en la enfermedad pulmonar venooclusiva.

2. *Aumento de la presión en la aurícula izquierda.* Observada en pacientes con valvulopatía mitral o insuficiencia ventricular izquierda, se trata de una causa muy común de hipertensión pulmonar. Si bien los cambios de la presión arterial pulmonar derivan de una presión elevada en la aurícula izquierda y las venas pulmonares, los aumentos sostenidos de la presión pueden causar cambios estructurales parietales de las arteriolas pulmonares, incluidos hipertrofia medial y engrosamiento de la íntima, que incrementan la resistencia vascular pulmonar.

3. *Aumento del flujo sanguíneo pulmonar.* Se produce en la cardiopatía congénita con cortocircuito de izquierda a derecha a través de defectos en el tabique auricular o ventricular o un conducto arterial permeable. Al principio, el aumento de la presión de la arteria pulmonar es relativamente pequeño, a causa de la capacidad de los capilares pulmonares para acomodar flujos elevados por reclutamiento y distensión. Sin embargo, los flujos elevados y mantenidos producen cambios estructurales en las paredes de las pequeñas arterias, y al final, las presiones de la arteria pulmonar pueden llegar a niveles sistémicos, lo que genera una inversión de la dirección del cortocircuito e hipoxemia arterial (síndrome de Eisenmenger).

Cuadro clínico y diagnóstico

El cuadro clínico varía significativamente según la etiología subyacente. Si sugiere hipertensión pulmonar, se suele llevar a cabo ecocardiografía para estimar la presión sistólica de la arteria pulmonar mediante la determinación de la cantidad de regurgitación por la válvula tricúspide. El cateterismo del hemicardio derecho es el patrón de referencia para medir la presión arterial pulmonar pero es invasivo y a menudo no es necesario. Una vez que se confirma la hipertensión pulmonar en tales pruebas, se efectúa una prueba adicional para determinar la causa, que sirve para orientar el tratamiento.

Hipertensión arterial pulmonar idiopática

Se trata de un trastorno poco frecuente de causa desconocida, aunque en algunos casos existe una predisposición genética. La presión arterial pulmonar está elevada debido a la resistencia vascular pulmonar aumentada que resulta de la hipertrofia medial, el engrosamiento de la íntima y la arteriopatía plexiforme (fig. 6-11). En general se da en mujeres jóvenes o de mediana edad y suele presentarse con disnea de esfuerzo, aunque en casos más graves llega a observarse síncope o dolor torácico bajo esfuerzo. La exploración física puede revelar aumento del impulso ventricular derecho, un componente pulmonar intenso en el segundo ruido cardíaco, un soplo de insuficiencia tricuspídea, ingurgitación yugular y edema en extremidades inferiores. El electrocardiograma revela desviación del eje a la derecha y otros signos de hipertrofia ventricular derecha, en tanto la radiografía simple de tórax puede mostrar dilatación de las arterias pulmonares y signos de crecimiento de la aurícula y el ventrículo derechos. Los pacientes a menudo tienen hipoxemia, en particular durante el esfuerzo, y una disminución de la capacidad de difusión del monóxido de carbono. Cuando se sospecha con base en los hallazgos señalados antes y el ecocar-

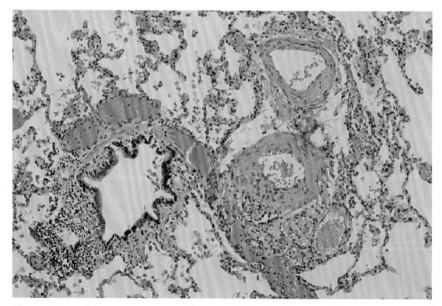

Figura 6-11. Corte de pulmón humano que se obtuvo en la necropsia de un paciente con hipertensión arterial pulmonar idiopática. Obsérvese el grosor aumentado de la pared de las arteriolas debido a la hipertrofia del músculo liso. La luz vascular es estrecha, lo cual resulta en aumento de la resistencia vascular. (Por cortesía de Edward Klatt, MD.)

diograma, el diagnóstico se confirma al identificar un incremento de la resistencia vascular pulmonar y una presión auricular izquierda normal en el cateterismo cardíaco derecho. La variante izquierda no tratada progresa irremediablemente y se asocia con una mortalidad muy elevada en pocos años. Sin embargo, los avances recientes en la farmacoterapia, que incluyen el empleo de vasodilatadores pulmonares ingeridos e intravenosos, han llevado a mejoras significativas en los resultados de dichos pacientes.

Cor pulmonale

Este término se refiere a la cardiopatía derecha secundaria a una neumopatía primaria. En el capítulo 4 se comentó la aparición de hipertrofia ventricular derecha y retención de líquido en la enfermedad pulmonar obstructiva crónica (EPOC). Puede observarse lo mismo en las enfermedades pulmonares restrictivas avanzadas.

Los diversos factores que conducen a la hipertensión pulmonar son: obliteración del lecho capilar por la destrucción de paredes capilares o fibrosis intersticial; obstrucción por émbolos trombóticos, vasoconstricción hipóxica, hipertrofia de la musculatura lisa en las paredes de las pequeñas arterias y aumento de la viscosidad sanguínea debido a policitemia. Se debate acerca de si el término «insuficiencia cardíaca derecha» debe aplicarse a todos estos pacientes. En algunos, el gasto cardíaco es elevado, porque está actuando en la parte superior de la curva de Starling, y puede aumentar más con el esfuerzo. La principal alteración fisiológica en estos pacientes es la retención de líquido. Sin embargo, en otros se produce una verdadera insuficiencia. Algunos médicos limitan el término *cor pulmonale* a aquellos pacientes con signos de hipertrofia ventricular derecha en el electrocardiograma.

MALFORMACIÓN ARTERIOVENOSA PULMONAR

Esta afección poco común se caracteriza por una comunicación anómala entre una rama de una arteria y una vena pulmonares. La mayoría de los pacientes tienen telangiectasia hemorrágica hereditaria. Como indica el nombre de la enfermedad, los pacientes también tienen telangiectasias de piel o membranas mucosas, lo cual sugiere presencia de un defecto vascular generalizado, y a menudo tienen antecedentes personales o familiares de epistaxis recurrente o hemorragia gastrointestinal debidas también a trastornos en dichas superficies mucosas. Además de las telangiectasias, algunos presentan hipocratismo digital y al auscultarlos es posible detectar un soplo a través de la fístula.

Lesiones pequeñas no causan trastornos funcionales, en tanto que fístulas más grandes causan cortocircuitos verdaderos e hipoxemia. La PO_2 arterial disminuye más abajo del valor esperado al ventilar con oxígeno (v. fig. 2-6). Debido a que las malformaciones arteriovenosas a menudo se ubican en las porciones inferiores del pulmón, el flujo a través de ellas y el cortocircuito se incrementan cuando los pacientes se mantienen en posición erecta. Esto explica el hecho de que los pacientes con grandes fístulas presenten disnea que se agrava en posición erecta (platipnea) y expe-

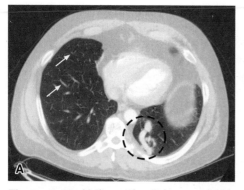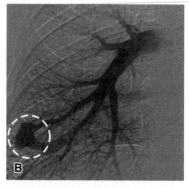

Figura 6-12. Malformación arteriovenosa (MAV) pulmonar en una tomografía computarizada de tórax **(A)** y una angiografía pulmonar **(B). A.** El *círculo punteado negro* señala la MAV en el lóbulo inferior izquierdo. El tamaño de este vaso puede compararse con el de los vasos normales señalados por las *flechas blancas* en el pulmón derecho. **B.** El *círculo punteado blanco* señala la MAV. Obsérvese la diferencia de tamaño en comparación con otros vasos en la periferia pulmonar.

rimenten una reducción de la saturación de oxígeno cuando pasan de la posición supina a la erecta (ortodesoxia). Al tiempo que pueden observarse malformaciones arteriovenosas grandes en la radiografía torácica simple, las imágenes de TC optimizadas con material de contraste han ganado preferencia como procedimiento diagnóstico (fig. 6-12). Las malformaciones arteriovenosas grandes que no reciben tratamiento incrementan el riesgo de accidentes cerebrovasculares y abscesos intracerebrales por efecto de la pérdida de función de filtro de la red capilar pulmonar. Este riesgo se minimiza mediante la embolización de dichas malformaciones mediante radiología intervencionista.

CONCEPTOS CLAVE

1. El desplazamiento de líquido a través del endotelio capilar pulmonar está determinado por la ecuación de Starling, y las alteraciones del equilibrio normal pueden causar edema pulmonar. Una causa habitual es un aumento de la presión capilar debida a una insuficiencia cardíaca izquierda.

2. Las manifestaciones clínicas del edema pulmonar son: disnea, ortopnea, tos con expectoración sanguinolenta, taquicardia y estertores en la auscultación.

3. Se reconocen dos fases del edema pulmonar: intersticial y alveolar. La primera es difícil de detectar, pero la segunda causa importantes signos y síntomas.

4. La embolia pulmonar con frecuencia no se diagnostica. Los émbolos de tamaño medio suelen causar dolor pleural, disnea y tos con expectoración sanguinolenta, mientras que los émbolos masivos producen colapso cardiopulmonar. Una angiografía por TC del tórax es diagnóstica.

5. La hipertensión pulmonar puede deberse a la elevación de la presión venosa, como en la insuficiencia cardíaca izquierda, a un aumento del flujo sanguíneo pulmonar, como en algunas cardiopatías congénitas, o a un incremento de la resistencia vascular pulmonar como en la hipertensión arterial pulmonar idiopática, en quienes residen a gran altitud a largo plazo, en la tromboembolia crónica, y por la pérdida de capilares en el enfisema o la fibrosis pulmonar.

CASO CLÍNICO

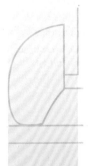

Una mujer de 72 años se somete a reparación quirúrgica de una fractura pélvica que sufrió durante una caída en casa. Después de la cirugía, tomó fisioterapia como anticipación a su ingreso a un centro de rehabilitación. Al cuarto día de estar en el hospital desarrolló dolor torácico pleural de comienzo agudo y disnea en el intento de incorporarse para moverse de su cama a una silla. En el examen inmediato mostró presión de 113/79 mm Hg, frecuencia cardíaca de 117 latidos/minuto, frecuencia respiratoria de 22 respiraciones/minuto y saturación de oxígeno del 90 % con ventilación de aire. Estaba utilizando los músculos accesorios de la respiración pero mostraba ruidos respiratorios claros en la auscultación. Su examen cardíaco era normal, excepto por taquicardia regular y tenía ambas piernas edematosas, aunque más la derecha. La gasometría arterial realizada mientras respiraba aire mostró una PCO_2 de 39 mm Hg y PO_2 de 61 mm Hg. Un ECG indicó taquicardia sinusal pero no cambios isquémicos. En la radiografía torácica portátil no se aprecian opacidades focales, derrames o neumotórax. Un angiograma pulmonar por TC mostró defectos de llenado en la arteria pulmonar del lóbulo inferior izquierdo.

Preguntas

- ¿Qué factores de riesgo predispusieron a la paciente a este problema?
- Si se tuviera que realizar una ecocardiografía, ¿qué cambios se esperaría ver en la presión arterial pulmonar y en la función del hemicardio derecho?
- ¿Cómo se explica el hecho de que en la muestra de sangre arterial existe una PCO_2 normal?
- ¿Cuál es el mecanismo de la hipoxemia?

PREGUNTAS

Elegir la mejor respuesta para cada pregunta.

1. Un hombre de 41 años se presenta con inicio repentino de disnea grave acompañada de dolor torácico pleural del lado izquierdo que inició varias horas después de un vuelo transoceánico. No tiene fiebre, tos o hemoptisis.

En el examen muestra ruidos respiratorios claros en la auscultación y datos cardíacos normales, pero edema en miembros inferiores que es mayor en el lado derecho. ¿Cuál es el procedimiento diagnóstico inicial más apropiado?

A. Broncoscopia.
B. TC torácica con material de contraste.
C. Electrocardiograma.
D. Angiografía pulmonar.
E. Espirometría.

2. Una mujer de 61 años sin antecedentes de tabaquismo se admite en el hospital después de 2 días de intensificación de disnea y tos no productiva. En el examen, su presión arterial fue normal y tuvo pulso venoso yugular alto, un tercer tono cardíaco, ausencia de soplos, crepitaciones difusas en la auscultación pulmonar y edema en ambas piernas. Una radiografía de tórax mostró cardiomegalia y opacidades bilaterales difusas, mientras que un ecocardiograma realizado poco después del ingreso mostró un ventrículo izquierdo dilatado con una fracción de expulsión del 30 % y una presión sistólica de la arteria pulmonar estimada alta de 50 mm Hg. ¿Cuál de los factores enumerados a continuación es la explicación más probable de su hipertensión pulmonar?

A. Inflamación granulomatosa de las arteriolas pulmonares.
B. Incremento de la presión auricular izquierda y venosa pulmonar.
C. Aumento del flujo sanguíneo pulmonar.
D. Hipertrofia medial y engrosamiento de la íntima de las arteriolas pulmonares.
E. Obstrucción del lecho vascular pulmonar por émbolos trombóticos recurrentes.

3. Una mujer de 22 años sana, que se alojó en un albergue de montaña de gran altura a 4 500 m durante 3 días, desarrolla disnea grave con esfuerzo mínimo y tos productiva que contiene estrías rosadas. Su saturación de oxígeno por oximetría de pulso se observa demasiado baja. La auscultación revela estertores húmedos en ambos pulmones. ¿Qué mecanismo es la causa más probable de su estado?

A. Presión coloidosmótica baja.
B. Presión intersticial baja.
C. Aumento de la permeabilidad capilar mediada por endotoxina.
D. Vasoconstricción pulmonar hipóxica exagerada.
E. Presión arterial izquierda elevada.

4. Un hombre de 57 años con EPOC conocida muy grave, que no deja de fumar, acude a su médico con aumento de ganancia de peso y edema de la porción inferior de ambas piernas de varias semanas de evolución. En el examen tiene un pulso venoso yugular elevado y edema de la porción inferior de ambas piernas que se extiende a las rodillas. Un electrocardiograma muestra hipertrofia ventricular derecha y desviación del eje a la derecha. ¿Cuál de las siguientes pruebas diagnósticas es la idónea por el momento?

A. Broncoscopia.
B. TC de tórax sin material de contraste.
C. Ecografía dúplex de extremidades inferiores.
D. Ecocardiografía.
E. Espirometría.

5. Un hombre de 41 años acude para ser valorado por disnea, que se ha agravado en los últimos meses. Señala que la disnea empeora en posición erecta y refiere epistaxis intermitente, no obstante niega tos, fiebre o hemoptisis. En sus antecedentes familiares destaca la presencia de hemorragia gastrointestinal recurrente en el padre y el hermano. En la exploración su saturación de oxígeno es del 95 % en posición supina y del 89 % en posición erecta. Muestra telangiectasias diseminadas en los pabellones auriculares y en los pliegues nasolabiales, pero no se identifican estertores o sibilancias. Los resultados de la gasometría arterial realizada al respirar aire ambiental y con una F_IO_2 de 1,0 en sedestación se muestran a continuación:

F_IO_2	PO$_2$ arterial (mm Hg)
0,21	60
1,0	300

¿Cuál de las siguientes complicaciones tiene riesgo de presentar esta persona si no recibe tratamiento apropiado?
A. Accidente cerebrovascular.
B. *Cor pulmonale.*
C. Edema pulmonar.
D. Fibrosis pulmonar.
E. Hipertensión pulmonar.

6. Un hombre de 64 años con antecedente de hipertensión y arteriopatía coronaria acude a urgencias por disnea grave con intensificación de varias horas de evolución. En la exploración se le encuentra afebril y tiene una saturación de oxígeno del 90 % al respirar aire ambiental. Se esfuerza por respirar, tiene un incremento del pulso venoso yugular, desplazamiento lateral del punto de impulso máximo, estertores bilaterales diseminados en la auscultación pulmonar y edema bilateral con fóvea en extremidades inferiores, que el paciente afirma que es más intenso de lo normal. Una radiografía de tórax revela ensanchamiento de la silueta cardíaca, con opacidades alveolares bilaterales en distribución perihiliar.
¿Cuál de los siguientes cambios de la función pulmonar se esperaría encontrar en el momento de su ingreso en urgencias?
A. Disminución del volumen de cierre.
B. Disminución de la retracción elástica pulmonar.
C. Incremento de la resistencia de la vía aérea.
D. Incremento de la capacidad de difusión del monóxido de carbono.
E. Aumento de la distensibilidad pulmonar.

7. Cuatro días después de someterse a una artroplastia total de cadera izquierda un hombre de 74 años desarrolla disnea de inicio agudo y dolor en el hemitórax derecho. Sus constantes vitales son temperatura de 36,5 °C, frecuencia cardíaca de 95 latidos/min, frecuencia respiratoria de 24 respiraciones/min y saturación de oxígeno del 89 % al respirar aire ambiental. Sus campos pulmonares están limpios en la auscultación, la frecuencia cardíaca es rápida pero regular, no existen soplos y se identifica edema 2+ en la extremidad inferior derecha. Una gasometría arterial tomada mientras respiraba aire ambiental revela pH de 7,38, PCO_2 de 39 mm Hg y PO_2 de 60 mm Hg. Se le realiza una TC de tórax con contraste intravenoso y a continuación se muestra una imagen representativa.

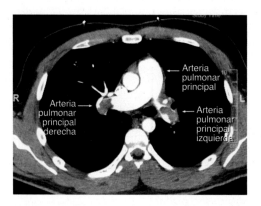

¿Cuál de los siguientes mecanismos explica con más precisión la saturación de oxígeno observada en este paciente?

A. Disminución de la ventilación alveolar respecto de la producción de CO_2.

B. Incremento de las secreciones en la vía aérea.

C. Cortocircuito de izquierda a derecha por un foramen oval permeable.

D. Redistribución del flujo sanguíneo que origina regiones con cocientes ventilación-perfusión bajos.

E. Engrosamiento de la membrana alveolocapilar.

8. Una mujer de 45 años es valorada por disnea durante el ejercicio acentuada, de 6 meses de evolución. Carece de otros problemas médicos significativos, excepto por el antecedente de tabaquismo de 20 paquetes-año. La exploración muestra ingurgitación yugular, campos pulmonares limpios, segundo ruido cardíaco intenso, ausencia de soplos y edema bilateral discreto en extremidades inferiores. Las pruebas de función pulmonar revelan un FEV_1/FVC de 0,82 y una capacidad de difusión del monóxido de carbono del 53 % de la esperada. La radiografía de tórax indica dilatación de las arterias pulmonares y del ventrículo derecho, pero no hay opacidades o derrames. En el cateterismo cardíaco derecho se identifica una presión arterial pulmonar media de 33 mm Hg, una resistencia vascular pulmonar de 5,2 mm Hg/min/l (normal: <3 mm Hg/min/l) y una presión de cierre en la arteria pulmonar de 8 mm Hg

(normal, 2-12 mm Hg). ¿Cuál de las siguientes es la causa más probable del cuadro de esta paciente?

A. Malformación arteriovenosa.

B. Enfermedad pulmonar obstructiva crónica.

C. Estenosis mitral.

D. Hipertensión arterial pulmonar.

E. Defecto del tabique ventricular.

9. Cuatro días después de sufrir un infarto de la pared anterior del miocardio, un hombre de 51 años, antes sano, desarrolla disnea e hipoxemia de inicio agudo. En la exploración se identifica un soplo holosistólico intenso nuevo que no existía en el momento del ingreso. Se solicita una radiografía de tórax, que se muestra a continuación. Se realiza un ecocardiograma, que revela insuficiencia mitral grave.

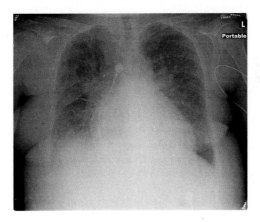

¿Cuál de los siguientes mecanismos tiene más probabilidad de explicar la hipoxemia observada y los hallazgos en la radiografía de tórax?

A. Disminución de la presión coloidosmótica intersticial.

B. Incremento de la presión hidrostática intersticial.

C. Incremento del drenaje linfático.

D. Incremento de la presión coloidosmótica capilar pulmonar.

E. Incremento de la presión hidrostática capilar pulmonar.

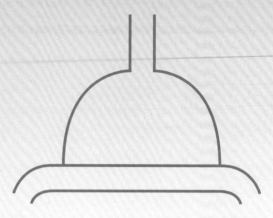

Enfermedades ambientales, ocupacionales, neoplásicas e infecciosas

7

Ｅn los tres capítulos previos se analizaron tres categorías de neumopatía —enfermedades obstructivas, enfermedades restrictivas y vasculopatías pulmonares—, cada una de las cuales tiene una fisiopatología característica. Existen varios problemas más que pueden afectar a los pulmones y causar alteraciones de la función pulmonar, pero que no necesariamente corresponden de manera precisa a alguna de estas categorías. En ellos se concentra este capítulo. Al final del capítulo el lector debe ser capaz de:

- Describir los contaminantes atmosféricos principales y sus efectos sobre el sistema respiratorio.
- Predecir la localización y el mecanismo de depósito en la vía aérea con base en el tamaño de un aerosol.
- Describir los mecanismos principales para la eliminación de las partículas depositadas.
- Utilizar datos clínicos, radiológicos y de función pulmonar para identificar las neumoconiosis principales.
- Describir los efectos potenciales de las neoplasias pulmonares sobre la función pulmonar.
- Describir las características clínicas y los efectos que tienen las infecciones del pulmón y la fibrosis quística sobre la función pulmonar.

ENFERMEDADES CAUSADAS POR INHALACIÓN DE PARTÍCULAS

Muchas neumopatías laborales e industriales se deben a la inhalación de polvo. Los contaminantes atmosféricos también son factores importantes en la etiología de otras enfermedades, como la bronquitis crónica, el enfisema, el asma y el carcinoma bronquial, por lo que se empezará observando el entorno en el que se vive.

Contaminantes atmosféricos

Monóxido de carbono

Es el mayor contaminante por peso en Estados Unidos (fig. 7-1, *izquierda*). Se produce por la combustión incompleta del carbono en los combustibles, sobre todo en los motores de los automóviles (fig. 7-1, *derecha*). El principal peligro del monóxido de carbono es su tendencia a unirse a la hemoglobina, debido a que tiene una afinidad 200 veces mayor que el oxígeno, compite con éxito con este gas por sitios de unión a hemoglobina. El monóxido de carbono también aumenta la afinidad por el oxígeno de la hemoglobina restante, con lo que esta no libera su oxígeno tan rápidamente a los tejidos y puede inhibir a la oxidasa del citocromo mitocondrial (v. *West. Fisiología respiratoria. Fundamentos*, 11.ª ed.). Un usuario de una autopista urbana con tránsito abundante puede tener un 5 % a 10 % de la hemoglobina unida al monóxido de carbono, sobre todo si es fumador de cigarrillos. La emisión de monóxido de carbono y otros contaminantes por los motores de los automóviles puede disminuirse instalando en ellos un convertidor catalítico que procese los gases de los tubos de escape.

Óxidos de nitrógeno

Se producen cuando se queman combustibles fósiles (carbón, petróleo) a temperaturas elevadas en centrales eléctricas o en motores de automóviles. Estos gases causan inflamación ocular y de las vías respiratorias superiores cuando hay contaminación con nie-

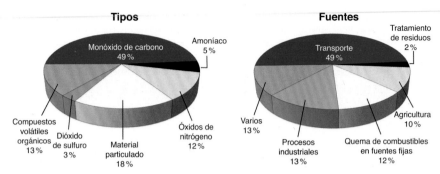

Figura 7-1. Contaminantes aéreos (por peso) en Estados Unidos. El concepto de compuestos volátiles orgánicos hace referencia a los hidrocarburos que son volátiles y pueden convertirse en su fase gaseosa a temperatura ambiente y presión atmosférica. El material particulado hace referencia a partículas de 10 μm o menos. (Figuras integradas utilizando datos del 2017 National Emissions Inventory, de la United States Environmental Protection Agency.)

bla (esmog). En concentraciones superiores, pueden causar traqueítis aguda, bronquitis aguda y edema pulmonar. La neblina amarillenta del esmog se debe a estos gases.

Óxidos de azufre
Son gases corrosivos y tóxicos que se producen al quemar combustibles que contienen azufre, principalmente en las centrales eléctricas. Estos gases causan inflamación de mucosas, ojos, vías respiratorias superiores y mucosa bronquial. La exposición breve a concentraciones elevadas produce edema pulmonar. La exposición prolongada a concentraciones inferiores produce bronquitis crónica en los animales de laboratorio. El mejor modo de reducir las emisiones de óxidos de azufre es el uso de combustibles con bajo contenido de azufre.

Hidrocarburos
Los hidrocarburos, al igual que el monóxido de carbono, representan combustible desechado sin quemar. No son tóxicos en las concentraciones en que suelen encontrarse en la atmósfera; sin embargo, son peligrosos porque forman oxidantes fotoquímicos bajo la influencia de la luz solar (v. más adelante).

Materia particulada
Son partículas con un amplio rango de tamaños, hasta humo visible y hollín. El principal origen se encuentra en las centrales eléctricas y las fábricas. A menudo, puede disminuirse la emisión de partículas contaminantes filtrando o extrayendo impurezas del aire que se elimina, aunque la eliminación de las partículas más pequeñas suele ser cara.

Oxidantes fotoquímicos
Pertenecen a este grupo el ozono y otras sustancias, como los nitratos de peroxiacilo, los aldehídos y la acroleína. No se trata de emisiones primarias, sino que se producen por la acción de la luz solar sobre hidrocarburos y óxidos de nitrógeno. Estas reacciones son lentas, y hacen que la concentración de oxidantes fotoquímicos pueda aumentar a varios kilómetros del lugar donde se liberó el aceite. Los oxidantes fotoquímicos

provocan inflamación ocular y de las vías respiratorias, dañan la vegetación y producen olores desagradables. En concentraciones superiores, el ozono causa edema pulmonar. Estos oxidantes contribuyen a formar la neblina espesa del esmog.

La concentración de contaminantes atmosféricos suele aumentar enormemente por una inversión térmica, es decir, una capa baja de aire frío situada por debajo de aire más cálido. Esto evita el escape normal del aire caliente de la superficie, con sus contaminantes, hacia la parte superior de la atmósfera. Los efectos nocivos de una inversión térmica son particularmente importantes en una zona baja rodeada de colinas, como la zona de Los Ángeles. La exposición a los contaminantes atmosféricos suele ser más intensa en los grandes centros urbanos. Como consecuencia, la carga de enfermedad por este tipo de exposiciones se concentra en los residentes de estas áreas, a menudo minorías subrepresentadas, lo que es probable que contribuya de forma significativa a la disparidad observada en la prevalencia y la evolución de algunas formas de neumopatía.

Principales contaminantes atmosféricos

- Monóxido de carbono.
- Óxidos de nitrógeno.
- Óxidos de azufre.
- Hidrocarburos.
- Materia particulada.
- Oxidantes fotoquímicos.

Humo de cigarrillos

En la práctica, es uno de los contaminantes más importantes, porque es inhalado por sus usuarios a concentraciones muchas veces superiores a las de los contaminantes atmosféricos. Incluye alrededor del 4 % de monóxido de carbono, suficiente para elevar la concentración de carboxihemoglobina en sangre del fumador hasta el 10 %, un porcentaje suficiente para deteriorar el esfuerzo y el rendimiento cognitivo. El humo también contiene el alcaloide nicotina, que estimula el sistema nervioso autónomo, causando taquicardia, hipertensión y sudoración. Los hidrocarburos aromáticos y otras sustancias, que suelen denominarse «alquitranes», son los aparentes responsables del elevado riesgo que tienen los fumadores de cigarrillos de sufrir carcinoma bronquial; una persona que fuma 35 cigarrillos al día tiene una probabilidad 40 veces superior a la de una que no fuma. También están bien documentados los mayores riesgos de sufrir bronquitis crónica y enfisema, así como coronariopatías.

Los cigarrillos electrónicos se han propuesto como una estrategia alternativa para administrar nicotina sin el riesgo del tabaco combustible. Dada su breve existencia en el mercado, son inciertos sus efectos a largo plazo sobre la función pulmonar y el riesgo de cáncer pulmonar; no obstante, cierta evidencia sugiere que producen alteraciones similares del equilibrio proteasa-antiproteasa que el tabaco combustible, lo que puede predisponer al desarrollo de enfisema. Su uso amplio entre adolescentes se ha convertido en un problema de salud pública significativo, que incluye inquietudes sobre el riesgo de una adicción temprana a la nicotina y el potencial de conversión al tabaco.

Depósito de aerosoles en los pulmones

El término *aerosol* se refiere a una serie de partículas que permanecen transportadas por el aire durante un tiempo considerable. Existen muchos contaminantes que se encuentran de esta forma, y su patrón de depósito en los pulmones depende sobre todo de su tamaño. Las propiedades de los aerosoles también son importantes para entender la distribución de los broncodilatadores inhalados. Tres son los mecanismos de depósito que se reconocen.

Impacto

El término *impacto* se refiere a la tendencia de las partículas inspiradas de mayor tamaño a no poder girar las esquinas de las vías respiratorias. Debido a ello, muchas partículas chocan contra las mucosas de la nariz y de la faringe (fig. 7-2 A), así como sobre las bifurcaciones de las grandes vías respiratorias. Cuando una partícula choca contra una superficie húmeda, queda atrapada y no es liberada. La nariz es muy eficaz al eliminar, por este mecanismo, las partículas de mayor tamaño. Casi todas las partículas cuyo diámetro es superior a 20 µm y alrededor del 95 % de las partículas con un diámetro de 5 µm se filtran por la nariz durante la respiración en reposo. En la figura 7-3 se muestra que la mayor parte del depósito de partículas de más de 3 µm de diámetro se produce en la nasofaringe durante la respiración nasal.

Sedimentación

La *sedimentación* significa el asiento gradual de partículas por su peso (fig. 7-2 B). Es importante sobre todo para las partículas de tamaño medio (1-5 µm). El depósito por

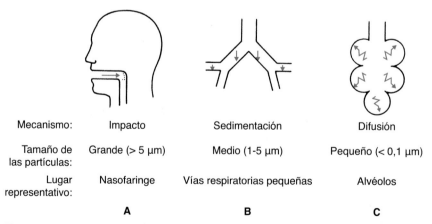

Mecanismo:	Impacto	Sedimentación	Difusión
Tamaño de las partículas:	Grande (> 5 µm)	Medio (1-5 µm)	Pequeño (< 0,1 µm)
Lugar representativo:	Nasofaringe	Vías respiratorias pequeñas	Alvéolos
	A	**B**	**C**

Figura 7-2. Esquema del depósito de aerosoles en el pulmón. El término *lugar representativo* no significa que sean los únicos lugares donde se produce este tipo de depósito, pues también se produce depósito por impacto en los bronquios de tamaño medio, y por difusión en las vías respiratorias grandes y pequeñas (v. detalles en el texto).

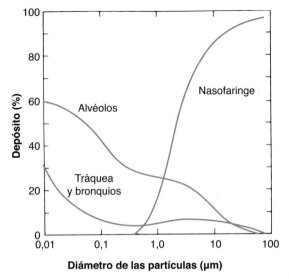

Figura 7-3. Lugar de depósito de aerosoles. Las partículas de mayor tamaño permanecen en la nasofaringe, pero las más pequeñas pueden penetrar hasta los alvéolos.

sedimentación se produce de forma amplia en las vías respiratorias de pequeño tamaño, entre ellas los bronquíolos terminales y respiratorios. La principal razón es tan simple como que las dimensiones de esas vías respiratorias son tan pequeñas que las partículas tienen que recorrer una menor distancia. Obsérvese que las partículas, a diferencia de los gases, no pueden difundir desde los bronquíolos respiratorios a los alvéolos, debido a su insignificante índice de difusión (v. *West. Fisiología respiratoria. Fundamentos*, 11.ª ed.).

Un ejemplo de este fenómeno es la acumulación de polvo alrededor de los bronquíolos respiratorios y terminales en la neumoconiosis de los trabajadores del carbón en su etapa inicial (fig. 7-4). Aunque la retención del polvo depende tanto de su depósito como de su eliminación, y es probable que parte de este polvo se transportara desde alvéolos periféricos, la figura es un recordatorio gráfico de la vulnerabilidad de esta zona pulmonar. Se ha sugerido que algunos de los primeros cambios de la bronquitis crónica y el enfisema sean secundarios al depósito de contaminantes atmosféricos (entre ellos, partículas del humo del tabaco) en estas pequeñas vías respiratorias.

Difusión

La *difusión* es el movimiento aleatorio de partículas a causa de su continuo bombardeo por moléculas gaseosas (fig. 7-2 C). Solo las partículas más pequeñas (<0,1 μm de diámetro) tienen una difusión relativamente amplia. El depósito por difusión se produce sobre todo en las pequeñas vías respiratorias y en los alvéolos, donde las distancias hasta la pared son las más pequeñas, aunque también se produce algún depósito por este mecanismo en las vías respiratorias de mayor tamaño.

Muchas partículas inhaladas no se depositan, sino que son expulsadas con la siguiente espiración. De hecho, durante una respiración normal en reposo, solo el 30 % de las partículas de 0,5 μm puede quedarse en el pulmón, pues son demasiado

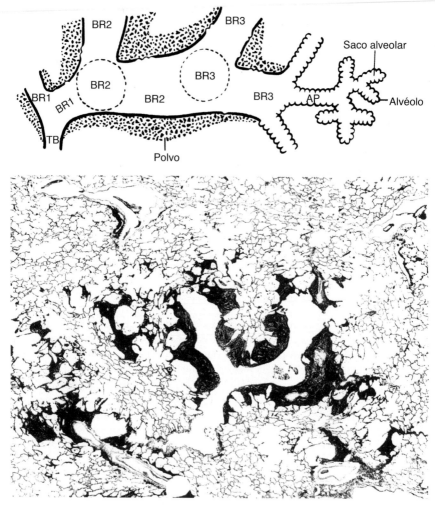

Figura 7-4. **Corte pulmonar de un minero del carbón que muestra acumulaciones de polvo (AP) alrededor de los bronquíolos respiratorios (BR).**También se observa una ligera dilatación de estas pequeñas vías respiratorias, que suele denominarse enfisema focal. (Reimpresa de Heppleston AG, Leopold JG. Chronic pulmonary emphysema: Anatomy and pathogenesis. *Am J Med* 1961;31:279-291. Copyright © 1961 Elsevier. Con autorización.)

pequeñas para impactar o sedimentar en gran cantidad y demasiado grandes para difundir de forma significativa. Debido a ello, no se desplazan desde los bronquíolos terminales y respiratorios hasta los alvéolos por difusión, que es la forma normal de desplazamiento de los gases en esta región. Algunas partículas pequeñas pueden aumentar de tamaño durante la inspiración al agregarse o al absorber agua.

El patrón de ventilación afecta a la cantidad de aerosol depositado. Las respiraciones lentas y profundas aumentan la penetración en los pulmones y, por tanto, aumentará la cantidad de polvo depositado por sedimentación y difusión. Durante el esfuerzo, existe mayor velocidad del flujo respiratorio y, en particular, aumenta el depósito por impacto. En general, el depósito de polvo es proporcional a la ventilación durante el esfuerzo, lo que constituye, por tanto, un importante factor durante el trabajo en la mina, por ejemplo.

Depósito y eliminación de partículas inhaladas	
Depósito	**Eliminación**
Impacto	Sistema mucociliar
Sedimentación	Macrófagos alveolares
Difusión	

Eliminación de partículas depositadas

Afortunadamente, los pulmones eliminan con gran eficacia las partículas que se depositan en ellos. Hay dos claros mecanismos de eliminación: el sistema mucociliar y los macrófagos alveolares (fig. 7-5).

Sistema mucociliar
El moco tiene dos fuentes u orígenes:

1. Glándulas seromucosas bronquiales situadas en la profundidad de las paredes bronquiales (v. figs. 4-6, 4-7 y 7-6). Hay células productoras de moco y células

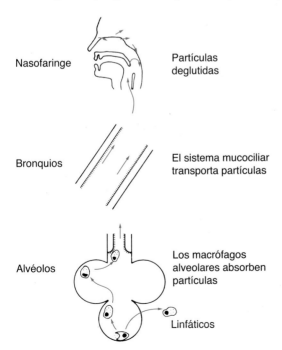

Nasofaringe

Partículas deglutidas

Bronquios

El sistema mucociliar transporta partículas

Alvéolos

Los macrófagos alveolares absorben partículas

Linfáticos

Figura 7-5. Eliminación de partículas inhaladas del pulmón. Las partículas que se han depositado sobre la superficie de las vías respiratorias son transportadas por la «escalera mecánica» mucociliar y deglutidas. Las partículas que llegan a los alvéolos son absorbidas por macrófagos, que migran a la superficie ciliar o escapan a través de los linfáticos.

serosas, y los conductos transportan el moco a la superficie de las vías respiratorias.

2. Células caliciformes, que forman parte del epitelio bronquial.

La capa de 5 μm a 10 μm de espesor de moco ayuda a eliminar el material depositado por dos mecanismos. En primer lugar, contiene inmunoglobulina de tipo A (IgA), que deriva de las células plasmáticas y el tejido linfoide, y es una defensa importante contra proteínas extrañas, bacterias y virus. En segundo lugar, y quizá de mayor importancia, se encuentra el movimiento de las dos capas de moco en dirección a la vía aérea superior (fig. 7-6). Los cilios se baten dentro de la capa sol más profunda, lo que ayuda a desplazar la capa de gel superficial en dirección cefálica. La capa gel es más bien tenaz y viscosa, lo que facilita el atrapamiento de las partículas depositadas, mientras que la capa sol más profunda es menos viscosa y permite así a los cilios batirse en ella con facilidad.

Los cilios tienen una longitud de 5 μm a 7 μm, y baten de modo sincronizado, unas 1 000 a 1 500 veces por minuto. Durante el barrido hacia delante, las puntas de los cilios entran, aparentemente, en contacto con la capa gel y la impulsan. Sin embargo, durante la fase de recuperación, los cilios se doblan tanto que se desplazan por completo en la capa sol, donde la resistencia es menor.

La capa de moco avanza cerca de 1 mm/min en las pequeñas vías respiratorias periféricas, y hasta 2 cm/min en la tráquea; finalmente, las partículas llegan hasta la faringe, donde son deglutidas o expectoradas. La depuración de una mucosa bronquial sana se completa casi en menos de 24 h. En ambientes con mucho polvo puede aumentar tanto la secreción mucosa que la tos y la expectoración contribuyen a la depuración.

En algunas enfermedades se presenta una retención anómala de secreciones por alteraciones de la función ciliar o cambios de la composición del moco, de modo que no puede ser impulsado con facilidad por los cilios. El primer caso se identifica en las discinesias ciliares, y el segundo se presenta en la fibrosis quística y el asma.

El funcionamiento normal del sistema mucociliar se ve afectado por la contaminación o las enfermedades. Los cilios, aparentemente, pueden paralizarse por la inhalación de gases tóxicos, como óxidos de azufre y nitrógeno, y quizá por el humo del tabaco. En la inflamación aguda de las vías respiratorias, el epitelio bronquial puede quedar desnudo. Con la infección, puede variar la calidad del moco, lo que dificulta su transporte por los cilios. En el asma, se producen tapones bronquiales de moco, aunque se desconoce el mecanismo. Por último, en infecciones crónicas como las bronquiectasias o la bronquitis crónica, el volumen de las secreciones puede ser de tal magnitud que llegue a sobrecargar el sistema ciliar de transporte.

Macrófagos alveolares

El sistema mucociliar se interrumpe en los alvéolos; las partículas allí depositadas son englobadas por macrófagos, células ameboides que vagan por la superficie de los alvéolos. Cuando fagocitan partículas extrañas, migran hacia las pequeñas vías respiratorias, donde se cargan en la escalera mecánica mucociliar (v. fig. 7-5), o abandonan los pulmones por los linfáticos o por la sangre. Cuando la carga de polvo es de gran tamaño o las partículas de polvo son tóxicas, parte de los macrófagos migran a través de las paredes de los bronquíolos respiratorios y vacían su contenido allí. En la figura 7-4 se muestra acumulación de polvo alrededor de los bronquíolos respiratorios en los pulmones de un minero del carbón. En el caso de los polvos tóxicos, como el de sílice, se estimula una reacción fibrosa en la región.

Los macrófagos no solo transportan bacterias fuera de los pulmones, sino que también las destruyen *in situ* mediante las lisozimas que contienen. Como consecuencia, los alvéolos se vuelven rápidamente estériles, aunque se necesita un tiempo para eliminar de los pulmones los microorganismos destruidos. Los mecanismos inmunológicos también son importantes en la acción antibacteriana de los macrófagos.

La actividad normal de los macrófagos puede verse alterada por diversos factores, como el humo de los cigarrillos, gases oxidantes como el ozono, la hipoxia alveolar, la radiación, la administración de corticoesteroides y el consumo de alcohol. Los macrófagos que absorben partículas de sílice son destruidos con frecuencia por este material tóxico.

Neumoconiosis de los trabajadores del carbón

El término *neumoconiosis* se refiere a una enfermedad del parénquima pulmonar causada por la inhalación de polvo inorgánico. Una forma de esta enfermedad que se observa en los mineros del carbón está relacionada directamente con la cantidad de polvo de carbón a la que han estado expuestos.

Anatomía patológica

Deben distinguirse dos formas de la enfermedad: una inicial y otra más avanzada. En la neumoconiosis simple de los trabajadores del carbón es posible observar máculas de polvo de carbón (fig. 7-7 A), al igual que cúmulos de partículas de carbón alrededor de los bronquíolos terminales y respiratorios, con una ligera dilatación de estas pequeñas vías (v. fig. 7-4). En la forma avanzada, conocida como fibrosis masiva progresiva, se observan masas condensadas de tejido fibroso negro infiltrado con polvo. Solo un pequeño porcentaje de los mineros expuestos a grandes concentraciones de polvo llegan a presentar esta fibrosis masiva progresiva.

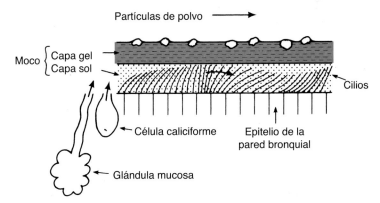

Figura 7-6. Escalera mecánica mucociliar. La película de moco consta de una capa gel superficial, que atrapa partículas inhaladas, y una capa sol más profunda. Los cilios la hacen avanzar.

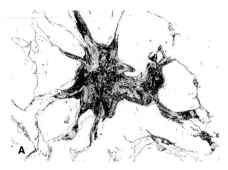
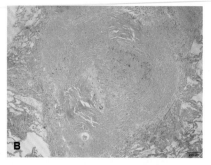

Figura 7-7. A. Mácula de polvo de carbón rodeada por enfisema en una persona con neumoconiosis simple de los trabajadores del carbón. (Por cortesía de Victor Roggli, MD.) **B.** Nódulo silicótico en un paciente con silicosis. (Por cortesía de The National Coal Workers' Autopsy study, Sidney Clingerman, BS, y Ann F. Hubbs, DVM, PhD.)

Manifestaciones clínicas

La neumoconiosis simple de los trabajadores del carbón, aparentemente causa incapacidad a pesar de sus manifestaciones radiográficas. La disnea y la tos, que a menudo acompañan a la enfermedad, están relacionadas de forma muy estrecha con el antecedente de tabaquismo del minero, y es probable que se deban a bronquitis crónica y enfisema asociados. Por el contrario, la fibrosis masiva progresiva suele producir una disnea cada vez más intensa, y puede desembocar en una insuficiencia respiratoria.

La radiografía de tórax muestra un patrón micronodular fino, y se reconocen varios estadios en el avance de la enfermedad, según el patrón que se observe. La fibrosis masiva progresiva produce grandes opacidades densas e irregulares, a menudo rodeadas por pulmón demasiado transparente.

Función pulmonar

La neumoconiosis simple suele causar solo cambios leves en la función respiratoria. Sin embargo, a veces se observa una pequeña disminución del volumen espiratorio forzado, una elevación del volumen residual y un descenso de la PO_2 arterial. A menudo es difícil saber si estos cambios están causados por bronquitis crónica y enfisema asociados, producto del tabaquismo.

La fibrosis masiva progresiva produce un patrón mixto obstructivo y restrictivo. La deformación de las vías respiratorias provoca alteraciones obstructivas irreversibles, y las grandes masas de tejido fibroso reducen el volumen pulmonar útil. También puede aparecer un aumento de la hipoxemia, *cor pulmonale* e insuficiencia respiratoria terminal.

Silicosis

Esta neumoconiosis se debe a la inhalación de sílice (SiO_2) al trabajar en excavaciones, en la minería o en graveras. Mientras que el polvo del carbón es casi inerte, las partículas de sílice son tóxicas y provocan una reacción fibrosa grave en los pulmones.

Anatomía patológica

Se observan nódulos silicóticos, compuestos por espirales concéntricas de densas fibras de colágeno, alrededor de los bronquíolos respiratorios, en el interior de los alvéolos y a lo largo de los linfáticos (fig. 7-7 B). En los nódulos pueden observarse partículas de sílice mediante el uso de microscopía con luz polarizada.

Manifestaciones clínicas

Las variantes leves de enfermedad pueden no producir síntomas, mientras que los cuadros avanzados originan tos y disnea intensa, en particular durante el ejercicio. La radiografía de tórax en la enfermedad temprana revela imágenes nodulares finas y en las formas más graves se aprecian tractos de tejido fibroso y fibrosis masiva progresiva (fig. 7-8). La enfermedad puede avanzar mucho después que ha cesado la exposición al polvo. Además del incremento del riesgo de cáncer pulmonar, los pacientes con silicosis tienen mayor propensión a sufrir tuberculosis e infecciones micobacterianas no tuberculosas y micóticas.

Función pulmonar

Las alteraciones son similares a las observadas en la neumoconiosis de los trabajadores del carbón, pero suelen ser más graves. En la enfermedad avanzada puede existir fibrosis intersticial generalizada, con una alteración ventilatoria de tipo restrictivo, hipoxemia en particular con el ejercicio, así como una disminución de la capacidad de difusión.

Enfermedades relacionadas con el amianto

El amianto es un silicato mineral, fibroso y natural, que se usa en diversas aplicaciones industriales, entre ellas el aislamiento térmico, el revestimiento de tuberías, materiales para techos y revestimiento de frenos. Las fibras de amianto son largas y finas, y es posible que sus características aerodinámicas les permitan penetrar a profundidad en los pulmones. Cuando se depositan en ellos, pueden quedar recubiertas

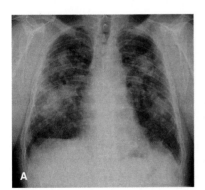
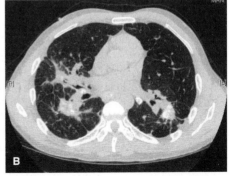

Figura 7-8. Imágenes del tórax en la fibrosis masiva progresiva. A. Radiografía simple de tórax que revela opacidades bilaterales en parches y confluentes. **B.** Corte único de una tomografía computarizada de tórax en que se observan opacidades en parches bilaterales densas. Las áreas blancas prominentes dentro de las opacidades corresponden a calcificación.

por material proteináceo, y si se expulsan con la expectoración se denominan cuerpos de amianto.

Se reconocen tres riesgos para la salud:

1. Fibrosis pulmonar (asbestosis): se desarrolla de manera gradual tras una exposición intensa y se manifiesta por disnea progresiva (en particular durante el ejercicio), debilidad, dedos en palillo de tambor y estertores subcrepitantes basales. La radiografía de tórax revela opacidades reticulares en las bases, que se asemejan a las observadas en la fibrosis pulmonar idiopática. Estas dos pueden diferenciarse por el hecho de que los pacientes con asbestosis a menudo tienen placas de amianto calcificadas. En la enfermedad avanzada, las pruebas funcionales respiratorias muestran un típico patrón restrictivo, con reducción de la capacidad vital y de la distensibilidad pulmonar. En un momento relativamente temprano de la evolución de la enfermedad se produce una disminución de la capacidad de difusión.
2. Carcinoma bronquial: el riesgo se incrementa sobremanera cuando al mismo tiempo hay tabaquismo.
3. Enfermedad pleural: puede presentarse con engrosamiento y placas pleurales, que suelen ser inocuas, derrames pleurales o mesotelioma maligno. El mesotelioma es un cáncer agresivo que puede desarrollarse incluso 40 años tras la exposición. Se asocia con una restricción progresiva del movimiento torácico, dolor torácico intenso y una evolución con deterioro rápido que no es muy susceptible al tratamiento.

Otras neumoconiosis

Hay otros polvos de sustancias que también causan neumoconiosis simple, por ejemplo el hierro y sus óxidos, que causan siderosis y producen un aspecto radiográfico muy moteado, así como el antimonio y el estaño. La exposición al berilio genera lesiones granulomatosas de tipo agudo o crónico, con manifestaciones pulmonares que incluyen fibrosis intersticial y se asemejan a las de la sarcoidosis. Actualmente esta enfermedad es mucho menos frecuente, debido al estricto control del berilio en la industria.

Bisinosis

Algunos polvos orgánicos inhalados causan reacciones de las vías respiratorias, en lugar de reacciones alveolares. Un buen ejemplo es la bisinosis, que aparece tras la exposición al polvo del algodón, especialmente en la sala de cardado, donde las fibras se desenredan, limpian y luego se entremezclan.

No se conoce totalmente la patogenia, pero parece que la inhalación de algunos componentes activos de las brácteas (hojas que rodean el tallo de la bola de algodón) produce la liberación de histamina por los mastocitos de los pulmones. La broncoconstricción resultante causa disnea y sibilancias. Una característica de esta enfermedad es que los síntomas empeoran al entrar en el taller de hilado, sobre todo tras un período de ausencia. Por este motivo, a veces se conoce como la «fiebre del lunes».

Los síntomas se parecen a los del asma e incluyen disnea, opresión torácica, sibilancias y tos irritativa. Los trabajadores que ya sufren bronquitis crónica o asma son especialmente susceptibles.

Las pruebas funcionales respiratorias muestran un patrón obstructivo, con disminuciones del volumen espiratorio forzado (FEV_1, *forced expiratory volume*), la capacidad vital forzada (FVC, *forced vital capacity*), el FEV_1/FVC y el flujo espiratorio forzado ($FEF_{25-75\%}$). La resistencia de la vía aérea y la heterogeneidad de la ventilación aumentan. Estas alteraciones suelen empeorar de forma gradual a lo largo de un día de trabajo, pero se produce una recuperación parcial o completa por la noche o el fin de semana. No hay signos de afectación parenquimatosa y la radiografía de tórax es normal. No obstante, los estudios epidemiológicos demuestran que la exposición diaria causa, tras 20 años o más, una alteración permanente de la función respiratoria del tipo que se asocia a la enfermedad pulmonar obstructiva crónica (EPOC).

Asma laboral

Son diversas las ocupaciones que conllevan una exposición a polvos orgánicos alergénicos, y algunas personas presentan hipersensibilidad. Estas personas incluyen trabajadores de harineras sensibles al gorgojo del trigo, trabajadores expuestos a cedro rojo oriental, impresores expuestos a la goma arábiga y trabajadores que manipulan pieles o plumas. El diisocianato de tolueno (TDI, *toluene diisocyanate*) es un caso especial, porque algunas personas presentan una sensibilidad extrema a esta sustancia, que se usa en la fabricación de productos de poliuretano. De manera similar a la bisinosis, los síntomas, los signos y las anomalías de la función pulmonar pueden ceder durante los períodos en que haya alejamiento del ambiente laboral.

NEOPLASIAS

Carcinoma bronquial

En este libro se aborda la función del pulmón enfermo y el modo en que se mide mediante pruebas funcionales respiratorias. En las neoplasias, este no suele ser un tema importante, porque, excepto en la enfermedad muy avanzada, los efectos del cáncer pulmonar sobre la función pulmonar son a menudo menores en comparación con cuestiones más importantes, como el diagnóstico, la estadificación y el tratamiento. Por lo tanto, esta sección es aquí un tanto breve y, para obtener más detalles de esta afección, deberán consultarse tratados de anatomía patológica o medicina interna.

A pesar de ser una enfermedad prevenible del todo, el cáncer pulmonar sigue teniendo una elevada frecuencia y ahora es la causa fundamental de mortalidad por cáncer tanto en hombres como en mujeres en Estados Unidos.

Patogenia

Hay pruebas concluyentes de que el consumo de cigarrillos es un factor importante. Los estudios epidemiológicos demuestran que una persona que fuma 20 cigarrillos al día tiene una probabilidad 20 veces mayor de fallecer por esa enfermedad en comparación con una persona no fumadora del mismo sexo y edad. Además, el riesgo desciende drásticamente si la persona deja de fumar.

Los agentes etiológicos específicos en el consumo de cigarrillos son dudosos, pero hay muchas posibles sustancias carcinógenas, entre ellas los hidrocarburos aromáticos, los fenoles y los radioisótopos. Gran cantidad de partículas del humo son submicrométricas, y penetran mucho en los pulmones. Sin embargo, el hecho de que muchos carcinomas broncógenos se originen en bronquios de gran tamaño sugiere que el depósito por impacto o sedimentación puede tener un papel importante (v. fig. 7-2). Además, los grandes bronquios están expuestos a una elevada concentración de productos del humo del tabaco, ya que el material se transporta desde las regiones más periféricas mediante el sistema mucociliar. Las personas que inhalan el humo de otras (fumadores pasivos) tienen un mayor riesgo. Es demasiado pronto para saber cómo modificarán los cigarrillos electrónicos el riesgo de cáncer pulmonar.

Existen otros factores etiológicos. Los habitantes de las ciudades presentan mayor riesgo, lo que sugiere que la contaminación atmosférica también interviene. Este hallazgo no sorprende al contemplar la diversidad de irritantes crónicos de las vías respiratorias que hay en el aire de las ciudades (v. fig. 7-1). También hay factores laborales, en especial, la exposición a cromatos, níquel, arsénico, amianto y gases radioactivos.

Clasificación

La mayor parte de las neoplasias pulmonares pertenece a una de dos categorías: carcinoma microcítico y carcinoma no microcítico.

A. *Carcinomas microcíticos.* Contienen una población homogénea de células con aspecto similar a la avena que les dan un aspecto característico. Son altamente malignos y cuando se diagnostican a menudo ya han hecho metástasis. Estos tumores se presentan a menudo como masas centrales grandes. Son infrecuentes en la periferia pulmonar y suelen no formar cavernas.

B. *Carcinomas no microcíticos.* Es por hoy la variante más común de cáncer pulmonar e incluye varios subtipos.

1. Los *adenocarcinomas* son ahora el carcinoma no microcítico más común, con incidencia creciente, sobre todo en mujeres. Por lo común se presentan en la periferia del pulmón, muestran diferenciación glandular y a veces producen moco.

2. Los *carcinomas escamosos* tienen una apariencia microscópica característica, lo que incluye puentes intercelulares, queratina y células con un patrón similar a un remolino o nido. La mayoría de cánceres de células escamosas aumentan en las vías respiratorias proximales, pero pueden verse lesiones periféricas. A veces hay formación de cavernas, sea con lesiones centrales o periféricas.

3. Los *carcinomas macrocíticos* son cánceres epiteliales que carecen de características glandulares o escamosas y, por lo tanto, no pueden clasificarse como adenocarcinomas o carcinomas de células escamosas. Tienden a presentarse en la periferia del pulmón y a mostrar necrosis.

Carcinoma bronquioalveolar fue un término utilizado formalmente para describir un cuarto tipo de carcinoma no microcítico marcado por ubicación periférica, citología bien diferenciada, crecimiento que rebasa los tabiques alveolares y la capacidad de dispersarse por las vías respiratorias o linfáticas. Los esquemas de clasificación más recientes ubican ahora a estos tumores en una de varias subcategorías de adenocarcinoma, por ejemplo, adenocarcinoma *in situ* o adenocarcinoma de mínima invasividad.

Algunos tumores muestran una heterogeneidad de tipo celular que dificulta la clasificación. También existen otras variedades de neoplasias pulmonares, entre ellas tumores carcinoides y mesotelioma, que no corresponden con este sistema de clasificación.

Manifestaciones clínicas y diagnóstico

La tos no productiva y la hemoptisis son síntomas tempranos comunes, mientras que la pérdida de peso es un signo de enfermedad avanzada. Los tumores que comprimen el nervio laríngeo recurrente izquierdo pueden inducir disfonía, en tanto se identifica disnea en neoplasias que producen derrames pleurales grandes u obstrucción bronquial. De acuerdo con el tamaño, la localización y la extensión del tumor, los pacientes pueden tener exploraciones físicas negativas o linfadenopatía y signos de colapso lobular, consolidación o derrame pleural. La radiografía de tórax es útil para el diagnóstico, no obstante los carcinomas pequeños pueden ser solo visibles en la tomografía computarizada (TC) de tórax o en la broncoscopia. La biopsia guiada mediante TC, la mediastinoscopia y distintas técnicas broncoscópicas, entre ellas la ecografía endobronquial, se utilizan para facilitar el diagnóstico temprano. La citología del esputo puede ser útil en un número limitado de pacientes.

Función pulmonar

En la medida en que la función pulmonar sea típicamente normal en la enfermedad inicial, es frecuente el deterioro en la enfermedad grave moderadamente avanzada. Un gran derrame pleural causa un defecto restrictivo, como una atelectasia (colapso) de un lóbulo tras una obstrucción bronquial completa. La obstrucción parcial de un gran bronquio puede producir un patrón obstructivo. La obstrucción puede ser producida por un tumor dentro del lumen de la vía aérea, o por la compresión por una masa o linfadenopatía externa a la vía aérea. A veces se observa que el movimiento del pulmón del lado afectado se retrasa con respecto al del pulmón normal, y el aire puede producir ciclos de un lado a otro entre los lóbulos normales y los obstruidos (v. *West. Fisiología respiratoria. Fundamentos*, 11.ª ed.). Este ciclo se denomina *pendelluft* (aire oscilante). La obstrucción completa de un bronquio principal suele generar un patrón restrictivo, con FEV_1 y FVC bajos, pero con un cociente FEV_1/FVC normal.

Si bien las anomalías de la función pulmonar no son una característica prominente de muchas neoplasias pulmonares, la valoración de la función pulmonar tiene un papel clave en el manejo de algunos pacientes. Cuando los tumores son susceptibles a la resección quirúrgica, los pacientes se someten a pruebas de función pulmonar para determinar si pueden tolerar el procedimiento quirúrgico planeado o requieren una resección menos amplia.

ENFERMEDADES INFECCIOSAS

Las enfermedades infecciosas tienen una gran importancia en el ámbito de la neumología. Sin embargo, excepto por la hipoxemia, no suelen causar patrones específicos de alteración de la función pulmonar, y las pruebas funcionales respiratorias tienen escaso valor en la evaluación de estos pacientes. Dado que esta obra trata sobre la función del pulmón enfermo y su medición a través de pruebas funcionales respiratorias, las enfermedades infecciosas no se analizan en gran detalle. Para obtener más información, el lector debe consultar un tratado de medicina interna o de anatomía patológica.

Neumonía

Este término se refiere a la inflamación del parénquima pulmonar asociada a la ocupación alveolar por exudado. Si bien esto se debe con más frecuencia a infecciones por bacterias como *Streptococcus pneumoniae* o *Legionella pneumophila*, también pueden identificarse en infecciones por virus, entre otros el de la gripe y SARS-CoV-2, u hongos (que se analizan más adelante).

Anatomía patológica

Los alvéolos están repletos de células, principalmente leucocitos polimorfonucleares. Esta afección suele resolverse, restableciéndose la morfología normal. Sin embargo, la supuración puede causar necrosis tisular y producir un absceso pulmonar. Son formas especiales de neumonía las que se producen tras la aspiración de líquido gástrico, o de aceite mineral o animal (neumonía lipoidea).

Manifestaciones clínicas

Varían de forma notable según el microorganismo responsable, la edad del paciente y su estado general. Entre las características usuales de la neumonía bacteriana se encuentran el malestar general, la fiebre y la tos, que a menudo es productiva, con esputo purulento. El dolor pleural se presenta cuando la neumonía se extiende hasta el tejido pulmonar periférico que está en contacto con la superficie pleural. En la exploración se observa taquipnea superficial, taquicardia y, a veces, cianosis. Suele haber signos de consolidación, y en la radiografía de tórax se observa una opacificación (fig. 7-9). Esto puede afectar a todo un lóbulo (neumonía lobular), pero con frecuencia hay una distribución en parches y concentrada en torno a las vías aéreas (bronconeumonía). Las neumonías virales tienden a producir opacidades bilaterales diseminadas, más que una consolidación localizada. Junto con la neumonía puede desarrollarse un derrame, que se denomina paraneumónico y que de infectarse se conoce como empiema. El examen y cultivo de esputo a menudo permite identificar el microorganismo del que depende, aunque algunas especies que causan neumonía, por ejemplo *Legionella* y micoplasma, no crecen con facilidad en medios de cultivo comunes. En algunos casos se recurre al análisis de antígenos en orina para identificar ciertas especies de *Streptococcus* y *Legionella*.

Función pulmonar

Debido a que la región neumónica no se ventila, causa cortocircuito e hipoxemia. La gravedad de tales condiciones depende de la cantidad de pulmón involucrada por

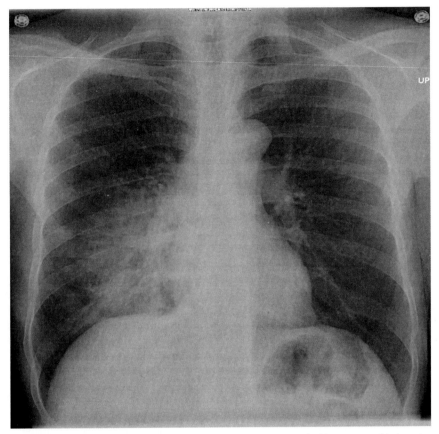

Figura 7-9. Radiografía torácica de un paciente con neumonía. Hay una opacidad en el lóbulo inferior derecho.

la neumonía y el flujo sanguíneo pulmonar local, el cual puede reducirse de manera sustancial, ya sea por el proceso morboso mismo o por vasoconstricción hipóxica. Cuando una neumonía se complica con un síndrome de insuficiencia respiratoria aguda, es posible identificar hipoxemia intensa y disminución de la distensibilidad. La retención de dióxido de carbono no suele observarse en la neumonía como consecuencia del incremento de la ventilación de las regiones no afectadas del pulmón, mientras que el movimiento torácico puede estar limitado por el dolor pleural o por un derrame pleural.

Tuberculosis

La tuberculosis (TB) pulmonar adquiere muchas formas. La enfermedad avanzada es mucho menos común ahora en muchas partes del mundo debido a las mejorías de la salud pública y el incremento de la disponibilidad de antituberculosos eficaces, aunque la enfermedad sigue siendo frecuente en el África subsahariana, sobre todo entre gente infectada con el VIH. Sin embargo, aún se observan casos en países con ingresos altos debido a la mayor facilidad para viajar y a la frecuencia de la inmigración a partir de regiones en que la TB es endémica.

Ante la infección inicial, conocida como TB primaria, la mayoría de las personas permanece asintomática, aunque algunas desarrollan fiebre, opacidades parenquimatosas y linfadenopatía hiliar. También se encuentran derrames pleurales aislados. Sea que los pacientes manifiesten síntomas o no, una vez que la infección primaria se controla, los bacilos permanecen a menudo en el paciente, alojados dentro de granulomas. Esta situación, conocida como infección por TB latente, puede identificarse por una respuesta de hipersensibilidad en la prueba cutánea de TB o a través de ensayos que detectan liberación de interferón γ por los linfocitos de la sangre estimulados por antígenos de TB.

Si se conserva la inmunidad celular, la mayoría de pacientes nunca desarrollan enfermedad activa otra vez. Los individuos que tienen defectos a través de la inmunidad celular, por ejemplo infección por VIH o uso de inmunosupresores, pueden desarrollar TB por reactivación, la cual a menudo se presenta con inicio subagudo de disnea, tos productiva, hemoptisis y síntomas constitucionales junto con opacidades del lóbulo más superior, fibrosis y cavernas. Las fibrosis extensas pueden resultar en deterioro restrictivo de la función pulmonar.

Aunque los tratamientos antituberculosos eficaces son más asequibles, el surgimiento de cepas de bacilos multirresistentes y con resistencia extendida (MDR-TB y XDR-TB, respectivamente) persisten como preocupación latente.

Infecciones por hongos

Las infecciones micóticas, incluidas la histoplasmosis, la coccidioidomicosis y la blastomicosis, pueden causar neumonía. Debido a que los microorganismos son endémicos de regiones específicas del país, la infección por lo general solo se ve en individuos que viven en, o viajan a, regiones asociadas a dichos microorganismos, por ejemplo San Joaquín Valley en California u otras regiones del suroeste de Estados Unidos, donde se observa *coccidioidomicosis*. Muchas infecciones son asintomáticas, en tanto la enfermedad grave puede verse con exposición prolongada o en individuos inmunodeprimidos. Las especies de *Cryptococcus* pueden causar neumonía tanto en individuos inmunocompetentes como en inmunodeprimidos.

Afectación pulmonar por VIH

El VIH a menudo abarca el pulmón, en el cual el riesgo y tipo de infección dependen del grado de inmunodepresión. La neumonía y TB bacterianas pueden presentarse bajo cualquier grado de inmunodepresión, mientras que las infecciones por *Pneumocystis jirovecii*, *Mycobacterium avium-intracellulare* e infecciones por citomegalovirus se presentan cuando disminuye el recuento de células CD4+ por debajo de límites específicos. El sarcoma de Kaposi puede ocurrir en el pulmón. Si pacientes de grupos de alto riesgo, como personas que utilizan drogas intravenosas o tienen a menudo relaciones sexuales sin protección, se presentan con dichos problemas pulmonares, deben valorarse por presencia de VIH.

ENFERMEDADES SUPURATIVAS

Bronquiectasia

Esta enfermedad se caracteriza por aumento de volumen permanente de los bronquios con supuración local, como resultado de infección crónica e inflamación y, en algunos casos, deterioro de la depuración de las vías respiratorias. Se presenta con una variedad de problemas, por ejemplo neumonía recurrente, deficiencias inmunitarias como hipogammaglobulinemia, discinesias ciliares u obstrucción de vías aéreas debida, entre otros motivos, a la retención de un cuerpo extraño en las vías respiratorias o a compresión crónica extrínseca.

Anatomía patológica

La mucosa de los bronquios afectados muestra pérdida de epitelio ciliado, metaplasia escamosa e infiltración con células inflamatorias. Durante las exacerbaciones infecciosas, la luz contiene pus. En etapas avanzadas, la periferia pulmonar a menudo muestra fibrosis y cambios inflamatorios crónicos.

Manifestaciones clínicas

La característica principal es una tos productiva crónica con grandes cantidades de esputo amarillo o verde que puede intensificarse después de infecciones de vías respiratorias superiores. Los pacientes pueden tener mal aliento y ser propensos a hemoptisis masiva debido a hipertrofia de la circulación bronquial. A menudo son audibles estertores húmedos, y en casos graves se observa hipocratismo digital. La radiografía de tórax muestra aumento de marcas del parénquima y vías respiratorias dilatadas con paredes engrosadas. Las vías aéreas dilatadas se observan con facilidad en imágenes de TC torácica (fig. 7-10).

Función pulmonar

La afección leve no causa pérdida funcional alguna. En los casos más avanzados hay una disminución del FEV_1 y de la FVC a causa de cambios inflamatorios crónicos, entre ellos la fibrosis. Las mediciones con isótopos radioactivos muestran una disminución de la ventilación y del flujo sanguíneo pulmonar en el área afectada, aunque puede existir un aporte arterial bronquial muy elevado en el tejido dañado. A veces aparece hipoxemia por el flujo sanguíneo que atraviesa la región pulmonar no ventilada.

Fibrosis quística

La fibrosis quística (FQ) se debe a pérdida de la función del regulador transmembranario de la fibrosis quística (RTFQ), una proteína transmembranaria presente en una variedad de tipos y tejidos celulares. Aunque el pulmón es el órgano primario afectado, la FQ también afecta a hígado, páncreas, gónadas y otros órganos.

Patogenia

Si bien la mutación ΔF508 es la más frecuente, existen muchas otras que afectan al gen *CFTR*. Tienen manifestaciones diversas, entre ellas ausencia o deficiencia de la

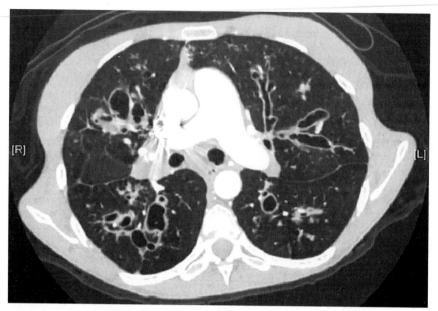

Figura 7-10. **Tomografía de tórax que demuestra vías respiratorias dilatadas** y engrosadas en un paciente con bronquiectasia por fibrosis quística.

producción de la proteína, o bien anomalías de su plegamiento, regulación o transporte hacia la membrana celular. El resultado neto de todos los defectos lo constituyen grados variables de deterioro del transporte de sodio y cloro, lo cual desemboca en depuración deficiente de la mucosa o taponamiento de las vías respiratorias o conductos. En los pulmones, la merma de la salida de sodio del epitelio respiratorio reduce la hidratación de la capa mucosa periciliar, lo cual deteriora la depuración mucociliar y predispone a infección. Inevitablemente, las vías aéreas se colonizan con bacterias patogénicas, entre ellas *Staphylococcus aureus*, *Pseudomonas aeruginosa* y *Burkholderia cepacia*.

Puede presentarse atrofia de tejido pancreático y dilatación de conductos pancreáticos, de manera que se producen insuficiencias, tanto exocrina como endocrina. La primera reduce la absorción de vitaminas liposolubles, que es causa de desnutrición, y la segunda deriva en diabetes mellitus. Las secreciones espesas y la inflamación crónica en los ductillos biliares pueden propiciar hipertensión portal y cirrosis. La mayoría de pacientes hombres son estériles debido a azoospermia obstructiva por ausencia o atrofia de las estructuras de las vías reproductivas masculinas.

Manifestaciones clínicas

Algunos pacientes presentan manifestaciones de la enfermedad al nacimiento o en etapas tempranas de la vida, por ejemplo íleon meconial, infecciones recurrentes o retraso del crecimiento. Cuadros menos graves relacionados con mutaciones menos frecuentes pueden no manifestarse hasta más tarde en la niñez o incluso en la edad adulta. Los síntomas respiratorios incluyen tos productiva de esputo espeso abundante, infecciones torácicas frecuentes y baja tolerancia al esfuerzo. En algunos pacientes se presenta hemoptisis de alto volumen por la hemorragia a partir de las vías aéreas bronquiectásicas, que cuentan con una circulación bronquial hipertrófica. En ocasiones hay hipocratismo digital acentuado. En la auscultación pueden encontrarse estertores húmedos y secos. La radiografía torácica es anómala cuando la enfermedad inicia y muestra regiones de consolidación, fibrosis y cambios quísticos. En la actualidad se detectan muchos casos con el perfil neonatal, en que se buscan concentraciones elevadas de tripsinógeno inmunorreactivo en suero o mediante el análisis de ADN para identificar variantes del gen *CFTR*. El diagnóstico se confirma por concentraciones elevadas de cloro en sudor, mutaciones génicas específicas o una diferencia anómala del potencial nasal.

Durante muchos años la muerte ocurría casi siempre antes de llegar a la edad adulta, pero con el tratamiento mejorado centrado en la depuración de la secreción, el empleo de antibióticos supresores, el tratamiento agresivo de las recaídas, y las nuevas clases de medicamentos que se dirigen a los defectos moleculares específicos del RTFQ, la mediana de supervivencia es hoy en día superior a 45 años.

Función pulmonar

Como primeras alteraciones pueden observarse una distribución anómala de la ventilación y un aumento de la diferencia alveoloarterial de PO_2. Algunos investigadores documentan que las pruebas funcionales de las pequeñas vías respiratorias, como los índices de flujo con volúmenes pulmonares bajos, pueden detectar la afectación mínima. Hay una disminución del FEV_1 y del $FEF_{25-75\%}$ que no responde a los broncodilatadores. El volumen residual y la capacidad funcional residual están elevados, y puede haber una pérdida de la retracción elástica. Conforme la enfermedad progresa, merma la tolerancia al ejercicio y en etapas tardías los pacientes a menudo manifiestan obstrucción y restricción en la prueba de funcionamiento pulmonar.

CONCEPTOS CLAVE

1. Los contaminantes atmosféricos más importantes son monóxido de carbono, óxido de nitrógeno y de azufre, hidrocarburos, partículas y oxidantes fotoquímicos.

2. La mayor parte de los contaminantes son aerosoles y se depositan en los pulmones por impacto, sedimentación o difusión.

3. Los contaminantes depositados son eliminados por el sistema mucociliar, en las vías respiratorias, y por los macrófagos, en los alvéolos.

4. La neumoconiosis de los trabajadores del carbón y la silicosis derivan de la exposición a largo plazo al polvo de carbón y al sílice, respectivamente. En sus formas leves producen disnea y tos, junto con lesiones micronodulares en la radiografía de tórax, mientras que en la enfermedad más grave inducen disnea intensa y limitan la ejercitación, producen opacidades radiológicas más amplias y, en algunos casos, insuficiencia respiratoria progresiva.

5. Otras neumoconiosis son los trastornos relacionados con el amianto y la beriliosis. La bisinosis, que genera el polvo del algodón orgánico, y el asma

ocupacional son ejemplos de enfermedades producidas por polvos orgánicos inhalados y localizadas en las vías aéreas.

6. Las enfermedades infecciosas del pulmón, entre ellas la neumonía bacteriana y la viral, las infecciones micóticas y la tuberculosis, son una fuente importante de morbilidad y mortalidad en países con altos y bajos ingresos.

7. El carcinoma bronquial es causado principalmente por tabaquismo y es la causa más frecuente de muerte por cáncer en Estados Unidos. El pronóstico varía según el tipo y la etapa del cáncer.

8. La fibrosis quística está causada por una anomalía genética del RTFQ, que provoca una mucosidad anómala, bronquiectasia y deterioro de la función pulmonar.

CASO CLÍNICO

Un hombre de 19 años acude a urgencias porque expectora una gran cantidad de sangre. Al evaluarlo informa que a los 5 años de edad fue llevado al pediatra porque sufrió infecciones sinusales y respiratorias recurrentes, su prueba de cloro en sudor resultó elevada y tiene dos mutaciones génicas relacionadas con fibrosis quística. Estuvo bajo tratamiento apropiado varios años, pero desde que abandonó la escuela y dejó la casa paterna no ha tomado medicamento alguno ni realizado sus técnicas regulares de depuración de las vías respiratorias. Afirma que su respiración ha empeorado los últimos 6 meses y que a diario tiene una tos productiva con cantidades grandes de esputo amarillo espeso. En la exploración se encuentra afebril pero con taquipnea. Tiene estertores secos difusos que abarcan todos sus pulmones, una fase espiratoria prolongada e hipocratismo digital. Se le realiza una radiografía torácica, que muestra lo siguiente:

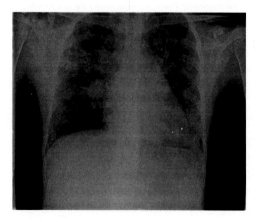

Continúa

CASO CLÍNICO *(cont.)*

Preguntas

- ¿Cuál es la base fisiopatológica de su enfermedad?
- ¿Cuáles son las estructuras tubulares vistas en las regiones pulmonares mesosuperiores en su radiografía torácica?
- ¿Qué cambios en la función pulmonar se esperaría ver en la prueba de función pulmonar detallada?
- ¿Por qué son importantes las técnicas de depuración de las vías respiratorias regulares para la salud a largo plazo de este paciente?
- ¿Por qué expectora cantidades profusas de sangre?

PREGUNTAS

Elegir la mejor respuesta para cada pregunta.

1. Un hombre senil de 70 años sin antecedentes de tabaquismo se presenta con 8 meses de empeoramiento de la disnea y tos no productiva. Lleva muchos años como trabajador confinado en espacios cerrados de astilleros. En el examen muestra una frecuencia respiratoria con volúmenes pequeños y crepitantes finos en las bases de sus pulmones. Una radiografía torácica sencilla revela opacidades reticuloides basilares y placas pleurales calcificadas. La espirometría muestra un FEV_1 del 65 % y una FVC del 69 % predichas, así como un cociente FEV_1/FVC de 0,83. ¿Cuál de los diagnósticos es el más probable?
   A. Asbestosis.
   B. Beriliosis.
   C. Enfermedad pulmonar obstructiva crónica.
   D. Neumoconiosis de los trabajadores del carbón.
   E. Silicosis.

2. Una mujer de 24 años con historial de 5 años de consumo de drogas inyectadas pero sin otro dato médico en su anamnesis, se evalúa por deterioro disneico y tos seca las últimas 2 semanas. En el examen se muestra taquipneica con una saturación de oxígeno del 85 % al tomar aire. Sus venas del cuello no están abultadas, su examen cardíaco es normal y muestra estertores difusos en la auscultación. Después una radiografía torácica revela opacidades bilaterales difusas, se obtiene una muestra de esputo que indica indicios de neumonía por *Pneumocystis jirovecii*. ¿Cuál es la prueba diagnóstica más apropiada?
   A. Ecocardiografía.
   B. Prueba de anticuerpo contra VIH.
   C. Espirometría.
   D. Prueba del cloro en sudor.
   E. Prueba de tuberculosis en piel.

3. Se produce un accidente en una fábrica de papel local. Como parte de la respuesta de emergencia, un ingeniero de servicios ambientales mide el tamaño (identificado por el diámetro) y la cantidad de partículas liberadas al interior de la fábrica donde se encontraban los trabajadores en el momento del accidente, y genera el histograma de frecuencia siguiente.

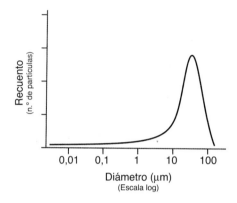

¿En qué zona de las vías respiratorias de estos trabajadores tienen más probabilidad de haberse depositado las partículas en el momento del accidente?
A. Espacio alveolar.
B. Bronquios.
C. Nariz y nasofaringe.
D. Bronquíolos respiratorios.
E. Bronquíolos terminales.

4. Un hombre de 46 años es evaluado en urgencias durante 2 días de evolución con fiebre, intensificación de la disnea y tos productiva con expectoración de color óxido. Su saturación de oxígeno en el momento del ingreso es del 88 % mientras respira aire ambiental, su presión arterial es de 115/78 mm Hg. Su estado mental es normal pero muestra taquipnea, con matidez a la percusión y disminución de los ruidos respiratorios en la base pulmonar derecha. Su piel se palpa cálida y no muestra moteado. Una radiografía de tórax revela una opacidad localizada en el lóbulo inferior derecho. ¿Cuál de las siguientes es la causa más probable de la hipoxemia del paciente?
A. Disminución del gasto cardíaco.
B. Alteración de la difusión.
C. Hipoventilación.
D. Vasoconstricción hipóxica.
E. Cortocircuito.

5. Una niña de 12 años es enviada a la clínica pulmonar pediátrica para ser valorada por infecciones recurrentes de las vías respiratorias. Su madre señala que ha cursado con episodios múltiples de neumonía e infecciones sinusales en los últimos 10 años. Incluso entre estas infecciones es frecuente que presente

tos productiva con expectoración espesa. Su peso está en el percentil 20 para la edad y en el examen se identifican sibilancias espiratorias diseminadas. Se realiza una radiografía de tórax que muestra dilatación de múltiples vías aéreas con engrosamiento de la pared. Se realizan pruebas genéticas y se identifica homocigosis para la mutación ΔF508. ¿Cuál de los siguientes defectos del sistema inmunitario o la función de la vía aérea tiene más probabilidad de explicar los problemas observados en esta paciente?

A. Disminución de la actividad del complemento.
B. Disminución del flujo de salida de sodio del epitelio respiratorio.
C. Compromiso de la función de las células B.
D. Compromiso de la fagocitosis mediada por neutrófilos.
E. Aumento de la hiperreactividad bronquial.

6. Un trabajador de la construcción de 55 años acude a urgencias tras una exposición laboral a un gas poco soluble, pero con potencial tóxico. ¿Qué región de la vía respiratoria sería el sitio de mayor acumulación de las moléculas del gas?

A. Fosas nasales.
B. Pared posterior de la orofaringe.
C. Tráquea.
D. Bronquios principales.
E. Bronquíolos respiratorios.

7. Un hombre de 51 años es valorado por disnea progresiva durante el ejercicio y tos productiva crónica de 9 meses de evolución. Fumaba y trabajó durante 30 años como dinamitero, hasta que se retiró 2 años antes por dorsalgia crónica. En el examen muestra taquipnea leve y estertores diseminados al final de la inspiración en la auscultación pulmonar. Las pruebas de función pulmonar revelan un cociente FEV_1/FVC de 0,65, una capacidad pulmonar total del 68 % de la esperada y una capacidad de difusión del monóxido de carbono del 55 % de la esperada. Se realiza una radiografía de tórax, que se muestra a continuación.

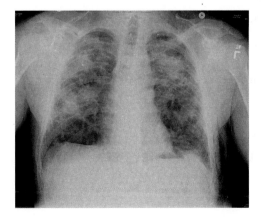

¿Cuál de las siguientes enfermedades tiene mayor riesgo de contraer en comparación con personas sanas?

A. Malformación arteriovenosa.
B. Legionelosis.
C. Neumonía neumocócica.
D. Tromboembolia venosa.
E. Tuberculosis.

8. Una mujer de 67 años con antecedente de tabaquismo de 30 paquetes-año acude para valoración por hemoptisis. Refiere expulsar volúmenes de sangre del tamaño de una moneda y señala un empeoramiento de la disnea durante el ejercicio, así como una pérdida de peso de 5 kg en los últimos 2 meses. Se le realiza una TC de tórax, que no revela evidencia de opacidades pulmonares o enfisema, pero sí una posible masa en el bronquio principal derecho. Se le deriva para broncoscopia, que confirma una lesión endobronquial que produce una estenosis del 50 % del diámetro de la vía aérea. ¿Qué se esperaría observar en las pruebas de función pulmonar en esta paciente?

A. Disminución del volumen de cierre.
B. Disminución del cociente FEV_1/FVC.
C. Disminución del volumen residual.
D. Disminución de la capacidad pulmonar total.
E. Incremento de la capacidad de difusión del monóxido de carbono.

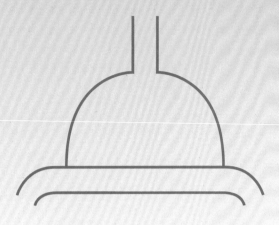

Parte III

Función del fallo pulmonar

La insuficiencia respiratoria es el resultado de muchos tipos de neumopatías agudas o crónicas. Esta parte está dedicada a los principios fisiológicos de la insuficiencia respiratoria y sus principales formas de tratamiento: administración de oxígeno y ventilación mecánica.

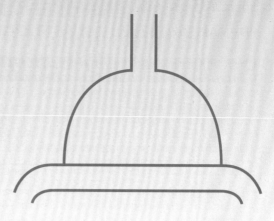

Insuficiencia respiratoria

8

Se dice que la insuficiencia respiratoria aparece cuando los pulmones no pueden oxigenar la sangre arterial adecuadamente, no pueden evitar la retención de CO_2 o ambas cosas. Se trata de un proceso que puede ser agudo o crónico. Si bien una PO_2 inferior a 60 mm Hg o una PCO_2 superior a 50 mm Hg a menudo se citan como evidencia de insuficiencia respiratoria, no existen umbrales absolutos para estos valores. En vez de esto, determinar si un paciente se encuentra o no en insuficiencia respiratoria depende no solo de la PO_2 y la PCO_2, sino también de diversos factores clínicos. Al final del capítulo el lector debe ser capaz de:

- Describir las diferencias entre insuficiencia respiratoria aguda, crónica y crónica agudizada, e identificar las enfermedades asociadas con cada entidad.
- Describir las causas y los efectos de la hipoxemia y la hipercapnia en pacientes con insuficiencia respiratoria.
- Describir las anomalías de la función pulmonar en la insuficiencia respiratoria, entre ellas los cambios del estado acidobásico, la resistencia, la distensibilidad y la función neuromuscular.
- Describir las características patológicas y clínicas, así como las anomalías de la función pulmonar, en los síndromes de dificultad respiratoria aguda y neonatal.
- Describir los principios básicos del tratamiento para la insuficiencia respiratoria y el modo en que se relacionan con las anomalías de la función pulmonar.

TIPOS DE INSUFICIENCIA RESPIRATORIA

Insuficiencia respiratoria es un término amplio que abarca muchas entidades. Pueden agruparse en una de tres categorías generales.

Insuficiencia respiratoria aguda

Esta categoría incluye los procesos que evolucionan a la insuficiencia respiratoria en un período breve, que va de pocos minutos hasta varios días. Por ejemplo, se encuentran las neumonías fulminantes, víricas o bacterianas, las exacerbaciones del asma, la embolia pulmonar y la exposición a la inhalación de sustancias tóxicas como el cloro o los óxidos de nitrógeno. Si bien muchos casos de insuficiencia respiratoria aguda son problemas que dependen en particular de la oxigenación (insuficiencia respiratoria hipoxémica aguda), otros procesos agudos son fundamentalmente trastornos de la ventilación (insuficiencia respiratoria hipercárbica aguda), como en el caso de una sobredosis de opiáceos o en los trastornos neuromusculares agudos como el síndrome de Guillain-Barré o el botulismo.

Insuficiencia respiratoria crónica

Esta categoría incluye trastornos en que los problemas de la oxigenación, la ventilación o ambos persisten durante meses o años. Los mejores ejemplos son las personas con hipoxemia crónica con o sin retención de CO_2, como consecuencia de una enfermedad pulmonar obstructiva crónica (EPOC) grave, y aquellos con insuficiencia respiratoria hipoxémica crónica secundaria a fibrosis pulmonar idiopática. Este último grupo puede desarrollar insuficiencia ventilatoria crónica en las fases avanzadas de la enfermedad. La insuficiencia ventilatoria crónica también puede identificarse en personas con obesidad mórbida y en aquellos con trastornos neuromusculares crónicos como la distrofia muscular de Duchenne, el síndrome pospoliomielítico y la esclerosis lateral amiotrófica. Estos pacientes suelen ser capaces de realizar actividad física limitada a pesar de la reducción de la PO_2 y el aumento de la PCO_2 de tipo crónico.

Insuficiencia respiratoria crónica agudizada

Este trastorno hace referencia a la intensificación aguda de los síntomas y de la función pulmonar en personas con enfermedad cardiopulmonar de larga evolución. Es un problema importante y frecuente en pacientes con EPOC, fibrosis quística, insuficiencia cardíaca y fibrosis pulmonar idiopática. En condiciones normales, estos pacientes viven en un estado de estabilidad o de lento deterioro de la función pulmonar y tienen una reserva fisiológica limitada. En respuesta a las infecciones de las vías respiratorias o a otros episodios desencadenantes que no siempre se identifican, pueden experimentar un deterioro marcado de la relación ventilación-perfusión o la mecánica pulmonar que, por efecto de sus reservas de función pulmonar limitadas, agravan con rapidez la hipoxemia, la ventilación, el trabajo respiratorio o todos ellos.

FISIOLOGÍA PULMONAR EN LA INSUFICIENCIA RESPIRATORIA

En las personas con insuficiencia respiratoria es posible observar varias modificaciones de la función pulmonar, en que la mezcla específica y la magnitud de los cambios varían de una persona a otra de acuerdo con la causa de la insuficiencia respiratoria y la velocidad de inicio.

Hipoxemia

La hipoxemia es una característica común en la mayor parte de las variantes de insuficiencia respiratoria. Aunque algunos signos, por ejemplo cianosis, taquicardia y estado mental alterado proporcionan claves de la presencia de hipoxemia, la mayoría de los pacientes se identifican porque al principio se muestran hipóxicos dada la presencia de saturación de oxígeno baja en la oximetría de pulso. Tan pronto la hipoxemia se identifica de esta manera, es útil la medición de PO_2 por gasometría arterial para establecer el grado de hipoxemia y valorar la causa subyacente.

Causas de la hipoxemia

Los cuatro mecanismos por los que se produce hipoxemia (hipoventilación, alteración de la difusión, cortocircuito y desequilibrio ventilación-perfusión) pueden contribuir a la grave hipoxemia de la insuficiencia respiratoria. Sin embargo, la causa más importante, con diferencia, es el desequilibrio ventilación-perfusión (incluyendo el flujo sanguíneo a través de zonas pulmonares sin ventilación). Este mecanismo es sobre todo responsable de la baja PO_2 arterial que se observa en la insuficiencia respiratoria, que surge como complicación de neumopatías obstructivas, neumopatías restrictivas, vasculopatías pulmonares y el síndrome de dificultad respiratoria aguda (SDRA).

Efectos de la hipoxemia

La hipoxemia leve produce pocas variaciones fisiológicas. Recuérdese que la saturación arterial de oxígeno sigue siendo del 90 % cuando la PO_2 es tan solo de 60 mm Hg con un pH normal (v. fig. 2-1). Las únicas anomalías son una leve alteración del rendimiento intelectual, una disminución de la agudeza visual y quizá una ligera hiperventilación.

Cuando la PO_2 arterial desciende con rapidez por debajo de 40-50 mm Hg, se observan efectos nocivos en varios sistemas orgánicos, cuyo alcance varía con base en la edad y la condición de salud subyacente de la persona afectada. El sistema nervioso central es muy vulnerable y, con frecuencia, el paciente presenta cefalea, somnolencia o alteración del estado mental. Una hipoxemia aguda e intensa puede causar convulsiones, hemorragias retinianas y lesión cerebral isquémica. A menudo hay taquicardia e hipertensión leve, debido en parte a la liberación de catecolaminas, pero en casos graves los pacientes pueden desarrollar bradicardia e hipotensión e incluso llegar al paro cardíaco. La función renal se altera, y es posible observar retención de sodio y proteinuria. También es posible observar hipertensión pulmonar.

Hipoxia tisular

Mientras la PO_2 arterial es un aspecto relevante en la insuficiencia respiratoria, la cuestión más importante es si el aporte de oxígeno a los tejidos es suficiente para satisfacer los requerimientos metabólicos y evitar la hipoxia tisular. Además de depender de la PO_2, el aporte de oxígeno es una función de diversos factores, la capacidad de oxigenación de la sangre, la afinidad de la hemoglobina con el oxígeno, el gasto cardíaco y la distribución del flujo sanguíneo. Las personas con PO_2 baja aún pueden mantener un aporte de oxígeno adecuado y evitar la hipoxia tisular si su función cardíaca y su concentración de hemoglobina son normales. De manera similar, la hipoxia tisular puede desarrollarse incluso cuando la PO_2 arterial es normal si existe disfunción cardíaca grave o la persona sufrió una pérdida hemática significativa.

La vulnerabilidad de los tejidos frente a la hipoxia varía de forma considerable. Los que tienen un mayor riesgo son el sistema nervioso central y el miocardio. La interrupción del flujo sanguíneo hacia la corteza cerebral produce una pérdida funcional de 4 s a 6 s, una pérdida de conciencia de 10 s a 20 s y cambios irreversibles de 3 min a 5 min.

Si la PO_2 tisular desciende por debajo de un nivel crítico, cesa la oxidación aeróbica, que es sustituida por la glucólisis anaeróbica, con la formación y liberación de cantidades cada vez mayores de ácido láctico. No se sabe con exactitud el nivel de PO_2 en que esto sucede y es probable que varíe según el tejido; no obstante, hay datos que indican que la PO_2 intracelular crítica es del orden de 1-3 mm Hg en la zona de las mitocondrias. La glucólisis anaeróbica es un método relativamente ineficaz para obtener energía a partir de la glucosa. No obstante, tiene un papel esencial en el mantenimiento de la viabilidad tisular en la insuficiencia respiratoria. Las grandes cantidades de ácido láctico que se forman se liberan en la sangre, causando acidosis metabólica. Si mejora la oxigenación tisular con posterioridad, el ácido láctico puede reconvertirse en glucosa o usarse directamente para obtener energía. La mayor parte de esta reconversión ocurre en el hígado.

Hipercapnia

Causas de la hipercapnia

En la insuficiencia respiratoria, la retención de CO_2 puede desarrollarse como consecuencia de la hipoventilación y el desequilibrio ventilación-perfusión. La hipoventilación es la causa de la insuficiencia respiratoria producida por enfermedades neuromusculares, como la esclerosis lateral amiotrófica, el botulismo y el síndrome de Guillain-Barré, así como la poliomielitis o por sobredosis de opiáceos, y por una alteración de la pared torácica, como la cifoescoliosis grave (v. fig. 2-3 y tabla 2-1). El desequilibrio ventilación-perfusión es el responsable en la EPOC grave y en la neumopatía parenquimatosa generalizada crónica. A pesar de la presencia de una anomalía ventilación-perfusión grave, algunos pacientes siguen teniendo una PCO_2 normal o baja en sangre arterial debido a los incrementos de la ventilación, que facilitan la eliminación del CO_2.

Una causa importante de la intensificación de la hipercarbia en algunos pacientes con insuficiencia respiratoria es el uso imprudente de la oxigenoterapia. Esto puede ocurrir por dos razones. En primer lugar, muchos pacientes con EPOC grave tienen retención crónica de CO_2 e hipoxemia. Mientras que las respuestas ventilatorias al CO_2 están limitadas en estas personas debido a los cambios acidobásicos compensatorios en la sangre y el líquido cefalorraquídeo, la hipoxemia proporciona un estímulo adicional para la ventilación, por encima del impulso respiratorio basal. La aplicación de oxígeno suplementario excesivo y los incrementos en extremo intensos de la PO_2 arterial suprimen la respuesta ventilatoria a la hipoxia, lo que determina una caída de la ventilación por minuto. En segundo lugar, al elevar la PO_2 alveolar con el oxígeno suplementario existe una liberación de la vasoconstricción hipóxica en las regiones mal ventiladas del pulmón. Esto produce a su vez un incremento del flujo sanguíneo hacia las regiones mal ventiladas, lo que intensifica el desequilibrio ventilación-perfusión y favorece la retención de CO_2. Este proceso de intensificación de la hipercarbia con la administración de oxígeno suplementario también puede observarse en personas con síndrome de hipoventilación por obesidad.

Efectos de la hipercapnia

El incremento de la PCO_2 tiene efectos múltiples, entre ellos el incremento del flujo sanguíneo cerebral y la presión intracraneal, el aumento de la estimulación de los quimiorreceptores centrales y periféricos, la intensificación de la vasoconstricción pulmonar hipóxica, la broncodilatación en las vías aéreas distales y un desplazamiento a la derecha de la curva de disociación de la hemoglobina (efecto Bohr). Uno de los efectos más importantes desde el punto de vista clínico es la alteración del estado mental en respuesta a la hipercapnia aguda intensa, un fenómeno que en ocasiones se denomina narcosis por CO_2. El impulso respiratorio y la ventilación por minuto se elevan al inicio tras incrementarse la PCO_2 arterial, pero si estas respuestas no pueden corregir el problema y la PCO_2 se eleva en mayor grado, el paciente puede desarrollar depresión del nivel de conciencia. Otros efectos clínicos incluyen inquietud, temblor, habla farfullante, asterixis (temblor aleteante) y fluctuaciones del estado de ánimo.

Acidobásico

Debido a que las distintas variantes de la insuficiencia respiratoria se desarrollan en marcos temporales diversos y se asocian con diferentes grados de hipoxemia y retención de CO_2, es posible observar distintas anomalías acidobásicas. Para empezar a apreciar estos cambios, puede examinarse la figura 8-1, que muestra un diagrama O_2-CO_2 (v. *West. Fisiología respiratoria. Fundamentos*, 11.ª ed.), en que una línea señala un cociente de intercambio respiratorio de 0,8.

La *hipoventilación* pura que determina la insuficiencia respiratoria desplaza la PO_2 y la PCO_2 arteriales en la dirección que indica la flecha A. En estos casos, la diferencia alveoloarterial de PO_2 es normal. Si se trata de un cambio agudo, como puede observarse en una sobredosis de opiáceos o en las fases tempranas del síndrome de Guillain-Barré (v. figs. 2-2 y 2-3), una gasometría arterial revelará una acidosis respiratoria aguda. Si la hipoventilación persiste varios días o más, como en el caso de la distrofia muscular, por ejemplo, la compensación renal aumentará el bicarbonato sérico, lo que elevará el pH arterial a valores normales. Este patrón se conoce como acidosis respiratoria compensada.

Un *desequilibrio grave del cociente ventilación-perfusión* se asocia con un incremento de la diferencia alveoloarterial de PO_2. La mayor parte de los casos se asocia con un desplazamiento a lo largo de la línea C o D. En tanto no existan hipoxia tisular y acidosis láctica, el primero no se relaciona con cambios de la condición acidobásica debido a que la PCO_2 se mantiene sin cambios, mientras que el segundo induce alcalosis respiratoria. Problemas agudos, como la neumonía o el SDRA, producen una alcalosis respiratoria aguda, y los problemas más crónicos, como la fibrosis pulmonar idiopática, se caracterizan por cambios compensatorios del bicarbonato sérico y una disminución del pH arterial hacia lo normal. Cuando la ventilación alveolar es insuficiente para mantener una PCO_2 arterial normal, se presenta un desplazamiento lo largo de la línea B. Este patrón se observa a menudo en la EPOC muy grave o en fases muy avanzadas de la fibrosis pulmonar idiopática. En estos casos, los pacientes manifiestan una acidosis respiratoria compensada.

Como se ha señalado, los pacientes con neumopatía crónica grave y una acidosis respiratoria compensada desarrollan en ocasiones una exacerbación de su enfermedad, lo que determina un aumento adicional de la PCO_2 por encima de su valor basal típico.

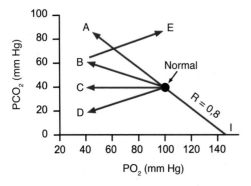

Figura 8-1. Patrones de PO_2 y PCO_2 arteriales en diferentes tipos de insuficiencia respiratoria. Obsérvese que la PCO_2 puede estar elevada, como en la hipoventilación pura *(línea A)*, o baja, como en el síndrome de dificultad respiratoria aguda *(línea D)*. (V. detalles en el texto.)

Esto hace que el pH caiga por debajo de lo normal mientras transcurre un tiempo suficiente para que exista una compensación renal adicional. La administración de oxígeno suplementario excesivo a un paciente con EPOC y retención de CO_2 mejora la PO_2 pero, como se ha señalado antes, puede incrementar la PCO_2 debido a la disminución de la ventilación y los cambios de la correspondencia ventilación-perfusión por efecto de la disminución de la vasoconstricción pulmonar hipóxica. Esto corresponde a un desplazamiento de B a E en la figura 8-1, y se asociaría con una intensificación de la acidemia.

La acidemia que se observa en muchos casos de insuficiencia respiratoria también puede agravarse si la retención de CO_2 va acompañada de una hipoxemia grave e hipoxia tisular, misma que, como se ha señalado antes, puede inducir a la liberación de ácido láctico y una acidosis metabólica. Esto puede exacerbarse por factores que comprometen la perfusión del órgano terminal, como el shock o la disminución del retorno venoso por un incremento de la presión intratorácica durante la ventilación mecánica.

Obstrucción de las vías respiratorias

En pacientes con EPOC y asma, la insuficiencia respiratoria suele precipitarse por un aumento de la resistencia de la vía aérea. Esto puede derivar de la combinación del incremento de las secreciones y el broncoespasmo tras una infección viral de las vías respiratorias, o la exposición al esmog o al aire frío. El incremento de la resistencia de la vía aérea también tiene un papel prominente en pacientes con edema pulmonar, por efecto de la combinación del líquido de edema en las vías aéreas, la broncoconstricción refleja por la estimulación de los receptores irritativos en las paredes de las vías aéreas y la infiltración peribronquial derivada del edema intersticial (v. fig. 6-5).

Distensibilidad

Los problemas que involucran al parénquima pulmonar y también al abdomen, la pared torácica y el espacio pleural, pueden reducir la distensibilidad del sistema respiratorio. Estos cambios pueden desarrollarse de forma aguda, como en el caso del edema pulmonar y el SDRA, o tener un desarrollo más crónico, como en la fibrosis pulmonar idiopática. Cuando esto ocurre, se requiere un mayor cambio de presión para alcanzar un volumen corriente determinado y mantener una ventilación adecuada. Esto obliga a realizar un mayor trabajo respiratorio, que puede ser difícil de mantener según la gravedad del problema y la reserva cardiopulmonar subyacente de la persona. Las disminuciones del volumen corriente pueden compensarse mediante el incremento de la frecuencia respiratoria, no obstante el trabajo respiratorio se mantiene elevado debido al aumento de los requerimientos ventilatorios que derivan de la mayor fracción de espacio muerto.

Función neuromuscular

Los cambios de la función neuromuscular pueden ser tanto causa como consecuencia de la insuficiencia respiratoria. Desde una perspectiva etiológica, la insuficiencia respiratoria puede desarrollarse cuando los centros respiratorios del tallo cerebral sufren depresión por fármacos como los opiáceos y las benzodiazepinas, o por problemas que afectan a los nervios periféricos, como la esclerosis lateral amiotrófica y el síndrome de Guillain-Barré, a la unión neuromuscular, como la miastenia grave y la intoxicación por anticolinesterásicos, o bien a los músculos mismos, como la distrofia muscular (v. fig. 2-2 y tabla 2-1). Las anomalías de la pared torácica, como la cifoescoliosis o el tórax inestable grave tras el traumatismo torácico, también pueden inducir insuficiencia respiratoria.

Fatiga diafragmática

Además de estos problemas neuromusculares primarios, la fatiga diafragmática es otro elemento que contribuye a la hipoventilación de la insuficiencia respiratoria. La fatiga puede definirse como una pérdida de fuerza contráctil tras el trabajo; puede medirse directamente a partir de la presión transdiafragmática causada por una contracción máxima o, de forma indirecta, a partir del tiempo de relajación muscular o del electromiograma, aunque en la cabecera ningún procedimiento es de uso común. El diafragma está formado por músculo esquelético estriado inervado por los nervios frénicos. Si bien está formado sobre todo por fibras oxidativas de contracción lenta y fibras glucolíticas oxidativas de contracción rápida, que tienen una resistencia relativa a la fatiga, esto puede ocurrir si el trabajo respiratorio se incrementa en gran medida durante períodos largos. Los neonatos y los lactantes tienen menos fibras resistentes a la fatiga en comparación con los adultos, que les predisponen a una insuficiencia respiratoria de inicio más rápido de existir una enfermedad respiratoria aguda.

Hay evidencia de que algunos pacientes con EPOC grave respiran continuamente casi al nivel de trabajo en que se produce la fatiga y que una exacerbación o una infección puede llevarlos a un estado de fatiga. Esto causará hipoventilación, retención de CO_2 e hipoxemia grave. Dado que la hipercapnia altera la contractilidad diafragmática y que la hipoxemia grave acelera el inicio de la fatiga, se producirá un círculo vicioso. Esta situación puede limitarse mediante reducción del trabajo respiratorio al tratar el broncoespasmo y controlar la infección, así como administrar oxígeno con prudencia para mejorar la hipoxemia. Si bien la administración de metilxantinas puede mejorar la contractilidad diafragmática y aliviar la broncoconstricción reversible, ya no se utilizan tanto en la práctica clínica. A largo plazo, la fuerza de contracción puede mejorar mediante programas de rehabilitación pulmonar.

Debilidad adquirida

Los pacientes con insuficiencia respiratoria que requieren ventilación mecánica invasiva durante muchos días o semanas pueden desarrollar polineuropatía, miopatía o ambas, que generan debilidad del diafragma y otros músculos respiratorios. El mecanismo preciso de este trastorno, que a menudo se denomina debilidad adquirida en la unidad de cuidados intensivos (UCI), no está claro, pero podría vincularse con la intensificación del estado catabólico en la enfermedad crítica, trastornos musculares estructurales, cambios microcirculatorios, disfunción mitocondrial y disfunción de los canales iónicos de la membrana de nervios y músculos. Como consecuencia, incluso si el problema primario que indujo la insuficiencia respiratoria se resuelve, las personas afectadas pueden ser incapaces de mantener una ventilación adecuada por sí mismas y tienen dificultad para sobrevivir sin un ventilador mecánico.

SÍNDROMES DE DIFICULTAD RESPIRATORIA

Existen dos variantes de insuficiencia respiratoria hipoxémica aguda grave que justifican un análisis especial, una que se identifica en niños, adolescentes y adultos tras lesiones de distintos tipos, y otra que se observa de forma específica en neonatos tras el parto pretérmino.

Síndrome de dificultad respiratoria aguda

Conocido antes como síndrome de dificultad respiratoria del adulto, es el resultado final de distintas lesiones que pueden ser intrínsecas al pulmón, como la neumonía o la broncoaspiración, o extrínsecas a este órgano, como los traumatismos, las quemaduras, la sepsis no pulmonar y la pancreatitis.

Anatomía patológica

Los primeros cambios anatomopatológicos que se producen son los edemas intersticial y alveolar. En los alvéolos hay hemorragia, residuos celulares y líquido proteináceo, puede observarse la presencia de membranas hialinas (fig. 8-2) y existe atelectasia de distribución irregular. Posteriormente se produce hiperplasia y organización. El epitelio alveolar dañado se tapiza con células epiteliales alveolares de tipo 2, y hay un infiltrado celular de las paredes alveolares. Al final es posible observar fibrosis intersticial, aunque puede producirse la curación total.

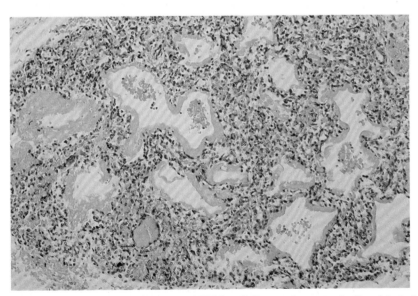

Figura 8-2. Cambios histológicos en el SDRA en hallazgos de necropsia. Hay atelectasia en parche, edema, membranas hialinas y hemorragia en los alvéolos, así como células inflamatorias en las paredes alveolares. (Por cortesía de Edward Klatt, MD.)

Patogenia

Sigue sin conocerse bien y son muchos los factores que intervienen. Como un resultado de la lesión inicial, se liberan las citocinas proinflamatorias que incluyen varias interleucinas y factor de necrosis tumoral, lo que resulta en reclutamiento y activación de neutrófilos. En consecuencia, tales neutrófilos liberan especies de oxígeno reactivo, proteasas y citocinas que dañan las células epiteliales alveolares de tipo 1 y células endoteliales capilares. Esto desencadena una función anómala del agente tensioactivo (surfactante) y un incremento de la permeabilidad capilar que, a su vez, inducen atelectasias y ocupación de los alvéolos y el intersticio por líquido proteináceo.

Manifestaciones clínicas

El SDRA puede desarrollarse donde sea durante varias horas hasta 7 días después de la lesión inicial. El inicio suele presentarse por empeoramiento de la hipoxemia y aumento de los requerimientos de oxígeno, momento en que la radiografía de tórax suele mostrar mayor número de opacidades alveolares bilaterales, como se indica en la figura 8-3. Los pacientes tienen, de forma característica, un incremento marcado del trabajo respiratorio debido a la hipoxemia grave y a la disminución de la disten-

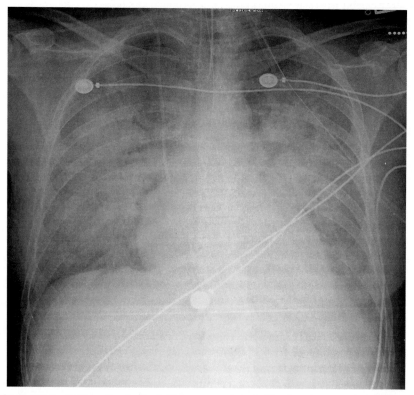

Figura 8-3. Radiografía simple de tórax que muestra infiltrados alveolares bilaterales típicos en el síndrome de dificultad respiratoria aguda.

sibilidad, así como estertores generalizados en la auscultación pulmonar. La ventilación mecánica invasiva a menudo es necesaria para mantener la oxigenación y la ventilación, aunque pacientes específicos pueden manejarse sin medios invasivos. En tanto que la gravedad de la hipoxemia puede valorarse mediante la cuantificación de la diferencia alveoloarterial de PO_2, en la práctica clínica esto a menudo se hace al calcular el índice entre la PO_2 arterial y la fracción inspirada de oxígeno, que se conoce como índice PaO_2/F_IO_2 o P/F. Para el diagnóstico de SDRA se requiere un índice P/F inferior a 300. Cuanto menor es el valor, más grave el desequilibrio ventilación-perfusión.

Función pulmonar

Los pulmones se vuelven muy rígidos, y por lo general se requieren presiones inusualmente altas para distenderlos. A esta disminución de la distensibilidad se asocia un importante descenso de la capacidad funcional residual (CFR). Es posible que la causa del aumento de la fuerza de retracción elástica sea el exudado y el edema alveolar, que exageran las fuerzas de tensión superficial. Como se indicó en el capítulo 6 (v. fig. 6-3), los alvéolos edematosos disminuyen de volumen. El edema intersticial también contribuye a la rigidez anómala de los pulmones.

Síndrome de dificultad respiratoria aguda

- Resultado final de diversas alteraciones, entre ellas traumatismo e infección.
- Edema alveolar y exudado con opacificación en la radiografía.
- Hipoxemia grave.
- Distensibilidad pulmonar baja.
- Suele necesitarse el uso de ventilación mecánica.

Como se esperaría por el aspecto histológico y radiológico del pulmón (figs. 8-2 y 8-3), existe un marcado desequilibrio ventilación-perfusión, y una parte importante del flujo sanguíneo total se dirige hacia alvéolos sin ventilación. Esta fracción puede llegar a ser del 50 % o más. En la figura 8-4 se muestran algunos resultados obtenidos por la técnica de eliminación de gases inertes múltiples en un paciente de 44 años que presentó insuficiencia respiratoria tras sufrir un accidente de automóvil y que se trató con ventilación mecánica. Obsérvese la presencia de flujo sanguíneo hacia unidades pulmonares con cocientes ventilación-perfusión demasiado bajos, y también el cortocircuito del 8 % (compárese la distribución normal en la fig. 2-8). En la figura 8-4 también se muestra cómo una gran parte de la ventilación se dirige a unidades con cocientes ventilación-perfusión elevados. Una razón para ello son las presiones demasiado elevadas generadas por el respirador, que disminuyen el flujo sanguíneo en algunos alvéolos (compárese con la fig. 10-4).

El desequilibrio ventilación-perfusión y el cortocircuito producen una hipoxemia profunda, que solo puede corregirse con concentraciones altas de oxígeno inspirado o un incremento de la presión teleespiratoria positiva (PEEP, *positive end-expiratory pressure*) (que se analizan en el capítulo 10). En los casos muy graves puede recurrirse

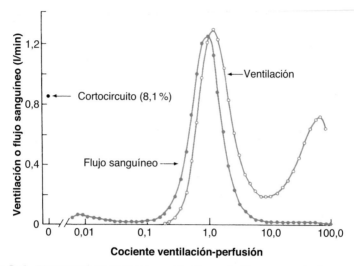

Figura 8-4. **Distribución de cocientes ventilación-perfusión en un paciente que presentó SDRA tras un choque en vehículo a motor.** Obsérvese el cortocircuito del 8 % y el flujo sanguíneo hacia unidades pulmonares con cocientes ventilación-perfusión bajos. Además, alguna ventilación se dirige hacia unidades $\dot{V}_A/\dot{Q}$ elevadas, tal vez debido a la alta presión en las vías respiratorias producida por el respirador (compárese con la fig. 10-4).

a otras intervenciones, entre ellas el uso de vasodilatadores pulmonares inhalados, la ventilación en la posición prona, el bloqueo neuromuscular y la oxigenación mediante membrana extracorpórea, para mantener una PO_2 arterial adecuada.

La PCO_2 arterial varía de manera significativa con el paciente. En algunos enfermos es baja o normal a pesar del desequilibrio ventilación-perfusión grave y cortocircuito, en tanto que otros desarrollan hipercarbia por un aumento significativo en el espacio muerto fisiológico.

Síndrome de dificultad respiratoria neonatal

Esta afección, que también se denomina enfermedad de las membranas hialinas del recién nacido y SDRA infantil, tiene varios rasgos en común con el SDRA. Desde el punto de vista anatomopatológico, el pulmón presenta edema hemorrágico, atelectasia de distribución irregular y membranas hialinas causadas por la presencia de líquido proteináceo y restos celulares en el interior de los alvéolos. Desde el punto de vista fisiológico, existe una intensa hipoxemia, con desequilibrio ventilación-perfusión y flujo sanguíneo a través de zonas pulmonares sin ventilación. Un cortocircuito de derecha a izquierda a través de un agujero oval permeable puede aumentar más la hipoxemia. La radiografía de tórax de manera característica muestra infiltrados alveolares bilaterales diseminados (fig. 8-5).

La causa principal de esta afección es la ausencia de surfactante pulmonar. Este agente lo producen las células epiteliales alveolares de tipo 2 (v. fig. 5-2) desde alrededor de la semana 20 de la gestación, si bien no existen cantidades suficientes sino hasta mucho más adelante en el embarazo. Los neonatos que nacen de manera prematura

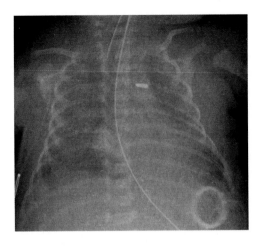

Figura 8-5. Radiografía que muestra los cambios típicos del síndrome de dificultad respiratoria neonatal en un prematuro. (Por cortesía de Jeffrey Otjen, MD.)

no solo tienen cantidades insuficientes de surfactante, sino también un surfactante con función anómala por sus diferencias de composición de lípidos y proteínas en comparación con los neonatos a término. Puede calcularse la capacidad del lactante para secretar surfactante midiendo el cociente lecitina/esfingomielina en el líquido amniótico, y es posible acelerar la maduración del sistema que sintetiza el surfactante mediante la administración de corticoesteroides a las mujeres embarazadas que pudieran parir antes de las 34 semanas de gestación.

El tratamiento incluye administración de surfactante exógeno al igual que presión positiva continua de las vías aéreas o ventilación mecánica invasiva en función de la gravedad del problema. En repetidas ocasiones también se utilizan elevadas concentraciones de oxígeno inspiradas y presión teleespiratoria positiva (PEEP, *positive end-expiratory pressure*). Debido a las alteraciones en las fases posteriores del desarrollo pulmonar, algunos neonatos que sobreviven al síndrome de dificultad respiratoria neonatal desarrollan displasia broncopulmonar, una enfermedad pulmonar crónica que se caracteriza por la disminución del tamaño y el número de alvéolos, y una necesidad persistente de oxígeno suplementario.

MANEJO DE LA INSUFICIENCIA RESPIRATORIA AGUDA

El manejo de la insuficiencia respiratoria aguda tiene dos componentes principales: *1)* el tratamiento del problema subyacente mediante, por ejemplo, la administración de antibióticos si existe neumonía o la colocación de una sonda en el espacio intrapleural (sonda de toracostomía) en una persona con un neumotórax de gran volumen, y *2)* la corrección de los defectos de la función pulmonar. El primer componente varía significativamente en cuanto a procesos patológicos y se ha analizado en las secciones que se refieren a las distintas enfermedades en capítulos previos. El segundo componente se considera con más detalle a continuación.

Hipoxemia

La hipoxemia se trata mediante administración complementaria de oxígeno a través de distintos medios invasivos o no invasivos que se describen en detalle en los capítulos 9 y 10. La técnica apropiada y, en particular, la decisión del momento en que debe iniciarse la ventilación mecánica invasiva varían según la gravedad de la enfermedad del paciente.

Hipercapnia

Mientras que pacientes con hipoventilación por una sobredosis de opiáceos pueden tratarse de inmediato con inhibidores, por ejemplo naloxona, la mayoría de personas con hipercapnia requieren apoyo ventilatorio mecánico. Este puede suministrarse mediante procedimientos no invasivos a través de una mascarilla ajustable o de manera invasiva con una sonda endotraqueal. En el capítulo 10 se abordan dichas intervenciones con detalle.

Obstrucción de las vías respiratorias

Cuando la resistencia de la vía aérea es alta por la presencia de un incremento de secreciones en ella, el tratamiento se dirige a facilitar la depuración en la vía aérea. Debido a que las secreciones retenidas pueden eliminarse con más facilidad por medio de la tos, puede ser útil el trabajo persistente con terapeutas respiratorios, enfermeras y médicos, para realizar ejercicios de tos y respiración profunda. El mantenimiento de una hidratación adecuada y la humidificación del oxígeno suplementario evitan que las secreciones se vuelvan demasiado viscosas y facilitan su expulsión. Mientras que los mucolíticos, como la N-acetilcisteína en aerosol, son de poco valor en la mayor parte de los pacientes, la solución salina hipertónica y la ADNasa inhaladas son útiles en personas con bronquiectasias. La fisioterapia pulmonar y el drenaje postural son útiles en pacientes específicos, en tanto que aquellos con dificultad para toser por debilidad neuromuscular se benefician con el uso de dispositivos mecánicos para insuflación-deflación.

La broncoconstricción se resuelve mediante la administración de broncodilatadores inhalados, entre ellos salbutamol e ipratropio. Los corticoesteroides también se administran en las exacerbaciones del asma y la EPOC para disminuir la inflamación subyacente, que contribuye a la patología de la vía aérea. Por último, es posible utilizar diuréticos para disminuir el edema intersticial y la infiltración peribronquial que contribuye al incremento de la resistencia en ciertos pacientes con exacerbaciones de la insuficiencia cardíaca.

Distensibilidad

Como se ha señalado, la distensibilidad puede disminuir por problemas que involucran al parénquima pulmonar, la pared torácica, el espacio pleural y el abdomen. En algunos casos, como en la neumonía grave o el SDRA, la distensibilidad puede mejorar solo conforme la propia enfermedad lo haga. En otros casos, por ejemplo un paciente con edema pulmonar, derrames pleurales grandes o ambos, intervenciones como la diuresis o toracocentesis pueden dar lugar a mejoras más rápidas de la distensibilidad y disminución subsecuente del trabajo de la respiración. En ocasiones se recurre al drenaje de una ascitis con volumen significativo o la descompresión intestinal en un paciente con íleo grave para resolver los problemas vinculados con la distensión abdominal.

Aporte de oxígeno

En presencia de hipoxemia, la provisión tisular de oxígeno depende en gran medida de la función cardíaca y la capacidad de transporte de oxígeno. Es por esta razón que para dar apoyo al paciente con insuficiencia respiratoria en ocasiones se requieren intervenciones que respalden la función cardíaca o incrementen la concentración de hemoglobina. Las alteraciones de la función cardíaca pueden tratarse por distintos medios, entre ellos el uso de inotrópicos como dobutamina, diuréticos y dispositivos mecánicos para soporte circulatorio. Los vasodilatadores pulmonares pueden disminuir la presión en la arteria pulmonar y mejorar la función del corazón derecho en pacientes con hipertensión arterial pulmonar, pero deben evitarse en aquellos en que este trastorno deriva de neumopatías parenquimatosas, como la EPOC y la fibrosis pulmonar idiopática, por existir el riesgo de que intensifiquen el desequilibrio ventilación-perfusión. Los pacientes con un volumen de latido bajo por depleción del volumen intravascular se benefician con la administración de líquidos, mientras que quienes padecen anemia pueden requerir una transfusión eritrocitaria.

CONCEPTOS CLAVE

1. La insuficiencia respiratoria es la afección en la que los pulmones no pueden oxigenar la sangre adecuadamente, o no pueden evitar la retención de CO_2.

2. La hipoxemia deriva de la hipoventilación, la alteración de la difusión, el cortocircuito y los desequilibrios ventilación-perfusión, mientras que la retención de CO_2 se debe a la hipoventilación y el desequilibrio ventilación-perfusión.

3. La hipoxemia grave produce muchas alteraciones, entre ellas confusión mental, taquicardia, acidosis láctica y proteinuria. La retención de CO_2 aumenta el flujo sanguíneo cerebral, y puede causar cefalea y confusión, o una disminución del nivel de conciencia.

4. Las anomalías acidobásicas y del intercambio de gases en la insuficiencia respiratoria varían con base en la enfermedad causal y la cronicidad del problema.

5. El síndrome de dificultad respiratoria aguda y el síndrome de dificultad respiratoria neonatal son formas de insuficiencia respiratoria grave que se caracterizan por hipoxemia grave, distensibilidad pulmonar escasa y presencia de membranas hialinas en la histología pulmonar.

6. La atención de la insuficiencia respiratoria conlleva tratar la causa de fondo, así como atender los defectos subyacentes de la función pulmonar mediante oxigenación y ventilación de apoyo, disminución de la resistencia de las vías respiratorias, mejoría de la distensibilidad y aporte de oxígeno.

CASO CLÍNICO

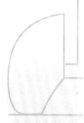

Una mujer de 38 años con antecedentes de consumo de alcohol intenso crónico se admite en la UCI con pancreatitis necrosante. En el momento de admitirla tiene una saturación de oxígeno del 97 % al respirar aire ambiental, presión arterial de 89/67 mm Hg y su radiografía torácica no tiene opacidades focales. Después de la admisión recibe varios litros de líquido para mantener una presión arterial media. Cuatro horas después se queja de disnea y su saturación de oxígeno se observa en solo el 90 % al respirar aire. A pesar de administrarle oxígeno por cánula nasal, su saturación de oxígeno continúa a la baja y se torna apneica. Debido a su empeoramiento clínico, se le intuba y se inicia ventilación mecánica de manera invasiva. En una radiografía de tórax realizada después de la intubación (v. a continuación) se identifican infiltrados bilaterales diseminados y en un ecocardiograma se observa una función ventricular izquierda normal. Mientras recibe oxígeno al 100 % se realiza una gasometría arterial y muestra un pH de 7,45, PCO_2 de 35 mm Hg, PO_2 de 66 mm Hg y HCO_3^- de 22 mmol/l.

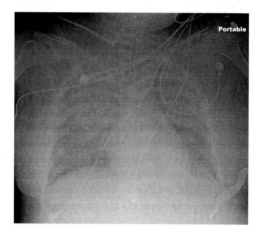

Preguntas

- Respecto al momento de la admisión, ¿qué cambios se esperaría ver en la distensibilidad de su sistema respiratorio?
- ¿Qué cambios se esperaría ver en su capacidad funcional residual?
- ¿Cuál es la causa más probable de su hipoxemia?
- ¿Por qué su PCO_2 es baja a pesar de la gravedad de su insuficiencia respiratoria?

PREGUNTAS

Elegir la mejor respuesta para cada pregunta.

1. Un hombre de 71 años acude a urgencias con una exacerbación de su enfermedad pulmonar obstructiva crónica grave conocida, con retención de CO_2. Tras su llegada, se le administra oxígeno a flujo alto mediante puntas nasales, con una F_IO_2 de 1,0. Sus gasometrías arteriales antes y después de esta intervención se muestran en la tabla siguiente.

F_IO_2	PO$_2$ arterial (mm Hg)	PCO$_2$ arterial (mm Hg)
0,21	50	50
1,0	450	80

¿Cuál de las siguientes es la causa más probable del cambio observado en la PCO_2?
   A. Efecto Bohr.
   B. Disminución del gasto cardíaco.
   C. Disminución de la vasoconstricción pulmonar hipóxica.
   D. Incremento de la resistencia de la vía aérea.
   E. Disminución de la concentración de 2,3-difosfoglicerato.

2. Una mujer de 58 años con EPOC grave por tabaquismo de largo plazo acude a urgencias con empeoramiento de la disnea y cefalea durante una infección torácica. Al examinarla, muestra confusión e inquietud y tiene temblor involuntario de las manos y silbidos espiratorios difusos. ¿Cuál de los siguientes datos tiene mayor probabilidad de encontrarse en la gasometría arterial de esta paciente en el momento en que acude para ser valorada?
   A. pH alto con alcalosis metabólica primaria.
   B. pH alto con alcalosis respiratoria primaria.
   C. pH bajo con acidosis metabólica primaria.
   D. pH bajo con acidosis respiratoria primaria.
   E. Estado acidobásico normal.

3. Un día después del ingreso por lesiones sufridas en una colisión en motocicleta, un hombre de 41 años desarrolla hipoxemia progresiva. Se le intuba y se inicia ventilación mecánica invasiva en un momento en que tiene un índice PaO_2/F_IO_2 de 105. Se realiza una radiografía de tórax tras la intubación, que revela infiltrados bilaterales diseminados, y un ecocardiograma demuestra una función sistólica normal del ventrículo izquierdo. ¿Cuál de los siguientes cambios de la función pulmonar es más probable en este paciente?

A. Disminución de la retracción elástica pulmonar.
B. Incremento de la resistencia de la vía aérea.
C. Incremento del flujo sanguíneo hacia alvéolos con un cociente $\dot{V}_A/\dot{Q}$ bajo.
D. Incremento de la capacidad funcional residual.
E. Incremento de la distensibilidad pulmonar.

4. Inmediatamente después de nacer a las 31 semanas de gestación, una bebé muestra reacción eritematosa nasal, retracciones intercostales e hipoxemia en oximetría de pulso. Después de una radiografía torácica, que mostró opacidades alveolares bilaterales, se empieza la aplicación por vía nasal de presión positiva continua de las vías aéreas. ¿Qué medicamento debe administrarse para el alivio rápido de su insuficiencia respiratoria?
A. Digoxina.
B. Furosemida.
C. Salbutamol inhalado.
D. Ipratropio inhalado.
E. Surfactante inhalado.

5. Un hombre de 62 años con EPOC muy grave (FEV$_1$ ~28 % del esperado) acude por intensificación de la tos, la disnea y la producción de esputo tras una infección viral de las vías respiratorias superiores. En el examen, su SpO$_2$ es del 81 % al respirar aire ambiental, tiene prolongación de la fase espiratoria y ruidos musicales diseminados en la espiración. ¿Cuál de los siguientes cambios fisiológicos se esperaría observar en la situación clínica actual?
A. Disminución de la resistencia de la vía aérea.
B. Disminución de la diferencia alveoloarterial de PO$_2$.
C. Disminución de la PCO$_2$ arterial.
D. Incremento del pH arterial.
E. Incremento del desequilibrio ventilación-perfusión.

6. Una mujer de 69 años acude al hospital por 2 días de evolución con disnea progresiva y se le detecta una saturación de oxígeno del 81 % al respirar aire ambiental. Se encuentra afebril y confundida, y muestra activación de los músculos respiratorios accesorios, estertores bilaterales en la auscultación pulmonar y desplazamiento lateral del punto de máximo impulso cardíaco, así como edema con fóvea en las extremidades inferiores, que se palpan frías y tienen aspecto moteado. Los estudios de laboratorio revelan un recuento leucocitario de 9×10^3 células/µl (normal: 4 a 10×10^3 células/µl), concentración de hemoglobina de 12,8 g/dl (normal: 13 a 15 g/dl), lactato de 4,5 mmol/l (normal: menos de 2 mmol/l) y PCO$_2$ arterial de 33 mm Hg. Un ecocardiograma revela un ventrículo izquierdo hipocinético dilatado con una fracción de expulsión del 41 %. A continuación se muestra una radiografía de tórax.

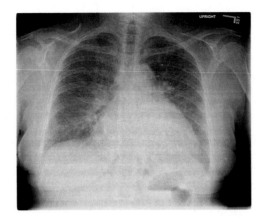

Además del oxígeno suplementario, ¿cuál de las siguientes intervenciones está indicada para el tratamiento de la insuficiencia respiratoria de esta paciente?
A. Antibióticos.
B. Infusión de dobutamina.
C. Surfactante inhalado.
D. Ventilación no invasiva con presión positiva.
E. Transfusión eritrocitaria.

7. Se encuentra a un hombre de 32 años inconsciente en su casa, con un frasco de morfina vacío tirado a su lado. Se le lleva a urgencias, donde se observa una respiración superficial, con una frecuencia de 6 respiraciones por minuto, y tiene una saturación de oxígeno del 85 % al respirar aire ambiental. Una radiografía de tórax no muestra infiltrados localizados, cardiomegalia o derrames. Se extrae una muestra para gasometría arterial, cuyos resultados se presentan en la tabla siguiente:

pH	PCO$_2$ arterial (mm Hg)	PO$_2$ arterial (mm Hg)	Bicarbonato (mEq/l)
7,23	67	56	26

¿Cuál(es) entre las siguientes opciones es(son) la(s) causa(s) primaria(s) de su hipoxemia?
A. Alteración de la difusión.
B. Hipoventilación.
C. Cortocircuito.
D. Desequilibrio ventilación-perfusión.
E. Hipoventilación y desequilibrio de la perfusión.

8. Una mujer de 39 años acude a urgencias con un cuadro de 3 días de evolución, con fiebre, disnea y tos productiva progresivas. En el examen tiene una saturación de oxígeno del 82 % al respirar aire ambiental, con matidez a la percusión y disminución de los ruidos respiratorios en la base derecha. Los estudios de laboratorio revelan aumento del recuento leucocitario, y su radiografía de tórax muestra un infiltrado localizado en los lóbulos medio e inferior derechos, sin derrames o cardiomegalia. La siguiente figura muestra un diagrama O_2-CO_2 para una persona que vive a nivel del mar, con un cociente de intercambio respiratorio (R) de 0,8. ¿A cuál de los puntos (A-E) se esperaría que esta paciente se desplazara a partir del punto normal como consecuencia de su cuadro clínico?

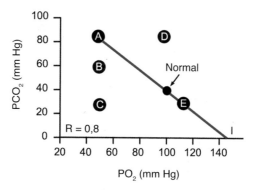

A. A
B. B
C. C
D. D
E. E

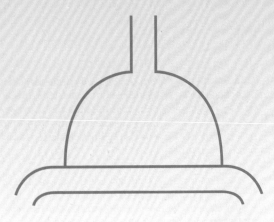

Oxigenoterapia

9

La administración de oxígeno tiene un papel esencial en el tratamiento de la hipoxemia y, especialmente, en el tratamiento de la insuficiencia respiratoria. Sin embargo, la respuesta de los pacientes al oxígeno varía de forma considerable y son diversos los posibles peligros asociados a su uso. Para maximizar su utilidad y minimizar complicaciones es necesaria una comprensión clara de los principios fisiológicos involucrados. Al final del capítulo el lector debe ser capaz de:

- Describir la relación entre la causa que subyace a la hipoxemia y la respuesta a la administración de oxígeno suplementario.
- Identificar los factores que afectan al aporte de oxígeno y al contenido de oxígeno en la sangre venosa mixta.
- Describir los métodos principales para la administración de oxígeno suplementario.
- Explicar el mecanismo por el cual la administración excesiva de oxígeno suplementario puede agravar la retención de CO_2.
- Describir el efecto de la administración de oxígeno sobre las unidades pulmonares con cocientes ventilación-perfusión bajos.

MEJORA DE LA OXIGENACIÓN TRAS LA ADMINISTRACIÓN DE OXÍGENO

Potencia del oxígeno administrado

A veces no se aprecia el gran aumento de la PO_2 arterial que puede conseguirse mediante la inhalación de oxígeno al 100 %. Se supone que un joven ha ingerido una sobredosis de un narcótico y que esto le ha producido una hipoventilación importante con una PO_2 arterial de 50 mm Hg y una PCO_2 de 80 mm Hg (v. fig. 2-2). Si se utiliza la ventilación mecánica en este paciente y se le administra oxígeno al 100 %, la PO_2 arterial puede aumentar hasta un nivel superior a 550 mm Hg; es decir, que se ha multiplicado por 10 el valor (fig. 9-1). Pocos fármacos pueden mejorar tanto la gasometría y con tan poco esfuerzo.

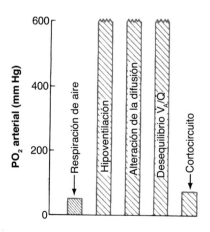

Figura 9-1. Respuesta de la PO_2 arterial a la administración de O_2 al 100 % según el mecanismo de la hipoxemia. Se supone que, al respirar aire, la PO_2 es de 50 mm Hg. Obsérvese el drástico aumento en todos los casos, salvo en el cortocircuito, donde, no obstante, existe un aumento que es útil.

Respuesta de varios tipos de hipoxemia

El mecanismo de la hipoxemia tiene una relación importante con su respuesta a la inhalación de oxígeno.

Hipoventilación

La elevación de la PO_2 alveolar puede preverse a partir de la ecuación de los gases alveolares si la ventilación y el índice metabólico, y por tanto la PCO_2 alveolar, no se alteran:

$$P_A O_2 = P_I O_2 - \frac{P_A CO_2}{R} + F \qquad \text{(Ecuación 9-1)}$$

donde F es un pequeño factor de corrección.

Suponiendo que no hay cambios en la PCO_2 alveolar ni en el cociente de intercambio respiratorio, y despreciando el factor de corrección, esta ecuación muestra que la PO_2 alveolar aumenta en paralelo al valor inspirado. Así, el cambio de aire por aire con oxígeno solo al 30 % puede aumentar la PO_2 alveolar unos 60 mm Hg. En la práctica, la PO_2 arterial tiene un valor siempre inferior al de la PO_2 alveolar, a causa de una pequeña cantidad de mezcla venosa. Sin embargo, la hipoxemia causada por hipoventilación, que rara vez es grave, se resuelve fácilmente con un pequeño aumento de la concentración de oxígeno del aire inspirado. Aunque el oxígeno es muy efectivo en estos casos, atender la causa subyacente de la hipoventilación es una intervención igualmente importante.

Alteración de la difusión

De nuevo, la hipoxemia causada por este mecanismo se resuelve rápidamente con la administración de oxígeno. Las razones son evidentes al contemplar la dinámica de la captación de oxígeno en los capilares pulmonares (v. fig. 2-4). La velocidad del desplazamiento del oxígeno a través de la membrana alveolocapilar es proporcional a la diferencia de PO_2 entre el aire alveolar y la sangre capilar (v. *West. Fisiología respiratoria. Fundamentos*, 11.ª ed.). Esta diferencia es de alrededor de 60 mm Hg al principio de los capilares. Si se aumenta la concentración de oxígeno inspirado a tan solo el 30 %, se elevará la PO_2 alveolar 60 mm Hg, con lo que se duplicará la velocidad de transferencia del oxígeno al principio de los capilares, y esto, a su vez, mejorará la oxigenación de la sangre al final de los capilares. Por lo tanto, un pequeño aumento de la concentración de oxígeno inspirado suele corregir la hipoxemia.

Desequilibrio ventilación-perfusión

La administración de oxígeno suele ser, también en este caso, muy eficaz para mejorar la PO_2 arterial. Sin embargo, el aumento de la PO_2 depende del patrón de desequilibrio ventilación-perfusión y de la concentración de oxígeno inspirado. La administración de una fracción inspirada de oxígeno del 100 % aumenta la PO_2 arterial a valores altos, porque cada unidad pulmonar ventilada, finalmente, elimina el nitrógeno. Cuando esto sucede, la PO_2 alveolar viene determinada por $PO_2 = P_B - PH_2O - PCO_2$. Como la PCO_2 suele ser inferior a 50 mm Hg, esta ecuación predice una PO_2 alveolar de más de 600 mm Hg, incluso en unidades pulmonares con cocientes ventilación-perfusión muy bajos.

Sin embargo, hay que hacer dos advertencias. En primer lugar, algunas regiones pulmonares pueden estar tan mal ventiladas que necesitarán varios minutos para eliminar el nitrógeno. Además, estas regiones pueden seguir recibiendo nitrógeno a medida que este gas se elimina gradualmente de los tejidos periféricos a través de la sangre venosa. Debido a ello, la PO_2 arterial puede tardar tanto en alcanzar su valor final que, en la práctica, este nunca se alcanza. En segundo lugar, la administración de oxígeno puede hacer que aparezcan zonas sin ventilación (v. fig. 9-5). Si esto sucede, la elevación de la PO_2 arterial se detiene pronto (fig. 9-3).

Cuando se administran concentraciones intermedias de oxígeno, la elevación de la PO_2 arterial viene determinada por el patrón de desequilibrio ventilación-perfusión y, en particular, por aquellas unidades con cocientes ventilación-perfusión bajos y un flujo sanguíneo apreciable. En la figura 9-2 se muestra la respuesta de la PO_2 arterial en modelos pulmonares con varias distribuciones de cocientes ventilación-perfusión tras la inspiración de varias concentraciones de oxígeno. Obsérvese que, con una concentración del 60 %, la PO_2 arterial de la distribución con una desviación estándar de 2,0 ascendió desde 40 mm Hg hasta solo 90 mm Hg. Este pequeño aumento puede atribuirse a los efectos de las unidades pulmonares con cocientes ventilación-perfusión

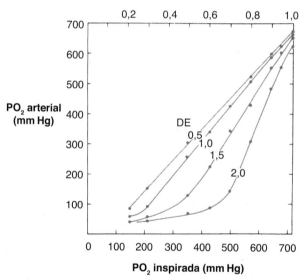

Figura 9-2. Respuesta de la PO_2 arterial a diversos valores de oxígeno inspirado en distribuciones teóricas de cocientes ventilación-perfusión. *DE* es la desviación estándar de la distribución logarítmica normal. Obsérvese que, cuando la distribución es amplia (DE = 2), la PO_2 arterial permanece baja, incluso cuando se administra oxígeno al 60 %. (Republicada con autorización de Springer, de West JB, Wagner PD. Pulmonary gas exchange. En: West JB, ed. *Bioengineering Aspects of the Lung.* New York, NY: Marcel Dekker; 1977; permiso obtenido mediante el Copyright Clearance Center, Inc.)

inferiores a 0,01. Por ejemplo, un alvéolo con un cociente ventilación-perfusión de 0,006 que recibe O_2 al 60 % tiene una PO_2 capilar final de tan solo 60 mm Hg en el ejemplo mostrado. Sin embargo, obsérvese que, cuando la concentración de oxígeno inspirado aumentó hasta el 90 %, la PO_2 arterial de esta distribución se elevó hasta casi 500 mm Hg.

En la figura 9-2 se supone que el patrón de desequilibrio ventilación-perfusión permanece constante cuando la concentración de oxígeno inspirado aumenta. Sin embargo, la mejora de la hipoxia alveolar en regiones pulmonares mal ventiladas puede aumentar aquí el flujo sanguíneo debido a la abolición de la vasoconstricción hipóxica. En este caso, el incremento de la PO_2 arterial será menor. Obsérvese también que si, al respirar concentraciones elevadas de oxígeno, se colapsan unidades pulmonares con cocientes ventilación-perfusión bajos (v. fig. 9-5), la PO_2 arterial se eleva menos.

Cortocircuito

Es el único mecanismo de la hipoxemia en que la PO_2 arterial permanece muy por debajo del nivel de un pulmón sano cuando se respira O_2 al 100 %. La razón es que la sangre que evita los alvéolos ventilados (cortocircuito) no «ve» el oxígeno añadido y, al tener una baja concentración de este, la PO_2 arterial disminuye. Esta disminución es particularmente intensa debido a la pendiente casi plana de la curva de disociación del oxígeno con una PO_2 elevada (v. fig. 2-6).

Sin embargo, hay que destacar que, tras la administración de O_2 al 100 % a pacientes con cortocircuito, a menudo se logran aumentos útiles de la PO_2 arterial, debido al oxígeno adicional disuelto, que puede ser apreciable con valores elevados de PO_2 alveolar. Por ejemplo, al incrementar la PO_2 alveolar de 100 mm Hg a 600 mm Hg, aumenta el oxígeno disuelto en la sangre capilar final de 0,3 ml a 1,8 ml de O_2/100 ml de sangre. Este aumento de 1,5 ml de O_2/100 ml de sangre puede compararse con la diferencia arteriovenosa normal de la concentración de oxígeno de unos 5 ml/100 ml.

Cuando la hipoxemia deriva de un cortocircuito, el cambio de la PO_2 arterial tras incrementar la concentración inspirada de oxígeno varía según el porcentaje de cortocircuito o la fracción de cortocircuito (fig. 9-3). La gráfica se ha dibujado para una

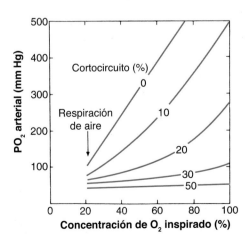

Figura 9-3. Respuesta de la PO_2 arterial al aumento de las concentraciones de oxígeno inspirado en un pulmón con cortocircuitos de diversas magnitudes. Obsérvese que la PO_2 permanece muy por debajo del nivel normal para la administración de oxígeno al 100 %. No obstante, se producen aumentos valiosos de la oxigenación incluso con cortocircuitos de gran magnitud. (En esta gráfica se muestran solo valores típicos; los cambios del gasto cardíaco, el consumo de oxígeno, etc., afectan a la posición de las líneas.)

captación de oxígeno de 300 ml/min y un gasto cardíaco de 6 l/min; cuando se producen variaciones en estos y otros valores, las posiciones de las líneas se alteran. Sin embargo, en este ejemplo, un paciente con cortocircuito del 20 % y PO_2 arterial de 55 mmHg al respirar aire ambiental recibe oxígeno al 100 %, con lo que su PO_2 arterial se incrementará hasta 275 mmHg. Sin embargo, si el paciente tuviera un cortocircuito del 30 %, la PO_2 solo se elevaría hasta 110 mmHg con la administración de la misma fracción inspirada de oxígeno. No obstante, según la situación clínica, incluso este incremento menor puede mejorar la concentración de oxígeno en grado suficiente para favorecer el aporte de oxígeno.

Otros factores implicados en el aporte de oxígeno

Aunque la PO_2 arterial es una medida conveniente del grado de oxigenación de la sangre, hay otros factores importantes que afectan al aporte de oxígeno a los tejidos. Entre ellos se encuentran la concentración de la hemoglobina, la posición de la curva de disociación del O_2, el gasto cardíaco y la distribución del flujo sanguíneo por los tejidos periféricos.

Tanto la disminución de la concentración de hemoglobina como la reducción del gasto cardíaco disminuyen la cantidad de oxígeno por unidad de tiempo («flujo de oxígeno») que se dirige a los tejidos. El flujo puede expresarse como el producto del gasto cardíaco y la concentración arterial de oxígeno: $\dot{Q} \times CaO_2$.

La difusión del oxígeno desde los capilares periféricos a las mitocondrias de las células titulares depende de la PO_2 capilar. Un dato útil es la PO_2 de la sangre venosa mixta, que refleja la PO_2 tisular promedio. Al reordenar la ecuación de Fick:

$$C\overline{v}O_2 = CaO_2 - \frac{\dot{V}O_2}{\dot{Q}} \qquad \text{(Ecuación 9-2)}$$

Esta ecuación muestra que la concentración de oxígeno (y, por tanto, la PO_2) de la sangre venosa mixta disminuirá si lo hacen la concentración arterial de oxígeno o el gasto cardíaco (suponiendo que el consumo de oxígeno es constante).

La relación entre la concentración de oxígeno y la PO_2 en la sangre venosa mixta depende de la posición de la curva de disociación del oxígeno (v. fig. 2-1). Si la curva se desplaza hacia la derecha por un aumento de la temperatura, como en caso de fiebre, o por un incremento de la concentración de 2,3-difosfoglicerato (2,3-DPG), como puede suceder en la hipoxemia crónica, la PO_2 para una determinada concentración de oxígeno está elevada, con lo que se favorece la difusión del oxígeno hacia las mitocondrias. Por el contrario, si la PCO_2 es baja y el pH está elevado, como en la alcalosis respiratoria, o si la concentración de 2,3-DPG es baja, a causa de la transfusión de una gran cantidad de sangre, la curva resultante, que está desviada hacia la izquierda, interfiere con la descarga de oxígeno en los tejidos.

Finalmente, la distribución del gasto cardíaco tiene un papel importante en la oxigenación tisular. Por ejemplo, un paciente con una enfermedad coronaria puede tener zonas miocárdicas hipóxicas, con independencia de los demás factores que intervienen en el aporte de oxígeno.

Factores importantes que intervienen en el aporte de oxígeno a los tejidos

- PO_2 arterial.
- Concentración de hemoglobina.
- Gasto cardíaco.
- Difusión desde los capilares hasta las mitocondrias (p. ej., número de capilares abiertos).
- Afinidad de la hemoglobina por el oxígeno.
- Flujo sanguíneo local.

MÉTODOS PARA LA ADMINISTRACIÓN DE OXÍGENO

El oxígeno puede administrarse por distintos medios. La técnica apropiada varía de un paciente a otro de acuerdo con la situación clínica (p. ej., en casa o en el hospital) y la gravedad de la enfermedad.

Cánulas nasales

Las cánulas nasales son dos cánulas, o gafas, que se colocan en los orificios nasales y se sostienen por una ligera montura. Se proporciona oxígeno a una velocidad de 1 a 6 l/min, lo que supone una concentración de oxígeno inspirado de alrededor del 25 % al 35 %. Cuanto mayor sea el flujo inspiratorio del paciente, menor será la concentración resultante. En caso de utilizar velocidades de flujo más altas, el gas a menudo se humedece para evitar incomodidad al paciente e impedir que las secreciones formen costras en la mucosa nasal.

La principal ventaja que ofrecen las cánulas es que evitan al paciente la molestia de llevar una mascarilla, y que con ellas se puede hablar, comer y acceder al rostro del paciente. Las cánulas pueden usarse continuamente durante períodos prolongados, algo importante porque muchos pacientes con enfermedad pulmonar grave usan oxígeno de manera repetida. Los inconvenientes de las cánulas son las bajas concentraciones máximas de oxígeno inspirado de que se dispone, así como la imposibilidad de predecir la concentración, en especial si el paciente respira con una tasa de flujo inspiratorio alta sobre todo por la boca. Dicho imprevisto puede atenuarse mediante el uso de un sistema de suministro de oxígeno de flujo elevado (v. a continuación).

Mascarillas

Las mascarillas pueden tener varios diseños. Las sencillas de plástico que se ajustan a la nariz y la boca permiten concentraciones de oxígeno de hasta el 60 %, cuando se aplican con flujos de hasta 10 a 15 l/min. Con su empleo, algunos pacientes refieren sentirse asfixiados. Perforaciones grandes al lado de la mascarilla permiten escapar al CO_2 de forma que no ayudan a retenerlo.

Las mascarillas de Venturi están diseñadas para proporcionar concentraciones de oxígeno específicas a partir del efecto de Venturi. En la medida que el oxígeno entra a la mascarilla por un orificio, ingresa un flujo de aire constante, el cual penetra a través de los agujeros circundantes cuyo diámetro puede ajustarse para alcanzar la concentración de oxígeno deseada. A menor diámetro de los agujeros, menor cantidad de aire ambiental en la mezcla de gas y mayor la concentración de oxígeno inspirado. Están disponibles mascarillas que en teoría distribuyen concentraciones de oxígeno inspirado de entre el 24 % y el 50 %, pero la concentración inspirada verdadera varía de manera significativa con el paciente debido a que el aire escapa alrededor de la mascarilla y a las variaciones de las tasas de flujo inspiratorio.

Las mascarillas sin mecanismo de recambio de aire están diseñadas para suministrar concentraciones de oxígeno inspirado altas del orden del 80 % al 100 %. El oxígeno se proporciona a una velocidad de 10 a 15 l/min hacia una bolsa de depósito que cuelga debajo de la mascarilla. Bajo inhalación, el paciente produce aire con abundante oxígeno en sus vías respiratorias a partir de este depósito. El aire exhalado escapa a través de válvulas de una entrada al lado de la mascarilla diseñada para evitar inhalación de aire ambiental y reinhalar aire exhalado. Como sucede en las mascarillas simples y de Venturi, el aire escapa y las variaciones de la velocidad de flujo inspiratorio afectan a la concentración de oxígeno inspirado que se suministra.

Sistemas de suministro de flujo alto

En la actualidad los hospitales disponen de sistemas que suministran oxígeno a velocidades de flujo muy altas a través de mascarillas faciales o cánulas nasales. Mediante el suministro de gas a velocidades de flujo de hasta 60 l/min, los sistemas limitan la entrada de aire ambiental que lleva a la imposibilidad de predecir las concentraciones de oxígeno inspirado en los sistemas antes descritos. También se cree que los sistemas de cánula nasal de flujo alto tienen el beneficio adicional de mejorar la eficacia ventilatoria a través de rubefacción del espacio muerto en las vías respiratorias más superiores y la generación de alguna presión teleespiratoria positiva (PEEP, *positive end-expiratory pressure*). En pacientes bien seleccionados con insuficiencia respiratoria hipoxémica aguda, el uso de tales sistemas puede evitar la necesidad de ventilación mecánica invasiva.

Oxígeno transtraqueal

El oxígeno puede administrarse a través de un microcatéter insertado por la pared traqueal anterior con la punta insertada en el punto exacto encima de la carina. Aunque es una manera eficiente de suministrar oxígeno, en particular para pacientes bajo oxigenoterapia a largo plazo, su uso clínico ha caído en desuso de manera significativa por las mejoras de los sistemas de oxigenación ambulatorios usados en la atención de pacientes con enfermedad pulmonar crónica.

Tiendas o carpas de oxígeno

Actualmente, solo se usan en niños que no toleran las mascarillas. Pueden lograrse concentraciones de oxígeno de hasta el 50 %, aunque hay peligro de incendio.

Respiradores

Cuando un paciente recibe ventilación mecánica a través de un tubo endotraqueal o un tubo de traqueostomía, se dispone de un control completo de la composición del aire inspirado. Existe el riesgo de que se produzcan efectos tóxicos con el oxígeno si se administra en concentraciones inspiradas altas durante algunos días (v. más adelante). En general, debe usarse la menor concentración de oxígeno inspirado que proporcione una PO_2 arterial aceptable. Este nivel es difícil de definir, pero para la mayor parte de los pacientes que reciben ventilación mecánica invasiva, una cifra de 60 mm Hg suele ser el objetivo. Es también posible aplicar niveles mayores de PEEP para mejorar la oxigenación en personas que reciben ventilación mecánica invasiva. Este tema se analiza con más detalle en el capítulo 10.

Oxigenación por membrana extracorpórea

En pacientes con insuficiencia respiratoria muy grave, el cortocircuito y el desequilibrio ventilación-perfusión pueden ser tan intensos que no es posible alcanzar una oxigenación adecuada a pesar de recurrir a la ventilación mecánica con concentraciones altas de oxígeno inspirado y PEEP. Una estrategia en estos casos es la oxigenación mediante membrana extracorpórea (ECMO, *extracorporeal membrane oxygenation*), en que la sangre se oxigena fuera del paciente. En la ECMO venovenosa (ECMO-VV), la sangre se extrae mediante una cánula insertada en una vena de gran calibre (por lo general, la femoral), se pasa por un oxigenador de membrana con la ayuda de una bomba centrífuga y luego vuelve al paciente por medio de una cánula en otra vena de gran calibre (por lo general, la vena cava superior). Además de oxigenar la sangre, la ECMO-VV facilita la eliminación del CO_2 y la realización de ajustes en los parámetros del ventilador que permiten al pulmón lesionado descansar y recuperarse.

Oxígeno hiperbárico

Si se administra O_2 al 100 % a una presión de 3 atmósferas, la PO_2 inspirada es de más de 2 000 mm Hg. En estas condiciones puede producirse un importante aumento de la concentración arterial de oxígeno, principalmente a causa del oxígeno adicional disuelto. Por ejemplo, si la PO_2 arterial es de 2 000 mm Hg, el O_2 en solución es de unos 6 ml/100 ml de sangre. En teoría, esto es suficiente para proporcionar la diferencia arteriovenosa total de 5 ml/100 ml, de modo que la hemoglobina de la sangre venosa mixta pueda permanecer totalmente saturada.

El tratamiento con oxígeno hiperbárico tiene usos limitados, y rara vez se indica para tratar la insuficiencia respiratoria. Sin embargo, se ha utilizado en el tratamiento de la intoxicación grave por monóxido de carbono, en la que la mayor parte de la hemoglobina no está disponible para transportar oxígeno y, por lo tanto, es importantísimo el oxígeno disuelto. Además, la elevada PO_2 acelera la disociación del monóxido de carbono de la hemoglobina. En pacientes que rechazan transfusiones sanguíneas a veces se tratan de la misma manera las crisis anémicas graves. El oxígeno hiperbárico también se usa para el tratamiento de la enfermedad por descompresión grave, la gangrena gaseosa, las úlceras cutáneas que no cicatrizan, y como adyuvante a la radioterapia en los casos en que una PO_2 tisular más alta favorece la radiosensibilidad de tumores con avascularidad relativa.

El uso de oxígeno hiperbárico necesita una instalación especial que cuente con personal preparado. En la práctica, la cámara se llena de aire, y se administra oxígeno a través de una mascarilla especial para asegurar que el paciente recibe oxígeno puro. Este procedimiento también reduce el peligro de incendio. Debe tenerse cuidado para evitar la PO_2 arterial excesivamente alta, la cual puede provocar crisis epilépticas.

Oxígeno domiciliario y portátil

Algunos pacientes están tan incapacitados por una neumopatía crónica grave que casi permanecen confinados en el lecho o en una silla, salvo que reciban oxigenoterapia. Estos pacientes pueden beneficiarse considerablemente si cuentan con oxígeno en su propio domicilio, que se puede administrar mediante un tanque grande o un concentrador de oxígeno, el cual extrae oxígeno del aire mediante un tamiz molecular. La mayoría de pacientes también utilizan equipos de oxígeno portátiles para facilitar viajes fuera de su localidad para lo que utilizan oxígeno líquido como reserva o un concentrador de oxígeno.

Los pacientes que obtienen un mayor beneficio del oxígeno portátil son los que presentan una intolerancia al esfuerzo a causa de la disnea. El aumento de la concentración de oxígeno inspirado puede incrementar notablemente el nivel de esfuerzo para una ventilación concreta y, por lo tanto, facilitar que estos pacientes puedan tener mayor actividad.

Se ha demostrado que la administración continua de un flujo bajo de oxígeno durante varios meses puede reducir el grado de hipertensión pulmonar, y mejorar el pronóstico de algunos pacientes con enfermedad pulmonar obstructiva crónica (EPOC) avanzada. Aunque este tratamiento es muy caro, los avances en la tecnología de la administración de oxígeno lo han hecho cada vez más asequible para muchos pacientes.

MONITORIZACIÓN DE LA RESPUESTA A LA ADMINISTRACIÓN DE OXÍGENO

La respuesta a la administración de oxígeno puede evaluarse al buscar cambios en la condición clínica del paciente, como el mejoramiento de su estado mental, la cianosis, el trabajo respiratorio y la disnea. Un método más preciso es realizar una gasometría arterial, que proporcione una valoración directa de la PO_2 y la saturación de oxígeno, así como información en torno a la ventilación y el estado acidobásico. Debido a que puede ser difícil extraer sangre arterial con frecuencia, excepto en pacientes en una unidad de cuidados intensivos, la técnica más habitual para la monitorización de la hipoxemia y la valoración de la respuesta al oxígeno suplementario es la oximetría de pulso.

Los oxímetros operan con base en el principio de que la hemoglobina transmite la luz de forma distinta según su grado de oxigenación. Se proyecta luz de dos longitudes de onda distintas a través de la piel, ya sea del dedo o el lóbulo auricular, hacia un detector que mide la intensidad de la luz transmitida de cada longitud de onda. El dispositivo aplica entonces un algoritmo interno para convertir la señal en un cálculo de la saturación arterial de oxígeno. Se requiere un flujo sanguíneo pulsátil intenso para obtener mediciones precisas, ya que esto permite que el oxímetro diferencie la luz transmitida por la hemoglobina en la sangre arterial de la que transmiten la sangre venosa y otros elementos tisulares. La precisión de un oxímetro no es tan buena como la de la oximetría que se realiza en una gasometría arterial, pero su practicidad lo hace valioso en el ámbito clínico.

RIESGOS DE LA OXIGENOTERAPIA

Retención de dióxido de carbono

En el capítulo 8 se expusieron brevemente los motivos por los que se produce una peligrosa retención de CO_2 tras la administración de oxígeno a pacientes con EPOC grave o síndrome de hipoventilación por obesidad. Un factor esencial en el estímulo ventilatorio de estos pacientes que tienen un gran trabajo respiratorio es, con frecuencia, la estimulación hipóxica de sus quimiorreceptores periféricos. Si esta desaparece al resolverse la hipoxemia, el nivel de ventilación puede descender de forma precipitada e ir seguido de una retención de CO_2. El alivio de la vasoconstricción pulmonar hipóxica y los cambios en el equilibrio ventilación-perfusión también tienen una participación destacada.

En pacientes con retención de CO_2, el uso intermitente o interrupción repentina de oxígeno complementario puede resultar en hipoxemia grave peligrosa. La explicación se encuentra en que si se contempla la administración de oxígeno como causa de retención de CO_2 y, por lo tanto, se interrumpe, la hipoxemia subsecuente puede ser más intensa de lo que era antes de la oxigenoterapia. La razón está en el aumento de la PCO_2 alveolar, como puede verse en la ecuación del gas alveolar:

$$P_AO_2 = P_IO_2 - \frac{P_ACO_2}{R} + F \qquad \text{(Ecuación 9-3)}$$

Aquí se muestra que cualquier aumento de la PCO_2 alveolar disminuirá la PO_2 alveolar y, por tanto, el valor arterial. Además, es probable que la PCO_2 elevada permanezca unos minutos, ya que las reservas corporales de este gas son tan grandes que el exceso solo se elimina de manera gradual. Así pues, la hipoxemia puede ser intensa y prolongada.

Para evitar este problema, los pacientes con retención crónica de CO_2 deben oxigenarse de manera continua a una concentración baja hasta lograr una saturación del 88 % al 94 %, con vigilancia la ventilación mediante monitorización del CO_2 del volumen corriente final o gasometrías de sangre arterial. El médico debe recordar la forma de la curva de disociación del oxígeno (v. fig. 2-1) para no olvidar que un aumento de la PO_2 de 30 mm Hg a 50 mm Hg (con un pH normal) representa más del 25 % de aumento en la saturación de la hemoglobina.

Efectos tóxicos del oxígeno

Mediante estudios en animales se ha demostrado que si se administran concentraciones elevadas de oxígeno durante largos períodos, pueden dañarse los pulmones. Estudios realizados con monos expuestos a oxígeno al 100 % durante 2 días demuestran que algunos de los primeros cambios se producen en las células del endotelio capilar, que se inflaman. Se obtienen alteraciones en las uniones intercelulares endoteliales, y hay un aumento de la permeabilidad capilar que causa edema intersticial y alveolar. Además, el epitelio alveolar puede quedar desnudo y sustituido por filas de células epiteliales de tipo 2. Más adelante se produce organización con fibrosis intersticial.

Por ahora no es posible establecer el alcance de tales cambios en seres humanos, si bien individuos normales refieren molestia después de respirar oxígeno al 100 %

por 24 h. En los pacientes que han sido ventilados mecánicamente con oxígeno al 100 % durante 36 h se ha observado un descenso progresivo de la PO_2 arterial, en comparación con un grupo de referencia al que se ventiló con aire. Estudios clínicos recientes también han sugerido que la evolución clínica empeora en pacientes cuya PO_2 arterial se mantiene en un nivel demasiado alto durante períodos excesivos.

Los riesgos del empleo de concentraciones elevadas de oxígeno inspirado mediante cánulas nasales de flujo alto o ventilación mecánica deben sopesarse frente a la necesidad de mantener oxigenación arterial adecuada en pacientes con insuficiencia respiratoria hipoxémica grave. Por tal motivo, es práctica general utilizar la concentración baja de oxígeno inspirado necesaria para mantener una PO_2 arterial adecuada.

Atelectasia

Después de la oclusión de la vía respiratoria

Si un paciente que está respirando aire sufre una obstrucción total de una vía respiratoria, por ejemplo, por la retención de secreciones, puede producirse una atelectasia por absorción de la zona pulmonar situada más allá de la vía obstruida. La razón es que la suma de las presiones parciales de la sangre venosa es considerablemente inferior a la presión atmosférica, con lo que el aire atrapado se absorbe de forma gradual (v. *West. Fisiología respiratoria. Fundamentos*, 11.ª ed.). Sin embargo, este proceso es relativamente lento, y necesita muchas horas e incluso días.

En cambio, si el paciente respira concentraciones elevadas de oxígeno, se acelera mucho la velocidad de la atelectasia por absorción. Esto es así porque hay relativamente poco nitrógeno en los alvéolos y este gas suele enlentecer el proceso de absorción a causa de su baja solubilidad. La sustitución del nitrógeno por otro gas que se absorba con rapidez también predispone al colapso. Un ejemplo se encuentra en el óxido nitroso durante la anestesia. En el pulmón sano, la ventilación colateral puede retrasar o evitar la atelectasia, ya que proporciona una ruta alternativa para que el aire entre en la región obstruida (v. fig. 1-11 C).

La atelectasia por absorción se observa con frecuencia en los pacientes con insuficiencia respiratoria, porque suelen tener un exceso de secreciones o restos celulares en las vías respiratorias, y suelen tratarse con concentraciones elevadas de oxígeno. Además, las vías a través de las cuales suele producirse la ventilación colateral pueden estar obstruidas por la enfermedad. El colapso es habitual en las regiones pulmonares declives, ya que las secreciones tienden a acumularse allí, y las vías respiratorias y los alvéolos de estas zonas se expanden relativamente poco (v. fig. 3-3). En la medida en que el pulmón atelectásico está perfundido, se produce hipoxia, aunque la vasoconstricción hipóxica puede limitar esto en cierta medida.

Inestabilidad de unidades con cocientes ventilación-perfusión bajos

Se ha observado que las unidades pulmonares con cocientes ventilación-perfusión bajos pueden llegar a ser inestables y colapsarse al inhalar mezclas con concentraciones de oxígeno elevadas. En la figura 9-4 se proporciona un ejemplo que muestra la distribución de cocientes ventilación-perfusión en un paciente al respirar aire y tras respirar oxígeno al 100 % durante 30 min. Este paciente sufrió una insuficiencia respiratoria tras un choque automovilístico (v. fig. 8-4). Obsérvese que, mientras respiraba aire, cantidades apreciables de flujo sanguíneo se dirigían hacia unidades pulmonares con

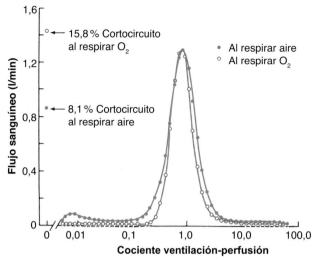

Figura 9-4. **Conversión de unidades con cociente ventilación-perfusión bajo a cortocircuito al respirar oxígeno.** Este paciente sufrió insuficiencia respiratoria tras un choque automovilístico. Al administrarle oxígeno, se observó flujo sanguíneo hacia unidades con cocientes ventilación-perfusión bajos. Tras suministrar oxígeno al 100 % durante 30 min no se observaba flujo sanguíneo hacia esas unidades, pero el cortocircuito se había duplicado.

cocientes ventilación-perfusión bajos y cortocircuito del 8 %. Tras la administración de oxígeno, no se observaba flujo sanguíneo hacia las unidades pulmonares con cocientes ventilación-perfusión bajos, aunque el cortocircuito había aumentado hasta casi el 16 %. La explicación más probable para este cambio es que las regiones con escasa ventilación pasaron a carecer de ella.

En la figura 9-5 se indica el mecanismo. Se muestran cuatro unidades pulmonares hipotéticas, todas ellas con cocientes ventilación-perfusión ($\dot{V}_A/\dot{Q}$) bajos al respirar oxígeno al 80 %. En A, la ventilación en inspiración (alveolar) es de 49,4 unidades, pero la ventilación en espiración es de solo 2,5 unidades (los valores reales dependen del flujo sanguíneo). La razón por la que se espira tan poca cantidad de aire es que la sangre capta demasiado. En B, donde la ventilación en inspiración ha disminuido ligeramente hasta 44,0 unidades (mismo flujo sanguíneo que antes), no hay ventilación en espiración, porque todo el aire que se inspira es absorbido por la sangre. Se dice que una unidad de este tipo tiene un cociente ventilación-perfusión «crítico».

En la figura 9-5 C y D, la ventilación en inspiración ha disminuido más, y es ahora inferior al volumen de aire que entra en la sangre. Esta es una situación inestable y, en estas circunstancias, el aire es inspirado desde unidades vecinas durante la fase espiratoria de la respiración, como en C, o bien la unidad se colapsa de forma gradual, como en D. Este último destino es particularmente probable si la unidad está mal ventilada a causa de un cierre intermitente de la vía respiratoria, algo que puede ser frecuente en las regiones pulmonares declives en el síndrome de dificultad respiratoria aguda, debido a la enorme reducción de la capacidad funcional residual. La probabilidad de que se produzca atelectasia aumenta con rapidez a medida que la concentración de oxígeno inspirado se aproxima al 100 %.

O_2 inspirado = 80 %

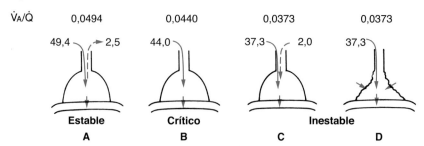

Figura 9-5. Mecanismo del colapso de las unidades pulmonares con cocientes ventilación-perfusión (V_A/Q) bajos cuando se inhalan mezclas altas en oxígeno. A. El aire espirado es muy escaso porque la sangre capta demasiado aire inspirado. **B.** No hay ventilación espirada debido a que la totalidad de la ventilación se realiza en la sangre. **C, D.** Se elimina más aire de la unidad pulmonar del que se inspira, lo que produce una situación inestable.

La aparición de cortocircuitos al respirar oxígeno es una razón añadida por la que deben evitarse, si es posible, las concentraciones elevadas de este en el tratamiento de pacientes con insuficiencia respiratoria. Además, si se mide el cortocircuito durante la respiración de oxígeno al 100 % (v. fig. 2-6) en estos pacientes, puede hipervalorarse de manera considerable la derivación que hay al respirar aire.

Retinopatía del prematuro

Si los recién nacidos prematuros con síndrome de dificultad respiratoria neonatal se tratan con concentraciones elevadas de oxígeno, pueden sufrir fibrosis detrás del cristalino, que les causará desprendimiento de retina y ceguera. Este problema, conocido antes como fibroplasia retrolenticular, puede prevenirse al evitar PO_2 arterial excesiva y otros factores de riesgo demostrados.

CONCEPTOS CLAVE

1. La oxigenoterapia tiene un enorme valor en el tratamiento de muchos pacientes con enfermedades pulmonares y con frecuencia puede elevar considerablemente la PO_2 arterial.

2. La respuesta de la PO_2 arterial a la oxigenoterapia varía mucho según la causa de la hipoxemia. Los pacientes con grandes cortocircuitos no responden bien, aunque incluso aquí puede ser útil el aumento de la PO_2 arterial.

3. Se dispone de varios métodos para la administración de oxígeno. Las cánulas nasales son útiles para el tratamiento prolongado de pacientes con EPOC. Las mayores concentraciones de oxígeno inspirado se consiguen con intubación y ventilación mecánica.

4. Los riesgos de la oxigenoterapia son: efectos tóxicos del oxígeno, retención de dióxido de carbono, atelectasia y retinopatía del prematuro.

CASO CLÍNICO

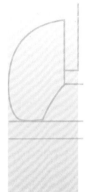

Un hombre de 41 años se presenta con 2 días de ataques de fiebre, tos productiva y empeoramiento de la disnea. Al examinarlo, se encuentra con fiebre, respira con esfuerzo y tiene una SpO_2 del 80 % al respirar aire ambiental. Presenta matidez al percutir y ruidos cardíacos disminuidos en la región pulmonar inferior izquierda. Una radiografía de tórax muestra una opacidad densa y grande que abarca el lóbulo inferior izquierdo completo. En sus estudios de laboratorio, su recuento leucocitario es de 15×10^3 células/µl (lo normal es $4\text{-}10 \times 10^3$ células/µl) y la hemoglobina de 7 g/dl (lo normal es 13 a 15 g/dl). Una gasometría arterial realizada en el momento de su presentación muestra una PCO_2 de 34 mm Hg y PO_2 de 55 mm Hg. Después de que su saturación de oxígeno no mejorara con el oxígeno por cánula nasal y luego con una mascarilla sin mecanismo de recambio de aire, es intubado y sometido a ventilación mecánica con una F_IO_2 de 1,0. Una gasometría arterial llevada a cabo después de la intubación muestra una PO_2 de 62 mm Hg.

Preguntas

* ¿Cómo se explica el cambio observado en su PO_2 después de comenzar la ventilación mecánica?
* ¿Qué efecto tendrá su fiebre en el suministro de oxígeno a los tejidos?
* ¿Qué cambio se esperaría ver en su contenido de oxígeno venoso mixto en comparación con su estado de salud normal?
* ¿Qué intervenciones, además de la ventilación mecánica con una concentración de oxígeno inspirado elevada, pueden considerarse para mejorar el suministro de oxígeno a los tejidos?

PREGUNTAS

Elegir la mejor respuesta para cada pregunta.

1. Una mujer antes sana es llevada a urgencias tras una sobredosis de opiáceos que le causó hipoventilación grave. Si recibe oxígeno suplementario con una F_IO_2 de 0,5 y no se identifica algún cambio de su PCO_2 arterial, ¿cuánto se esperaría que aumentara su PO_2 arterial (en mm Hg)?

   A. 25
   B. 50
   C. 75
   D. 100
   E. 200

2. Un paciente con cardiopatía congénita presenta un cortocircuito de derecha a izquierda del 20 % del gasto cardíaco y una PO_2 arterial de 60 mm Hg al

respirar aire ambiental. Si se le debe administrar oxígeno suplementario con una F_1O_2 de 1,0, ¿cuál de las siguientes respuestas se esperaría observar en la PO_2 arterial?

A. Disminución de 10 mm Hg.

B. Incremento inferior a 10 mm Hg.

C. Incremento superior a 10 mm Hg.

D. Incremento hasta 570 mm Hg.

E. Ningún cambio.

3. Tras ser rescatado de una casa en llamas, un hombre de 32 años es llevado a urgencias donde se mide su oxígeno en una muestra de gasometría arterial mientras respira aire ambiental, que revela una concentración de carboxihemoglobina del 25 % (normal: < 1 %). ¿Qué se esperaría observar como consecuencia de este hallazgo?

A. Disminución de la P_{50} de la hemoglobina.

B. Disminución de la concentración eritrocitaria de 2,3-difosfoglicerato.

C. Incremento del pH arterial.

D. Incremento del contenido arterial de oxígeno.

E. Incremento de la PO_2 en la sangre venosa mixta.

4. Se coloca a un paciente sin neumopatía, pero con anemia grave, en una cámara hiperbárica, a 3 atmósferas de presión total y se le administra oxígeno al 100 % mediante una mascarilla. Puede esperar que el oxígeno disuelto en sangre arterial (en ml de O_2/100 ml de sangre) aumente hasta:

A. 2

B. 4

C. 6

D. 10

E. 15

5. Un hombre de 77 años con EPOC muy grave ingresa al hospital con una exacerbación de su enfermedad. Una vez que se le administra oxígeno por cánula nasal a 6 l/min, su SpO_2 aumenta del 80 % al respirar aire ambiental hasta el 99 %. Dos horas después se le observa más somnoliento, y una gasometría arterial revela que su PCO_2 arterial aumentó de 48 mm Hg al ingreso hasta 79 mm Hg. ¿Cuál de las afirmaciones siguientes explica mejor el cambio observado en su PCO_2 arterial?

A. Disminución de la estimulación de la ventilación por los quimiorreceptores periféricos.

B. Mejoría del equilibrio ventilación-perfusión.

C. Incremento del pH arterial.

D. Incremento de la formación de grupos carbamino en las cadenas de hemoglobina.

E. Desviación a la derecha de la curva de disociación de la hemoglobina.

6. La distribución de los cocientes ventilación-perfusión para un paciente con insuficiencia respiratoria se muestra en la figura siguiente. En la gráfica

izquierda se muestran los índices cuando el paciente respira aire ambiental, y en la gráfica de la derecha se muestran los índices después de 90 min de respirar un gas con una fracción inspirada de oxígeno (F_IO_2) de 1,0.

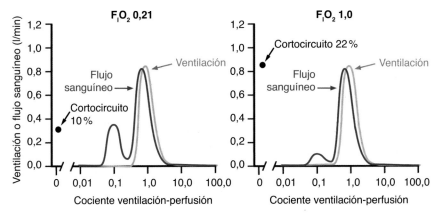

¿Cuál de los siguientes explica con más precisión el cambio observado en la distribución de los cocientes ventilación-perfusión tras respirar aire con una F_IO_2 de 1,0?

A. Edema alveolar por toxicidad de oxígeno.
B. Extracción del gas alveolar por la sangre más rápida que su restitución mediante ventilación.
C. Inactivación del surfactante.
D. Cierre de las vías aéreas de pequeño calibre por la acumulación de edema intersticial.
E. Inflamación de las vías aéreas de pequeño calibre y contracción del músculo liso.

7. Un paciente acude a urgencias, y requiere intubación e inicio de ventilación mecánica invasiva por una insuficiencia respiratoria aguda grave. Las gasometrías arteriales obtenidas antes y después de la intubación se muestran en la tabla siguiente.

Hora	F_IO_2	PCO_2 arterial (mm Hg)	PO_2 arterial (mm Hg)
Antes de la intubación	0,21	32	62
Después de la intubación	1,0	34	100

Según estos datos, ¿cuál de las siguientes es la causa más probable de la hipoxemia en este paciente?

A. Alteración de la difusión.
B. Hipoventilación.
C. Cortocircuito.
D. Desequilibrio ventilación-perfusión.

8. Se coloca un catéter cardíaco derecho a una mujer de 70 años que ingresa en la UCI con edema pulmonar tras una exacerbación de la insuficiencia cardíaca con fracción de expulsión reducida. Recibe oxígeno suplementario mediante cánula nasal de flujo alto. El gasto cardíaco, la PO_2 arterial y la concentración de hemoglobina se cuantifican antes (tiempo 1) y después (tiempo 2) de la administración del inotrópico dobutamina. Los resultados se muestran en la tabla siguiente.

Tiempo	Gasto cardíaco (l/min)	PO_2 arterial (mm Hg)	Hemoglobina (g/dl)
1	2,4	62	12,1
2	3,6	69	12,0

¿Qué se esperaría observar en el tiempo 2 en comparación con el tiempo 1?
A. Disminución de la velocidad de difusión del oxígeno desde los capilares hasta las mitocondrias.
B. Disminución del pH plasmático.
C. Disminución del consumo tisular de oxígeno ($\dot{V}O_2$).
D. Incremento de la concentración de oxígeno en sangre venosa mixta.
E. Acidosis láctica.

9. Una mujer de 52 años acude a urgencias por 2 días de tos productiva, fiebre y disnea progresiva. En la valoración, su saturación de oxígeno es del 80 % al respirar aire ambiental, y utiliza los músculos accesorios de la respiración, parece tener una tasa de flujo inspiratorio elevada, y muestra disminución de los ruidos respiratorios y matidez a la percusión en la base pulmonar derecha. ¿Cuál de los sistemas de aporte de oxígeno tiene más probabilidad de permitir la administración de la fracción inspirada de oxígeno necesaria en este caso?
A. Cánula nasal de flujo alto.
B. Mascarilla sin mecanismo de recambio de aire.
C. Mascarilla simple.
D. Cánulas nasales estándares.
E. Mascarilla de Venturi.

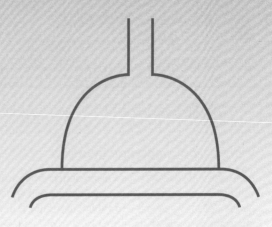

Ventilación mecánica

10

La ventilación mecánica se utiliza a menudo para mejorar la oxigenación y la ventilación en pacientes con insuficiencia respiratoria de etiología diversa. Es un tema complejo y técnico, y este análisis se limita a los principios fisiológicos de su uso, sus beneficios y sus riesgos. Al final del capítulo el lector debe ser capaz de:

- Describir los principios operativos de las modalidades básicas de la ventilación mecánica.
- Describir los beneficios y los riesgos de la presión teleespiratoria positiva (PEEP, *positive end-expiratory pressure*) alta.
- Predecir los efectos de los cambios de los parámetros del ventilador sobre la fracción de espacio muerto.
- Describir los efectos de la ventilación mecánica sobre los capilares pulmonares, el retorno venoso y el aporte de oxígeno.
- Enumerar los riesgos de la ventilación mecánica.

MÉTODOS DE VENTILACIÓN MECÁNICA

La ventilación mecánica puede suministrarse a los pacientes mediante diversas modalidades.

Ventilación mecánica invasiva

La mayoría de pacientes con insuficiencia respiratoria aguda reciben apoyo mediante ventilación mecánica invasiva que consiste en conectar el ventilador a la porción superior de las vías aéreas con tubo endotraqueal o, con menor frecuencia, a través de una traqueostomía. Esta última suele realizarse después de una intubación endotraqueal por un lapso prolongado, pero a veces se realiza al comienzo de la insuficiencia respiratoria si las vías aéreas superiores están afectadas; por ejemplo, en caso de shock anafiláctico o un tumor laríngeo. Los tubos endotraqueales referidos incluyen un manguito inflable en el extremo distal para proveer un sello hermético. Pueden insertarse a través de la nariz o la boca. Con cualquiera de los dos tipos de tubo, los pulmones se inflan mediante suministro de presión positiva a las vías aéreas (fig. 10-1).

Ventilación mecánica no invasiva

La presión positiva también puede aplicarse a las vías aéreas con empleo de una mascarilla ajustada alrededor de la nariz y boca del paciente. El uso de esta forma no invasiva de apoyo cada vez tiene más aceptación en cuidados intensivos, sobre todo en

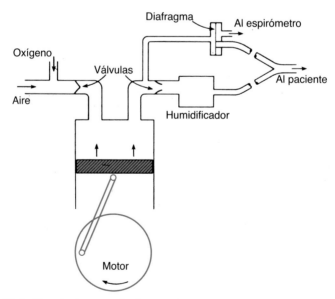

Figura 10-1. Ejemplo de un respirador de volumen constante (esquemático). En la práctica, pueden regularse el volumen corriente y la frecuencia. Durante la fase espiratoria, cuando el pistón desciende, el diafragma se desvía hacia la izquierda debido a la disminución de la presión en el cilindro, lo que permite que el paciente espire a través del espirómetro.

pacientes con insuficiencia ventilatoria por síndrome de hipoventilación por obesidad o exacerbaciones agudas de la enfermedad pulmonar obstructiva crónica. De hecho, en el segundo caso se prefiere a la ventilación mecánica invasiva como medio inicial para respaldar la ventilación en pacientes con compromiso intenso de la mecánica. Sin embargo, no es una forma eficaz de apoyo en pacientes con insuficiencia respiratoria hipoxémica grave debido a neumonía o síndrome de dificultad respiratoria aguda (SDRA) y en general se evita en quienes no pueden proteger sus vías aéreas, tienen abundantes secreciones respiratorias o poseen riesgo alto de aspiración.

Ventiladores mecánicos

A diferencia de los métodos descritos antes, los respiradores de tipo tanque suministran presión negativa (inferior a la atmosférica) sobre el exterior del tórax y del resto del cuerpo, salvo la cabeza. Consisten en un cajón rígido («pulmón de acero») conectado a una bomba de gran volumen y baja presión que controla el ciclo respiratorio. El cajón tiene, con frecuencia, bisagras a lo largo de la línea media, de modo que pueda abrirse para poder atender al paciente.

Este tipo de respirador ya no se usa en el tratamiento de la insuficiencia respiratoria aguda, porque limita el acceso al paciente y es muy grande e incómodo. Se usaron mucho para ventilar pacientes con poliomielitis bulbar, y todavía son útiles, en ocasiones, para pacientes con enfermedades neuromusculares crónicas que necesitan de la ventilación asistida durante meses o años. Una modificación del respirador de tipo tanque es el respirador de tipo coraza, que se ajusta sobre el tórax y el abdomen, y que también genera una presión negativa. Suele reservarse para pacientes que se han recuperado parcialmente de una insuficiencia respiratoria neuromuscular.

CUÁNDO COMENZAR LA VENTILACIÓN MECÁNICA

La decisión de comenzar la ventilación mecánica no debería ser tomada a la ligera debido a que es una intervención delicada que requiere una inversión importante en personal y equipo, con muchos riesgos. No hay rangos cuantificables específicos para PCO_2 y PO_2 que rijan el apoyo mecánico. En cambio, se sabe que la duración de la ventilación mecánica está regida por diversos factores, por ejemplo la gravedad del proceso morboso, la rapidez del progreso hipoxémico e hipercápnico, y la estabilidad hemodinámica y estado general del enfermo.

MODALIDADES DE VENTILACIÓN MECÁNICA

La mayor parte de ventiladores modernos pueden suministrar ventilación por presión positiva mediante una variedad de procedimientos, denominados «modalidades» de ventilación. La modalidad idónea para un paciente determinado varía de acuerdo con sus necesidades clínicas y fisiológicas. Las modalidades de uso más frecuente se describen a continuación. Puede encontrarse información más detallada en torno a estas y otras modalidades de ventilación mecánica en libros de texto sobre medicina de cuidados intensivos.

Control de volumen

Se suministra al paciente un volumen predeterminado a una velocidad específica. Sin embargo, los pacientes que no están paralizados y tienen músculos de la respiración normales, pueden comenzar respiraciones tras la frecuencia establecida y recibir el volumen corriente completo en cada respiración adicional. La proporción entre el tiempo inspiratorio y el espiratorio puede ajustarse al modificar la velocidad del flujo inspiratorio. Esto puede tener utilidad particular en pacientes con enfermedad pulmonar obstructiva en quienes es importante asegurar un tiempo de exhalación adecuado. La presión necesaria para generar una respiración se determina a partir de la velocidad de flujo y el volumen corriente elegidos, la resistencia y la distensibilidad de la vía aérea, y la PEEP (que se describe más adelante).

Esta modalidad tiene la ventaja de poseer un volumen de suministro conocido suministrado al paciente a pesar de cambios en las propiedades elásticas del pulmón o pared torácica o aumentos de la resistencia de las vías aéreas. Una desventaja es que el aporte del volumen deseado puede requerir presiones elevadas que generen distensión, lo que puede dañar al pulmón. Sin embargo, en la práctica, una válvula de seguridad evita que se alcancen niveles peligrosos de presión.

Control de presión

Más que el suministro de un volumen corriente constante en cada respiración, esta modalidad proporciona una presión predeterminada por una duración establecida. Se determina una frecuencia mínima, pero los pacientes pueden empezar respiraciones después la velocidad establecida, durante lo cual reciben la presión predeterminada. El flujo de gas no lo establece el médico, en realidad, está determinado por el cambio en la presión sobre la inhalación y la resistencia de las vías aéreas. La relación inspiración-espiración se controla mediante el ajuste del tiempo de la inspiración.

La ventaja de esta modalidad es que evita el surgimiento de presión excesiva de las vías aéreas. La desventaja principal es que el volumen de gas suministrado en cada respiración puede variar con cambios en la distensibilidad del sistema respiratorio. Asimismo, un aumento en la resistencia de las vías aéreas puede disminuir la ventilación debido a que puede haber tiempo insuficiente para equilibrar la presión entre la máquina y los alvéolos. Por lo tanto, la ventilación por minuto debe monitorizarse de forma exhaustiva.

Presión de soporte

Esta modalidad es similar al control de presión en que el paciente recibe la presión predeterminada durante la inhalación. Sin embargo, no se programa una frecuencia respiratoria, y el paciente debe iniciar todas las respiraciones. En sí, es apropiado solo para individuos capaces de iniciar la respiración. Adicionalmente, más que desactivarse después de un tiempo predeterminado, la presión inspiratoria termina una vez que decae el flujo inspiratorio por debajo de un umbral determinado. Esta modalidad, que a menudo se utiliza en pacientes que requieren intubación sola para evitar la aspiración de secreciones orales o gástricas o con dificultad para ser liberados del ventilador dada su debilidad neuromuscular, en general es más confortable para los pacientes.

Una variante de esta modalidad, conocida como presión de las vías aéreas positivas de dos niveles o ventilación con presión positiva de dos niveles (BIPAP o BILEVEL), se utiliza habitualmente durante ventilación mecánica no invasiva. Cuando el paciente inicia una respiración, la presión inspiratoria se eleva y se mantiene a un nivel predeterminado, que se denomina presión positiva inspiratoria de las vías aéreas, hasta que disminuye el flujo inspiratorio. Durante la exhalación, la presión de las vías aéreas se mantiene a un nivel por encima de 0 cm H_2O, denominada presión positiva espiratoria de las vías aéreas, la cual tiene la misma función que la PEEP.

Presión positiva continua de las vías aéreas

En esta modalidad, una presión positiva constante se aplica a las vías aéreas por el ventilador durante la inhalación y la exhalación. Esto mejora la oxigenación por aumento de la capacidad funcional residual (CFR) y prevención de atelectasia. La presión positiva continua de las vías aéreas (CPAP, *continuous positive airway pressure*) se suele utilizar en pacientes que se están desconectando de la respiración del ventilador o que están intubados exclusivamente por protección de las vías aéreas.

También puede ser aplicada a pacientes mediante una mascarilla ajustada o dispositivos nasales, como se procede en neonatos con síndrome de dificultad respiratoria neonatal (v. cap. 8) o en adultos con edema pulmonar secundario a una exacerbación de la insuficiencia cardíaca.

Ventilación mecánica de alta frecuencia

En la ventilación mecánica de alta frecuencia u oscilatoria se suministran volúmenes corrientes muy bajos (50 a 100 ml) a una velocidad elevada (alrededor de 20 ciclos por segundo). El pulmón se hace vibrar en vez de expandirse de la manera convencional y el transporte del gas se da por una combinación de difusión y convección. Debido a que mantiene presiones de las vías aéreas medias más altas que las modalidades ventilatorias más convencionales, la ventilación mecánica de alta frecuencia a veces se utiliza en pacientes con SDRA, aunque dicha medida se utiliza más en niños que en adultos. Otro uso se da en pacientes con fugas pulmonares de gas a través de una fístula broncopleural.

PRESIÓN TELEESPIRATORIA POSITIVA

A la mayoría de pacientes que reciben ventilación se les aplican 5 cm H_2O de presión en las vías aéreas durante la exhalación. Es la llamada presión teleespiratoria positiva (PEEP) y se realiza para contrarrestar la disminución de la CFR en la atelectasia que puede presentarse cuando los pacientes se ventilan en posiciones supina o reclinada. Más que tratarse de una modalidad de ventilación mecánica en sí, es una intervención que puede usarse en la mayor parte de las modalidades de apoyo ventilatorio mecánico.

Cuando la PO_2 arterial no aumenta ni siquiera bajo concentraciones elevadas de oxígeno inspirado, como se esperaría en pacientes con cortocircuitos grandes por neumonía grave o SDRA (v. fig. 9-3), la PEEP a menudo se eleva por encima de 5 cm H_2O

como una opción para mejorar el intercambio de oxígeno. En algunos casos pueden aplicarse presiones hasta de 20 cm H_2O. La PEEP tiende a ser más efectiva para mejorar la oxigenación en los procesos bilaterales diseminados, como el SDRA o el edema pulmonar, y menos efectiva ante procesos localizados como la neumonía que afecta a un solo lóbulo o segmento pulmonar.

Tal vez varios mecanismos propicien el aumento de la PO_2 arterial ante la elevada PEEP. La presión positiva aumenta la presión transpulmonar y, en consecuencia, aumenta la CFR, que por lo común es pequeña en estos pacientes, dado el incremento de la retracción elástica pulmonar (fig. 10-2). Por todo lo anterior, la PEEP invierte los volúmenes pulmonares bajos que resultan en cierre de las vías aéreas, ventilación intermitente o ausente y atelectasia por absorción, en especial en las regiones dependientes (v. figs. 3-3 y 9-5). Los pacientes con edema en las vías aéreas también se benefician, tal vez porque el líquido se mueve en el interior de las vías periféricas pequeñas o los alvéolos, lo cual permite que algunas regiones pulmonares se vuelvan a ventilar. Una ventaja secundaria de la PEEP es que al incrementar la PO_2 arterial permite reducir la concentración de oxígeno inspirado, de manera que se reduce el riesgo de intoxicación por oxígeno.

Presión teleespiratoria positiva

- Aumenta la CFR y evita la atelectasia.
- Se utilizan 5 cm H_2O en la mayoría de los pacientes que reciben ventilación mecánica.
- En pacientes con insuficiencia respiratoria son de utilidad niveles más altos para elevar la PO_2 arterial.
- En casos de hipoxemia grave pueden utilizarse valores de hasta 20 cm H_2O.
- Puede permitir que la concentración de O_2 inspirado se reduzca.

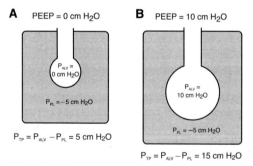

A PEEP = 0 cm H_2O

$P_{ALV} = 0$ cm H_2O

$P_{PL} = -5$ cm H_2O

$P_{TP} = P_{ALV} - P_{PL} = 5$ cm H_2O

B PEEP = 10 cm H_2O

$P_{ALV} = 10$ cm H_2O

$P_{PL} = -5$ cm H_2O

$P_{TP} = P_{ALV} - P_{PL} = 15$ cm H_2O

Figura 10-2. **Efecto de la PEEP sobre la presión transpulmonar y el volumen alveolar.** Con la aplicación de la PEEP aumenta la presión alveolar (P_{ALV}). Esto eleva la diferencia entre la presión alveolar y la pleural (P_{PL}), lo que se denomina presión transpulmonar (P_{TP}). Para una distensibilidad específica, esto incrementa el volumen alveolar. Obsérvese que se asume que la presión pleural permanece constante con fines de simplificación, no obstante en la práctica puede aumentar tras la aplicación de la PEEP.

EFECTOS FISIOLÓGICOS DE LA VENTILACIÓN MECÁNICA

Disminución de la PCO₂ arterial

Una participación importante de la ventilación mecánica es facilitar la ventilación y disminuir la PCO_2, que puede haberse elevado porque el paciente no es capaz de respirar con espontaneidad, como en la enfermedad neuromuscular o una sobredosis de fármaco, o bien porque el pulmón mismo está gravemente enfermo, como en el SDRA. En pacientes con obstrucción de las vías aéreas en quienes el coste de la respiración de oxígeno es alto, la ventilación mecánica puede reducir de manera sustancial el consumo de oxígeno y la producción de CO_2, con lo cual se contribuye a la disminución de la PCO_2 arterial.

La relación entre la PCO_2 arterial y la ventilación alveolar en los pulmones sanos viene dada por la ecuación de la ventilación alveolar:

$$PCO_2 = \frac{\dot{V}CO_2}{\dot{V}_A} \cdot K \qquad \text{(Ecuación 10-1)}$$

donde K es una constante. En los pulmones afectados, el denominador $\dot{V}_A$ de esta ecuación es menor que la ventilación que se dirige hacia los alvéolos, a causa del espacio muerto alveolar; es decir, a los alvéolos no perfundidos o a los que presentan cocientes ventilación-perfusión elevados. Por este motivo, se conoce al denominador como «ventilación alveolar eficaz».

La ventilación mecánica incrementa, con frecuencia, los espacios muertos anatómico y alveolar. Como consecuencia, la ventilación alveolar eficaz no aumenta tanto como la ventilación total, algo particularmente probable si se aplican presiones elevadas a la vía aérea. Puede verse un ejemplo en la figura 10-3. Cuando el nivel de PEEP aumentó desde 0 cm H_2O hasta 16 cm H_2O en este paciente con SDRA, el espacio muerto aumentó del 36,3 % hasta el 49,8 %. En algunos pacientes, los altos niveles de PEEP también hacen que aparezcan unidades pulmonares con cocientes ventilación-perfusión elevados, que producen un resalte en la parte derecha de la curva de distribución de la ventilación. Esto no se produce en el ejemplo mostrado. En ocasiones se observa un gran espacio muerto fisiológico con ventilación de presión positiva, incluso en ausencia de PEEP.

Hay varias razones por las que la ventilación con presión positiva aumenta el espacio muerto. En primer lugar, el volumen pulmonar suele elevarse, especialmente cuando se añade PEEP, y la tracción radial resultante sobre las vías aéreas aumenta el espacio muerto anatómico. A continuación, la presión elevada de las vías aéreas tiende a desviar flujo sanguíneo, alejándolo de zonas ventiladas, con lo que aparecen áreas con cocientes ventilación-perfusión altos o, incluso, áreas no perfundidas (fig. 10-4). Es muy probable que esto suceda en las regiones pulmonares más superiores, donde la presión de la arteria pulmonar es relativamente baja debido al efecto hidrostático (v. *West. Fisiología respiratoria. Fundamentos*, 11.ª ed.). En realidad, si la presión en los capilares desciende por debajo de la presión en la vía aérea, estos pueden colapsarse

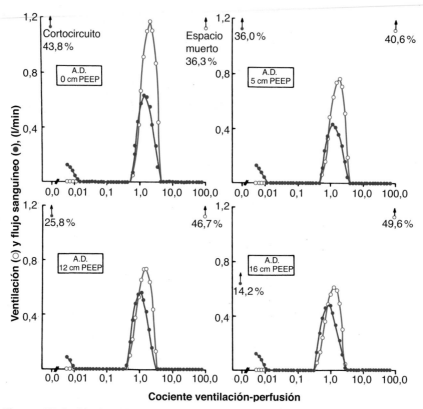

Figura 10-3. Disminución del cortocircuito y aumento del espacio muerto causado por niveles elevados de PEEP en un paciente con síndrome de dificultad respiratoria aguda (SDRA). Obsérvese que, a medida que la PEEP aumentaba progresivamente de 0 cm H_2O a 16 cm H_2O, el cortocircuito disminuía del 43,8 % al 14,2 % del gasto cardíaco, y el espacio muerto aumentó del 36,3 % al 49,8 % del volumen corriente. (Reimpresa de Dantzker DR, Brook CJ, DeHart P, et al. Ventilation-perfusion distributions in the adult respiratory distress syndrome. *Am Rev Respir Dis* 1979;120[5]:1039-1052. Copyright © 1979 American Thoracic Society. Todos los derechos reservados.)

por completo, produciendo zonas pulmonares no perfundidas (fig. 10-4). Este colapso se ve favorecido por dos factores: *1)* la presión demasiado elevada en la vía aérea, y *2)* la disminución del retorno venoso y la consiguiente hipoperfusión pulmonar. Esto último es particularmente probable que suceda si el volumen circulante de sangre es reducido (v. más adelante en este capítulo).

La tendencia de la PCO_2 a elevarse a causa del aumento del espacio muerto puede contrarrestarse reprogramando el respirador, para que aumente la ventilación total. Sin embargo, es importante recordar que un aumento de la presión media de la vía respiratoria puede provocar un incremento sustancial del espacio muerto, aunque puede ser necesario para luchar contra el cortocircuito y la hipoxemia resultante (fig. 10-3).

Algunos pacientes que reciben ventilación mecánica desarrollan una PCO_2 arterial baja. Esto puede derivar de la respuesta ventilatoria hipóxica, la compensación de

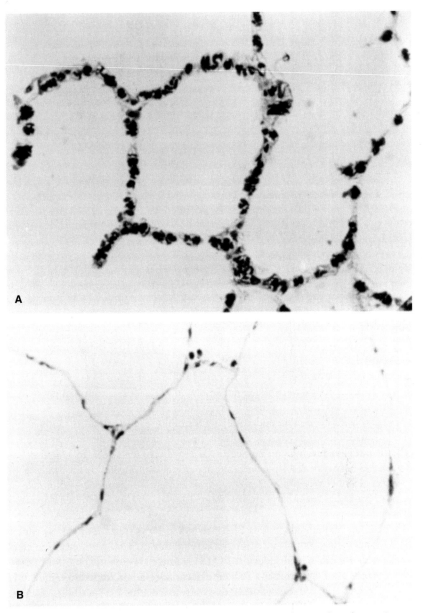

A

B

Figura 10-4. **Efecto del aumento de la presión en las vías aéreas sobre el aspecto histológico de los capilares pulmonares. A.** Aspecto normal. **B.** Colapso de los capilares cuando la presión alveolar se eleva por encima de la presión capilar. (Reimpresa de Glazier JB, Hughes JMB, Maloney JE, et al. Measurements of capillary dimensions and blood volume in rapidly frozen lungs. *J Appl Physiol* 1969;26[1]:65-76. Copyright © 1969 de la American Physiological Society. Todos los derechos reservados.)

la acidosis metabólica, un impulso intenso inapropiado para la respiración de parte del paciente, o parámetros del ventilador inadecuados. En algunas situaciones, como en el caso de los pacientes con hipertensión intracraneal, debe evitarse una PCO_2 arterial extremadamente baja debido a que reduce el flujo sanguíneo cerebral y puede inducir hipoxia cerebral.

Otro riesgo de la hiperventilación de pacientes con retención de CO_2 es la hipopotasemia, que predispone a la aparición de arritmia. Cuando se retiene CO_2, el potasio sale de las células hacia el plasma y es eliminado por los riñones. Si la PCO_2 disminuye rápidamente, el potasio regresa al interior de las células, con lo que disminuye en el plasma.

Aumento de la PO_2 arterial

En muchos pacientes con insuficiencia respiratoria, el objetivo principal de la ventilación mecánica es aumentar la PO_2 arterial. En la práctica, siempre se ventila a estos pacientes con mezclas enriquecidas con oxígeno. La concentración de oxígeno inspirado debe ser suficiente para elevar la PO_2 arterial hasta al menos 60 mm Hg, pero deben evitarse las concentraciones de oxígeno inspirado excesivamente elevadas, debido a los peligros que suponen los efectos adversos del oxígeno y la aparición de atelectasias. Como se destacó antes, las concentraciones aumentadas de oxígeno inspirado pueden no incrementar la PO_2 en pacientes con cortocircuitos grandes, y la PEEP es necesaria para mejorar la situación. En la figura 10-3 se muestran los efectos de la PEEP en pacientes con SDRA. Nótese que el nivel de PEEP aumentó de manera progresiva de 0 cm H_2O a 16 cm H_2O, lo cual causó el cortocircuito que propició la caída del gasto cardíaco del 43,8 % al 14,2 %. Una cantidad pequeña de flujo sanguíneo hasta dejar los alvéolos ventilados con deficiencia.

Mientras la PEEP es a menudo útil para disminuir el cortocircuito, también puede tener consecuencias indeseables. Obsérvese en la figura 10-3 que el incremento de la PEEP también produjo un aumento del espacio muerto, del 36,3 % al 49,8 % del volumen corriente. Esto puede explicarse por la compresión de los capilares por la presión alveolar más alta, y también por el aumento del volumen pulmonar con una tracción radial secundaria mayor sobre las vías aéreas, con incremento de su volumen.

En ocasiones la suma de mucha PEEP reduce la PO_2 arterial en lugar de aumentarla. Un mecanismo importante es una caída significativa del gasto cardíaco en niveles altos de PEEP, lo cual reduce la PO_2 de la sangre venosa mixta y, por lo tanto, la PO_2 arterial. La PEEP tiende a reducir el gasto cardíaco al impedir el retorno venoso al tórax, en especial si el volumen de sangre circulante se ha perdido por hemorragia o shock. En correspondencia, su valor no debería evaluarse por su efecto en la sola PO_2 arterial, sino en términos de la cantidad total de oxígeno suministrado a los tejidos. El producto de la concentración de oxígeno arterial y el gasto cardíaco es un índice útil debido a que los cambios en este alteran la PO_2 de la sangre venosa mixta y, por lo tanto, la PO_2 de muchos tejidos. Una estrategia alternativa para determinar si el aporte de oxígeno es adecuado es extraer sangre por un catéter venoso central y cuantificar la saturación venosa central de oxígeno, una medida sustitutiva del valor en sangre venosa mixta.

Otros mecanismos por los cuales la PEEP puede reducir la PO_2 incluyen la reducción de la ventilación de regiones bien perfundidas (debido al aumento del espacio muerto y ventilación a regiones perfundidas con deficiencia) y desviación del flujo sanguíneo lejos de regiones ventiladas a no ventiladas por la presión acrecentada de vías aéreas. Este último problema se observa con frecuencia cuando se utiliza PEEP en procesos con involucramiento pulmonar focal, más que difuso.

Otro riesgo de los niveles altos de PEEP es el daño a los capilares pulmonares como resultado de la tensión elevada en las paredes alveolares. La pared alveolar puede considerarse una cuerda de capilares. Los niveles altos de tensión aumentan en gran medida las tensiones de las paredes capilares, lo que causa alteraciones del epitelio alveolar, el endotelio capilar o a veces de todas las capas de la pared. Este es otro ejemplo de «insuficiencia por esfuerzo», la cual se describió en el capítulo 6 en relación con edema pulmonar causado por presiones hidrostáticas capilares elevadas.

Efectos sobre el retorno venoso

Como se ha señalado, la ventilación mecánica tiende a impedir el retorno de la sangre hacia el tórax, y reducir así el gasto cardíaco y la presión arterial sistémica. En pacientes con hipertensión pulmonar grave, en que resulta crítico el mantenimiento de una precarga adecuada para conservar la función ventricular derecha, la disminución del retorno venoso con el inicio de la ventilación mecánica puede tener consecuencias hemodinámicas graves, como la hipotensión sistémica.

El efecto de la ventilación mecánica sobre el retorno venoso es válido para la ventilación tanto con presión positiva como negativa. En un paciente relajado y en decúbito supino, el retorno de la sangre al tórax depende de la diferencia que hay entre la presión venosa periférica y la presión intratorácica media. Si se aumenta la presión de la vía aérea con un respirador, la presión intratorácica media se eleva, lo que reduce el gradiente de presión para el retorno venoso. Incluso si la presión de la vía respiratoria sigue siendo la atmosférica, como en un respirador de tipo tanque, el retorno venoso tiende a disminuir porque la presión venosa periférica se reduce por la presión negativa. Solo con el ventilador mecánico tipo coraza el retorno venoso prácticamente no está afectado.

Los efectos de la ventilación con presión positiva sobre el retorno venoso dependen de varios factores. Los más importantes son la magnitud y la duración de la presión inspiratoria, y sobre todo de la adición de PEEP. El patrón ideal para este punto de vista es una fase inspiratoria corta de presión relativamente baja, seguida de una fase espiratoria larga y presión teleespiratoria cero (o ligeramente negativa). Sin embargo, este patrón fomenta un volumen pulmonar bajo y la consiguiente hipoxemia, y suele ser necesaria una concesión. La PEEP de 5 cm H_2O que se da a la mayoría de pacientes que reciben ventilación mecánica por lo general tiene efecto leve en el retorno venoso.

Un importante factor determinante del retorno venoso es la magnitud del volumen de sangre circulante. Si está disminuido, por ejemplo, por hemorragia o shock hipovolémico, la ventilación con presión positiva suele causar un notable descenso del gasto cardíaco. Puede producirse hipotensión sistémica. Es importante, por lo tanto, corregir cualquier depleción de volumen que se produzca mediante la adecuada reposición de líquidos. La ecografía y la monitorización de la presión venosa central pueden utilizarse para guiar la administración de líquidos de este tipo. La segunda debe interpretarse a la luz de la presión elevada en la vía aérea, ya que esta aumenta la presión venosa central.

El retorno venoso también puede disminuir por un proceso conocido como «auto-PEEP». Si el paciente es incapaz de exhalar de manera completa el volumen corriente suministrado en cada respiración, es posible que la hiperinsuflación progresiva desemboque en un aumento de la presión intratorácica y retorno venoso disminuido. Este proceso puede verse en pacientes intubados durante la EPOC o exacerbaciones asmáticas o en enfermos ventilados con velocidades respiratorias muy altas (p. ej., en compensación por una acidosis metabólica grave), las cuales se acompañan de tiempo de exhalación disminuido.

Otros riesgos

Pueden observarse distintos problemas más con la ventilación mecánica. Los *problemas mecánicos* constituyen un riesgo continuo. Pueden consistir en fallos eléctricos, mal funcionamiento del microprocesador, rotura de conexiones o desconexión de los tubos. Los ventiladores mecánicos están equipados con alarmas diversas para alertar de estos riesgos, pero la atención de un equipo de cuidados intensivos capacitado es esencial.

Puede producirse un *barotrauma*, sobre todo si la PEEP tiene valores altos, los volúmenes corrientes son inusualmente elevados, o ambas situaciones. El aire que genera rotura alveolar y escapa de este espacio puede entrar en el espacio pleural y producir un *neumotórax*, o seguir a lo largo del intersticio perivascular y peribronquial (v. fig. 6-1), e ingresar en el mediastino *(neumomediastino)*. El aire que entra en el mediastino puede generar disección a lo largo de los planos tisulares hasta alcanzar el tejido subcutáneo del cuello y la pared torácica *(enfisema subcutáneo)*.

Los volúmenes corrientes excesivos también pueden causar *lesión pulmonar inducida por el ventilador* debido a la sobredistensión de los alvéolos. La atención cuidadosa para asegurar que los pacientes no reciban volúmenes corrientes mayores de 8 a 10 ml/kg del peso corporal calculado con base en el sexo y la talla resulta crítica para prevenir este problema.

Los pacientes que se someten a un lapso breve de ventilación mecánica más de una vez pueden desarrollar *neumonía relacionada con el ventilador*. Las *arritmias cardíacas* pueden deberse a oscilaciones rápidas del pH e hipoxemia. De tales enfermos, los que no reciben nutrición entérica durante la ventilación muestran una incidencia elevada de *hemorragia gastrointestinal*.

Varias complicaciones se relacionan con tubos endotraqueales y de traqueostomía. En ocasiones se ven úlceras de la laringe o la tráquea, en particular si el manguito inflado ejerce presión indebida en la mucosa. Esto puede llevar a cicatrización y estenosis traqueal, daño de los anillos cartilaginosos de la tráquea y desarrollo de una fístula traqueoesofágica. El uso de manguitos de volumen grande, de baja presión, reduce de manera considerable la frecuencia de estos problemas.

Debe tenerse cuidado al colocar un tubo endotraqueal para no insertar por accidente su extremo distal en el bronquio principal derecho *(intubación bronquial derecha)*, lo cual podría causar atelectasia del pulmón izquierdo y a menudo del lóbulo superior derecho.

CONCEPTOS CLAVE

1. La ventilación mecánica tiene un papel importante en el tratamiento de los pacientes con insuficiencia respiratoria. El apoyo ventilatorio puede suministrarse de manera invasiva, a través de un tubo endotraqueal o de un tubo de traqueostomía, o bien como procedimiento no invasivo mediante una mascarilla ajustada.

2. La mayoría de los ventiladores apoyan a los pacientes mediante ventilación de presión positiva. Los respiradores de tipo tanque, o de presión negativa, se utilizan ahora de vez en cuando, excepto cuando se trata de pacientes con enfermedad neuromuscular de largo plazo.

3. Hay múltiples modalidades para suministrar ventilación de presión positiva. Se combinan a menudo con PEEP para mejorar la oxigenación en pacientes con hipoxemia grave.

4. La ventilación mecánica, especialmente cuando se usa con una mayor concentración de oxígeno y PEEP, aumenta la PO_2 arterial y disminuye la PCO_2. Sin embargo, puede reducir el retorno venoso, así como causar neumotórax y otras complicaciones.

CASO CLÍNICO

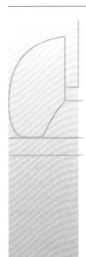

Una mujer de 54 años se presenta en urgencias con disnea de 2 días, fiebre, tos productiva y dolor pleural en el hemitórax derecho. Después que una radiografía torácica muestra una opacidad del lóbulo inferior derecho, se le diagnostica neumonía y se procede a hospitalizarla. Aunque se le inició una antibioticoterapia apropiada, desarrolla una dificultad creciente para respirar e hipoxemia y requiere traslado a la unidad de cuidados intensivos. A pesar de usar oxígeno de flujo alto, permanece hipóxica y requiere intubación e iniciación de ventilación mecánica invasiva. Una radiografía de tórax efectuada después de la intubación muestra ahora opacidades bilaterales difusas. Se le inició ventilación con control de volumen mediante un volumen corriente de 550 ml, una frecuencia respiratoria de 20 respiraciones por minuto, F_IO_2 de 1,0 y PEEP de 5 cm H_2O. Los datos mostrados a continuación se obtuvieron antes y 30 min después de la intubación:

Momento	Presión arterial (mm Hg)	PO_2 (mm Hg)	PCO_2 (mm Hg)
Antes de la intubación	130/77	51	46
Después de la intubación	98/69	58	38

Continúa

CASO CLÍNICO *(cont.)*

Preguntas

- ¿Cómo se cuantifica el cambio observado en su PCO_2 después de la intubación?
- ¿Qué cambios se esperarían en su espacio muerto después de la intubación?
- ¿Qué efecto tendrán los hallazgos de la radiografía de tórax en la presión necesaria para inflar sus pulmones en la inhalación?
- ¿Qué intervención se puede considerar para mejorar su oxigenación?
- ¿Cómo se cuantifica la disminución de su presión arterial después de la intubación?

PREGUNTAS

Elegir la respuesta más apropiada para cada pregunta.

1. Un hombre de 40 años recibe ventilación mecánica invasiva por SDRA grave. Su ventilación se realiza utilizando la modalidad de control de volumen con una frecuencia de 15 respiraciones por minuto, volumen corriente de 500 ml y PEEP de 5 cm H_2O. Después de aumentar la F_IO_2 de 0,5 a 1,0, su PO_2 permanece debajo de 60 mm Hg. ¿Cuál de las intervenciones enumeradas es la más apropiada para mejorar su oxigenación?
   A. Cambiar a ventilación de control de presión.
   B. Aumentar la frecuencia de flujo inspiratorio.
   C. Aumentar la PEEP.
   D. Aumentar la frecuencia respiratoria.
   E. Aumentar el volumen corriente.

2. Se intuba a una mujer de 66 años para evitar aspiración de sangre después de presentar shock hemorrágico por un sangrado de las vías gastrointestinales superiores. Se le coloca ventilación con control de volumen con una F_IO_2 de 0,5 y volumen corriente de 450 ml. Después de la intubación, su presión arterial baja de 110/70 mm Hg a 85/50 mm Hg. En el examen muestra ruidos respiratorios bilaterales iguales y su tráquea permanece en la línea media. ¿Cuál es la causa más probable del cambio observado en su presión arterial?
   A. Disminución del retorno venoso.
   B. Hipercapnia.
   C. Colocación del tubo endotraqueal en el interior del bronquio principal derecho.

D. Neumotórax.

E. Atelectasia por resorción.

3. Se observa el ventilador en uso en un paciente intubado por insuficiencia respiratoria grave. El ventilador está programado para suministrar 10 respiraciones por minuto, pero el paciente recibe en total 18 respiraciones por minuto. Con cada respiración, la presión aumenta 10 cm H_2O por encima de la PEEP establecida y mantenida en ese nivel 1 s. El volumen suministrado parece variar con el tiempo. ¿Qué modalidad se encuentra en uso para ventilar al paciente?

   A. Presión positiva continua de las vías aéreas.

   B. Ventilación oscilatoria de alta frecuencia.

   C. Control de presión.

   D. Presión de soporte.

   E. Control de volumen.

4. Un paciente con parálisis de los músculos respiratorios pero pulmones normales se encuentra en ventilación mecánica invasiva. ¿Cuál de las siguientes intervenciones puede utilizarse para reducir la PCO_2 arterial sin modificar la ventilación total?

   A. Incrementar la fracción inspirada de oxígeno.

   B. Incrementar la frecuencia respiratoria.

   C. Incrementar el volumen corriente.

   D. Reducir la capacidad funcional residual.

   E. Reducir la resistencia de la vía aérea.

5. Un paciente se encuentra en ventilación mecánica invasiva para el manejo de una neumonía grave adquirida en la comunidad, que se complicó con un SDRA. En respuesta al deterioro de la oxigenación, la PEEP se incrementó de 12 cm H_2O a 18 cm H_2O. La distribución de los cocientes ventilación-perfusión en cada nivel de PEEP se muestra en la figura siguiente.

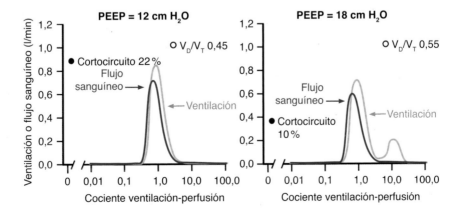

¿Cuál de las siguientes opciones tiene más probabilidad de explicar los cambios observados con una PEEP de 18 cm H_2O?

A. Compresión de los capilares alveolares.
B. Disminución de la resistencia vascular pulmonar.
C. Disminución de la tracción radial sobre las vías aéreas.
D. Incremento de la resistencia de la vía aérea.
E. Incremento del retorno venoso.

6. Un hombre de 71 años con antecedente crónico de tabaquismo acude a urgencias con disnea progresiva. Las pruebas de función pulmonar realizadas varias semanas antes en la clínica revelaron un FEV_1 del 55 % del esperado, una FVC del 65 % de la esperada y un FEV_1/FVC de 0,57. En el examen en urgencias tiene una SpO_2 del 80 % al respirar aire ambiental, está utilizando los músculos accesorios de la respiración y tiene sibilancias espiratorias diseminadas y una fase espiratoria prolongada en la auscultación pulmonar. Una radiografía de tórax muestra volúmenes pulmonares altos, aplanamiento diafragmático sin infiltrados localizados, mientras que una gasometría arterial revela pH de 7,21, PCO_2 de 61 mm Hg y PO_2 de 52 mm Hg. ¿Cuál de las siguientes es la intervención inicial más apropiada para este paciente en este momento?

A. Cánula nasal de flujo alto.
B. Ventilación mecánica invasiva.
C. Ventilación no invasiva con presión positiva.
D. Mascarilla sin mecanismo de recambio de aire.
E. Mascarilla de Venturi.

7. Después de ingresar por una lesión cerebral traumática tras una caída por una escalera, se intuba a un paciente y se le inicia ventilación mecánica invasiva para evitar la broncoaspiración de las secreciones orales. Se le inicia ventilación con control de volumen, con un volumen corriente de 8 ml/kg, una frecuencia respiratoria de 10 respiraciones por minuto, una fracción inspirada de oxígeno de 1,0, y una PEEP de 5 cm H_2O. Una radiografía de tórax realizada poco después de la intubación revela atelectasia del pulmón izquierdo y el lóbulo superior derecho. ¿Cuál de las siguientes opciones tiene más probabilidad de ser responsable de los hallazgos en la radiografía de tórax?

A. Disminución del retorno venoso.
B. Atelectasia obstructiva.
C. Alcalosis respiratoria.
D. Intubación del bronquio principal derecho.
E. Lesión pulmonar inducida por el ventilador.

8. Un paciente está en ventilación mecánica invasiva tras ingresar con un infarto de miocardio. Se le colocó un catéter arterial pulmonar tras el ingreso con el fin de vigilar el gasto cardíaco. En respuesta al deterioro de la oxigenación, la PEEP se incrementó de 10 cm H_2O a 15 cm H_2O. La PO_2 arterial, la

concentración de hemoglobina y el contenido de oxígeno en sangre venosa mixta antes y después de esta intervención se muestran en la tabla siguiente.

PEEP (cm H$_2$O)	PO$_2$ arterial (mm Hg)	Hemoglobina (g/dl)	Contenido de oxígeno en sangre venosa mixta (ml O$_2$/100 ml)
10	50	13,3	14
15	55	13,4	12

¿Cuál de las siguientes opciones explica con más precisión los cambios observados en el contenido de oxígeno en la sangre venosa mixta?

A. Disminución del gasto cardíaco.

B. Disminución de la resistencia vascular pulmonar.

C. Incremento de la resistencia de las vías aéreas.

D. Incremento del retorno venoso.

E. Neumomediastino.

SÍMBOLOS, UNIDADES Y VALORES NORMALES

SÍMBOLOS

Símbolos primarios

C	Concentración de gas en sangre
F	Concentración fraccional en aire seco
P	Presión o presión parcial
Q	Volumen de sangre
$\dot{Q}$	Volumen de sangre por unidad de tiempo
R	Cociente de intercambio respiratorio
S	Saturación de la hemoglobina con O_2
V	Volumen de gas
$\dot{V}$	Volumen de gas por unidad de tiempo

Símbolos secundarios para la fase gaseosa

A	Alveolar
B	Barométrica (atmosférica)
D	Espacio muerto (dead space)
E	Espirado
I	Inspirado
L	Pulmonar (lung)
T	Corriente (tidal)

Símbolos secundarios para la fase sanguínea

a	Arterial
c	Capilar
c′	Final del capilar
i	Ideal
v	Venosa
$\bar{v}$	Venosa mixta

Ejemplos

Concentración de O_2 en sangre arterial: CaO_2

Fracción espirada de N_2: F_EN_2

Presión parcial de O_2 en sangre venosa mixta: $P\bar{v}O_2$

UNIDADES

En este libro se han utilizado las unidades tradicionales del sistema métrico. Las presiones se proporcionan en mm Hg; el torr es una unidad casi idéntica.

En Europa se utilizan actualmente las unidades del SI (Sistema Internacional). La mayor parte son familiares, aunque el kilopascal, la unidad de presión, es confuso al principio. Un kilopascal = 7,5 mm Hg (aproximadamente).

Conversión de volúmenes de gas a BTPS

Los volúmenes pulmonares, entre ellos el volumen espiratorio forzado (FEV, *forced expiratory volume*) y la capacidad vital forzada (FVC, *forced vital capacity*), se expresan convencionalmente como temperatura corporal (37 °C), presión ambiental y saturada con vapor de agua (BTPS, *body temperature pressure saturated*). Para convertir volúmenes medidos en un espirómetro a temperatura ambiente (t), presión, saturados (ATPS, *ambient temperature pressure saturated*) a BTPS, se multiplicará por

$$\frac{310}{273+t} \cdot \frac{P_B - PH_2O(t)}{P_B - 47}$$

En la práctica, se dispone de tablas para esta conversión.

La derivación de esta ecuación y de todas las demás ecuaciones se proporciona en el manual (v. *West. Fisiología respiratoria. Fundamentos.* 11.ª ed.).

VALORES DE REFERENCIA

Valores de referencia para las pruebas funcionales respiratorias

Los valores normales dependen de la edad, el sexo, la talla, el peso y el origen étnico. Se trata de un tema complejo; para una explicación más detallada, se remite al lector a las páginas 333-365 de Cotes JE, Chinn DJ, Miller MR. *Lung Function*, 6.ª ed. Oxford, UK: Blackwell, 2006. En la tabla A-1 se muestran valores de referencia representativos para algunas pruebas habituales. Los laboratorios de función pulmonar pueden utilizar valores de referencia distintos con base en otras series de datos y, como consecuencia, los valores esperados pueden diferir respecto de los mostrados en esta tabla.

Tabla A-1. Ejemplo de valores de referencia para algunas de las pruebas funcionales respiratorias usadas habitualmente en adultos caucásicos no fumadores en Estados Unidos

	Hombres	Mujeres
CPT (l)	$7,95\ T^* + 0,003\ A^\dagger - 7,33\ (0,79)^\ddagger$	$5,90\ T - 4,54\ (0,54)$
FVC (l)	$7,74\ T - 0,021\ A - 7,75\ (0,51)$	$4,14\ T - 0,023\ A - 2,20\ (0,44)$
VR (l)	$2,16\ T + 0,021\ A - 2,84\ (0,37)$	$1,97\ T + 0,020\ A - 2,42\ (0,38)$
CFR (l)	$4,72\ T + 0,009\ A - 5,29\ (0,72)$	$3,60\ T + 0,003\ A - 3,18\ (0,52)$
VR/CPT (%)	$0,309\ A + 14,1\ (4,38)$	$0,416\ A + 14,35\ (5,46)$
FEV_1 (l)	$5,66\ T - 0,023\ A - 4,91\ (0,41)$	$2,68\ T - 0,025\ A - 0,38\ (0,33)$
FEV_1/FVC (%)	$110,2 - 13,1\ T - 0,15\ A\ (5,58)$	$124,4 - 21,4\ T - 0,15\ A\ (6,75)$
$FEF_{25-75\%}$ (l/s)	$5,79\ T - 0,036\ A - 4,52\ (1,08)$	$3,00\ T - 0,031\ A - 0,41\ (0,85)$
$MEF_{50\%\ FVC}$ (l/s)	$6,84\ T - 0,037\ A - 5,54\ (1,29)$	$3,21\ T - 0,024\ A - 0,44\ (0,98)$
$MEF_{25\%\ FVC}$ (l/s)	$3,10\ T - 0,023\ A - 2,48\ (0,69)$	$1,74\ T - 0,025\ A - 0,18\ (0,66)$
DI (ml/min/ mm Hg)	$16,4\ T - 0,229\ A + 12,9\ (4,84)$	$16,0\ T - 0,111\ A + 2,24\ (3,95)$
DI/V_A	$10,09 - 2,24\ T - 0,031\ A\ (0,73)$	$8,33 - 1,81\ T - 0,016\ A\ (0,80)$

*T, talla (altura) (m).
$\dagger$A, edad (años).
$\ddagger$La desviación estándar se indica entre paréntesis.

BIBLIOGRAFÍA COMPLEMENTARIA

Broaddus VC, Mason RJ, Ernst JD, King TE, Lazarus SC, Murray JF, Nadel JA, Slutsky AS, Gotway MB. *Murray and Nadel's Textbook of Respiratory Medicine*. 7.ª ed. Philadelphia, PA: Elsevier; 2020.

Crystal RG, West JB, Weibel ER, Barnes PJ. *The Lung: Scientific Foundations*. 2.ª ed. Philadelphia, PA: Lippincott-Raven; 1997.

Grippi MA, Elias JA, Fishman JA, Kotloff RM, Pack AI, Senior RM. *Fishman's Pulmonary Diseases and Disorders*. 5.ª ed. New York, NY: McGraw-Hill Education; 2015.

Kumar V, Abbas AK, Aster JC. *Robbins and Cotran Pathologic Basis of Disease*. 10.ª ed. Philadelphia, PA: W.B. Saunders Co.; 2021.

RESPUESTAS A LAS PREGUNTAS DE FINAL DE CAPÍTULO

CAPÍTULO 1

Pregunta 1. A es correcta. En comparación con un individuo sano, el paciente tiene disminución del FEV_1 y de la FVC. Además, gran parte del volumen espirado total se expulsó en el primer segundo. Este patrón es coherente con una enfermedad restrictiva. De las enfermedades enumeradas, la que puede generar este patrón es la fibrosis pulmonar, una enfermedad que se caracteriza por la cicatrización del tejido del pulmón. Asma, bronquitis crónica y enfisema mostrarán un patrón obstructivo en el que el FEV_1 está reducido y representa un pequeño porcentaje del volumen espirado total (es decir, un cociente FEV_1/FVC bajo). La hipertensión pulmonar tromboembólica crónica, una vasculopatía pulmonar, no produce cambios en la espirometría.

Pregunta 2. C es correcta. La presencia de una disminución del FEV_1 y la FVC con un cociente FEV_1/FVC bajo indica que este paciente tiene obstrucción al flujo del aire. Dado el antecedente crónico de tabaquismo y los hallazgos en la exploración física y la radiografía de tórax, lo más probable es que esto se relacione con una EPOC, que a su vez puede deberse a enfisema, bronquitis crónica o ambos. Estos pacientes tienden al colapso prematuro de las vías aéreas en la exhalación, en particular en la espiración forzada, debido a la pérdida de la retracción elástica y la disminución de la tracción radial sobre las vías aéreas. Esto tiene como consecuencia el cierre de la vía aérea con un volumen pulmonar más alto y, por ende, un volumen de cierre mayor. El segmento espiratorio del extremo flujo-volumen a menudo tiene un aspecto excavado (fig. 1-5 B) y no mostraría aplanamiento en la EPOC. El flujo espiratorio máximo y el $FEF_{25-75\%}$ de manera característica están reducidos. Estos pacientes a menudo tienen una ventilación heterogénea y, como consecuencia, la pendiente de la fase 3 de la eliminación de nitrógeno en una respiración muestra un incremento.

Pregunta 3. C es correcta. La eliminación de nitrógeno en una respiración aporta información en torno a si la ventilación del paciente es heterogénea. La pendiente de la fase 3 —a menudo denominada meseta alveolar— es casi plana en personas sanas, mientras que se incrementa en aquellas con ventilación desigual. De los elementos enumerados, el que puede producir esto es el incremento de las secreciones en las vías aéreas, ya que estas aumentan la resistencia y retrasan el vaciamiento de las regiones afectadas. Las presiones parciales de oxígeno y dióxido de carbono en la sangre arterial, así como la concentración de hemoglobina, no contribuyen a las diferencias regionales de la ventilación en el pulmón. Las vías aéreas pueden mostrar engrosamiento en la bronquitis crónica. Si bien el enfisema puede generar aumento de las dimensiones de los espacios aéreos, no produce adelgazamiento de las paredes de la vía aérea.

Pregunta 4. B es correcta. Esta mujer tiene obstrucción del flujo ventilatorio en la espirometría de acuerdo con el cociente FEV_1/FVC bajo. Se debe a compresión dinámica de las vías respiratorias. La distensibilidad pulmonar aumenta en el enfisema, mientras que la tracción radial en las vías aéreas disminuye por la pérdida de retracción elástica, y la membrana alveolocapilar tiene un grosor normal. El diafragma no está débil en dichos pacientes, aunque la eficiencia contráctil puede disminuir por hiperinsuflación.

Pregunta 5. D es correcta. Aunque es habitual que los fumadores desarrollen enfermedad pulmonar obstructiva, la espirometría es coherente con un proceso restrictivo, como la fibrosis pulmonar. El asma, la bronquitis crónica y la EPOC serían la causa de obstrucción del flujo ventilatorio, mientras que la hipertensión pulmonar se suele relacionar con espirometría normal.

Pregunta 6. E es correcta. El mejor esfuerzo en la espirometría resulta en flujo espiratorio aumentado pero no cambiará el flujo en la exhalación final cuando se limita por compresión dinámica de las vías respiratorias. Se esperaría que la capacidad vital aumente con mejor esfuerzo, al tiempo que se aplanan los extremos espiratorio e inspiratorio de las curvas flujo-volumen con varias formas de obstrucción de la vía aérea más que como efecto del esfuerzo del paciente.

Pregunta 7. D es correcta. La curva flujo-volumen se ve «ahuecada» y se observa en pacientes con obstrucción de vía aérea. En la enumeración de opciones, las secreciones aumentadas de la vía aérea constituyen una de las causas potenciales de obstrucción del flujo de aire al aumentar la resistencia de la vía aérea. La fibrosis del parénquima pulmonar y el aumento de la retracción elástica se vincularían con flujos normales pero capacidad vital disminuida. Más que limitar el flujo ventilatorio, la tracción radial aumentada en las vías aéreas lo mejoraría, mientras que el número de capilares pulmonares no afecta a la espirometría.

Pregunta 8. B es correcta. La radiografía de tórax muestra cifoescoliosis grave, una deformidad de la columna vertebral que se caracteriza por curvatura en los planos coronal y sagital. Este problema produce un compromiso restrictivo de la ventilación. En las pruebas de función pulmonar esto se manifestaría por una disminución de la FVC y el FEV_1, no obstante el cociente FEV_1/FVC sería normal, debido a que la mayor parte del volumen exhalado se expulsa en el primer segundo. De manera característica, en las enfermedades obstructivas se identifica disminución del $FEF_{25-75\%}$ y el FEV_1/FVC, así como incremento del volumen de cierre. Los segmentos espiratorio e inspiratorio del extremo flujo-volumen muestran aplanamiento cuando existe una obstrucción fija (es decir, invariable) de la vía aérea proximal.

CAPÍTULO 2

Pregunta 1. D es correcta. Con la administración de oxígeno suplementario con una F_1O_2 de 1,0, la PO_2 arterial se incrementa solo hasta 300 mm Hg. En personas sanas, la PO_2 arterial tendría que aumentarse hasta unos 570 mm Hg al respirar con esta fracción inspirada de oxígeno. Entre las causas principales de hipoxemia, la única en que la PO_2 arterial no se eleva hasta el nivel normal observado en personas sanas con una F_1O_2 de 1,0 es el cortocircuito. En las demás etiologías, la PaO_2 tiene que normalizarse, si bien esto puede no ocurrir en algunos pacientes con enfermedad pulmonar obstructiva crónica debido a que el nitrógeno puede requerir mucho tiempo para eliminarse a partir de alvéolos muy mal ventilados. El hecho de que el padre y el hermano del paciente tengan un problema similar sugiere que el paciente puede padecer un trastorno genético. La confirmación de la presencia de un cortocircuito genera la sospecha de una potencial malformación arteriovenosa, una característica de un trastorno genético conocido como telangiectasias hemorrágicas hereditarias (v. cap. 6).

Pregunta 2. D es correcta. La paciente cursa con hipoxemia e incremento de la diferencia alveoloarterial de oxígeno (39 mm Hg). Esto se observa en el desequilibrio ventilación-perfusión. También puede identificarse en el cortocircuito, pero este no se incluye entre las respuestas. No hay hipoventilación, dado que la PCO_2 arterial tiene un valor normal, mientras que se descarta una P_1O_2 baja debido a que la paciente se encuentra a nivel del mar. La alteración de la difusión no induce hipoxemia en personas que se encuentran en reposo a nivel del mar.

Pregunta 3. E es correcta. Puesto que no hay cambios en el volumen del espacio muerto, cuando el volumen corriente se reduce de 750 a 450 ml, el volumen alveolar disminuye de 600 a 300 ml. Si se asume que la frecuencia respiratoria se mantuvo constante en 10 respiraciones/min, la ventilación alveolar ($\dot{V}_A$) disminuye de 6 000 a 3 000 ml/min. Si se observa la ecuación para la ventilación alveolar (ecuación 2-1), se ve que la PCO_2 arterial es inversamente proporcional a la $\dot{V}_A$. Debido a que la $\dot{V}_A$ cae el 50 %, es posible esperar que la PCO_2 se duplique, es decir, que su nuevo valor sea el 200 % del original.

Pregunta 4. D es correcta. El antecedente de somnolencia diurna excesiva y la referencia de ronquidos, quejidos y jadeos excesivos durante el sueño nocturno sugieren el diagnóstico de apnea obstructiva del sueño, una variante frecuente de respiración anómala durante el sueño que produce hipoxemia intermitente. Las personas que no reciben tratamiento tienen riesgo de sufrir distintas complicaciones cardiovasculares, entre ellas hipertensión, arteriopatía coronaria y accidente cerebrovascular, que se desarrollan como consecuencia de la activación del sistema nervioso simpático en respuesta a los períodos de apnea y de la disfunción endotelial. Ninguno de los otros problemas incluidos entre las alternativas de respuesta son consecuencia de una apnea del sueño no tratada.

Pregunta 5. B es correcta. La imagen histopatológica de la biopsia pulmonar muestra un engrosamiento intenso de las paredes alveolares. Este hallazgo puede identificarse en pacientes con fibrosis pulmonar. Esto genera una barrera para la difusión que, en las pruebas de función pulmonar, se manifiesta por una disminución de la capacidad de difusión del monóxido de carbono. El incremento de la capacidad pulmonar total (CPT), el aumento del volumen de cierre y la disminución del cociente FEV_1/FVC son todos hallazgos que pueden existir en un paciente con EPOC por enfisema, bronquitis o ambas. La capacidad vital forzada se reduciría en lugar de aumentar en un paciente con un engrosamiento de las paredes alveolares como el que se aprecia en la imagen.

Pregunta 6. D es correcta. El cociente FEV_1/FVC de la paciente y la CPT son normales mientras que la capacidad de difusión del monóxido de carbono se encuentra disminuida. Puede ser por anemia debido a que la baja concentración de hemoglobina disminuye la absorción de monóxido de carbono por la membrana alveolocapilar durante la prueba. El asma y la EPOC son causa de reducciones del cociente FEV_1/FVC, mientras que la fibrosis pulmonar idiopática disminuye la CPT y la sarcoidosis tiene efectos variables en la prueba de función pulmonar.

Pregunta 7. B es correcta. La gasometría arterial demuestra una acidosis metabólica primaria con compensación respiratoria, que puede verse en la cetoacidosis diabética. La exacerbación de la EPOC, la obesidad patológica y la sobredosis de opiáceos se relacionan con acidosis respiratoria primaria, en tanto que el vómito grave causa una alcalosis metabólica primaria.

Pregunta 8. B es correcta. Al ascender grandes alturas, el gradiente de presión por difusión disminuye a través de la membrana alveolocapilar. Esto frenará el aumento de la PO_2 en capilares pulmonares. Los individuos hiperventilan tras el ascenso debido a la estimulación aumentada del quimiorreceptor periférico. Esto causa alcalosis respiratoria más que metabólica. La fracción de cortocircuito no cambia después del ascenso, mientras que la capacidad de difusión para el monóxido de carbono puede aumentar debido al incremento de flujo sanguíneo a través de los capilares pulmonares por el aumento del gasto cardíaco.

Pregunta 9. A es correcta. La figura muestra que la PO_2 alveolar promedio es superior a la normal, mientras que la PCO_2 alveolar promedio es inferior a la normal. Este patrón es coherente con el que se identifica en la hiperventilación. De los elementos enumerados, el único que se asocia con hiperventilación es una crisis de ansiedad. Cada una de las opciones son situaciones en que sería posible identificar hipoventilación. La sobredosis de opiáceos genera supresión del impulso respiratorio, mientras que las exacerbaciones de la EPOC se relacionan con un deterioro de la mecánica pulmonar y una incapacidad subsecuente para mantener ventilaciones por minuto y alveolar adecuadas. El síndrome de Guillain-Barré y la poliomielitis producen debilidad neuromuscular, lo que compromete a la capacidad de la persona para mantener ventilaciones por minuto y alveolar suficientes.

Pregunta 10. D es correcta. La debilidad ascendente progresiva tras una infección diarreica producida por *Campylobacter jejuni* hace sospechar el diagnóstico de síndrome de Guillain-Barré, una variante de parálisis ascendente que de manera eventual puede afectar a los músculos respiratorios. El hecho de que la paciente curse con hipoxemia y que su capacidad vital se encuentre reducida sugiere que está desarrollando compromiso respiratorio. Los problemas de los músculos respiratorios que derivan de la enfermedad neuromuscular se manifiestan por hipoventilación, cuyo marco de referencia es un incremento de la PCO_2 arterial. Esto se asociaría con una disminución del pH y, de acuerdo con la duración de la hipoventilación, un incremento de su bicarbonato sérico. La PO_2 alveolar se reduce con la hipoventilación. La capacidad de difusión del monóxido de carbono debería permanecer en gran medida sin cambios, ya que el parénquima pulmonar mismo no se afecta, si bien en ocasiones es posible observar disminuciones discretas si se desarrollan atelectasias secundarias a la hipoventilación.

CAPÍTULO 3

Pregunta 1. E es correcta. La pendiente de la relación entre el volumen y la presión muestra disminución en el paciente, en comparación con el control sano. Esto indica que la distensibilidad pulmonar está reducida. De los elementos enumerados, el que puede causar esto es la fibrosis pulmonar, una neumopatía parenquimatosa diseminada que se caracteriza por el depósito de tejido fibroso en el parénquima pulmonar. Asma, bronquitis crónica y enfisema, de manera característica, se asociarían con aumento de la distensibilidad, mientras que la hipertensión arterial pulmonar no afectaría esta última debido a que en gran medida es una enfermedad de la vasculatura pulmonar y no del parénquima.

Pregunta 2. E es correcta. La gammagrafía ventilación-perfusión muestra un área de pulmón que recibe ventilación pero carece de perfusión. Este hallazgo es propio de la embolia pulmonar. El asma y las exacerbaciones de la EPOC generarían heterogeneidad en las imágenes de ventilación pero no en las de perfusión, mientras que el neumotórax podría mostrar un deterioro de la ventilación y la perfusión en la misma región. El infarto de miocardio no afectaría a las imágenes de ventilación o perfusión.

Pregunta 3. A es correcta. La flecha señala la capacidad pulmonar total. La resistencia de la vía aérea tiene su valor más bajo a este volumen debido a que la expansión del parénquima pulmonar genera tracción sobre las paredes de la vía aérea. La presión transpulmonar y la retracción elástica se encuentran en sus valores máximos a volúmenes pulmonares altos. La resistencia vascular pulmonar es más baja en la capacidad funcional residual (CFR) y aumenta en los extremos del volumen pulmonar. No se esperaría que el pH arterial tuviera algún cambio significativo en una sola maniobra espiratoria forzada.

Pregunta 4. E es correcta. La CFR está determinada por el equilibrio de la retracción pulmonar y la pared torácica. En un paciente con indicios de enfermedad pulmonar obstructiva debida a enfisema, la CFR aumentaría por la disminución de la retracción pulmonar. La resistencia de la vía aérea, la CPT y la distensibilidad pulmonar suelen aumentar en dichos enfermos, mientras que la capacidad de difusión del monóxido de carbono se encuentra disminuida.

Pregunta 5. B es correcta. Cuando las personas sanas realizan una prueba de esfuerzo cardiopulmonar, la frecuencia cardíaca suele aumentar hasta más de 80 % del valor máximo esperado (220 - edad), R de manera característica se eleva por encima de 1,0 debido a un incremento de la eliminación del CO_2 tras el inicio de la acidosis láctica, la ventilación por minuto aumenta y la PCO_2 arterial se reduce como parte de la compensación respiratoria de la acidosis metabólica. La disminución de la PO_2 arterial de 90 a 65 mm Hg se consideraría una respuesta atípica, ya que este parámetro suele permanecer constante en personas sanas mientras se someten a ejercicio progresivo.

Pregunta 6. B es correcta. La pletismografía mide la gasometría pulmonar completa, al tiempo que la técnica de dilución de helio «ve» solamente las regiones del pulmón que se comunican con la boca. Las regiones de detrás de las vías aéreas cerradas tienen un valor del procedimiento pletismográfico más alto que el de la dilución. Esto puede verse en pacientes con EPOC pero no las otras enfermedades enumeradas.

Pregunta 7. C es correcta. Este paciente tiene un índice de masa corporal con incremento marcado y una acidosis respiratoria compensada en la gasometría arterial, lo que indica una hipoventilación persistente. Este cuadro clínico es coherente con un diagnóstico de síndrome de hipoventilación por obesidad. Al igual que los pacientes con retención crónica de CO_2 por EPOC grave, estas personas a menudo muestran depresión de las respuestas ventilatorias al CO_2. Si bien el paciente cursa con hipoxemia, la respuesta ventilatoria a esta última no suele aumentar y, en vez de esto, a menudo disminuye. El volumen de cierre puede mostrar elevación en personas con obesidad muy intensa debido al cierre temprano de la vía aérea en la región de las bases pulmonares. La disminución del volumen residual a menudo se identifica en la neumopatía parenquimatosa que produce un incremento de la tracción radial sobre las vías aéreas y no se esperaría en una persona sin infiltrados en la radiografía de tórax. No hay antecedentes que apoyen el diagnóstico de enfisema o asma que puedan incrementar la distensibilidad pulmonar.

Pregunta 8. B es correcta. La distribución de la ventilación y la perfusión se ve afectada por la fuerza de gravedad. Entre la base y el vértice del pulmón existe una reducción de la ventilación y la perfusión. Debido a que la perfusión disminuye en mayor grado que la ventilación, el cociente ventilación-perfusión promedio aumenta a medida que avanza al vértice pulmonar. Las unidades con ventilación-perfusión alta y, por ende, el vértice pulmonar, tienen valores alveolares mayores de PO_2 y menores de PCO_2 en comparación con las unidades con ventilación-perfusión baja en la base de los pulmones.

Pregunta 9. A es correcta. Existen varios hallazgos importantes en los resultados de esta prueba de esfuerzo. La PCO_2 arterial aumentó durante la prueba, mientras que la PO_2 arterial disminuyó. De la misma forma, la frecuencia cardíaca con el ejercicio máximo está muy por debajo del máximo esperado, en tanto que la ventilación por minuto es bastante cercana al máximo esperado. R tampoco se eleva por encima de 1, y el lactato solo muestra un incremento mínimo, datos que sugieren que la persona no alcanzó su umbral anaeróbico (es decir, ventilatorio). Todos estos hallazgos, pero de manera más relevante la elevación de la PCO_2 a lo largo de la ejercitación, sugieren que el paciente tiene problemas con la bomba ventilatoria. De los elementos enumerados en las respuestas, el que podría generar este patrón de resultados es la EPOC. Estas personas a menudo desarrollan un atrapamiento de aire intenso con el ejercicio, lo que compromete la mecánica ventilatoria. No pueden ventilar lo suficiente para eliminar el CO_2 que se produce con la ejercitación y sobreponerse a su espacio muerto fisiológico elevado. De este modo, la PCO_2 aumenta a lo largo de la prueba. El hecho de que la ventilación por minuto sea cercana a la máxima esperada también sugiere que la bomba ventilatoria alcanzó los límites de su capacidad.

CAPÍTULO 4

Pregunta 1. E es correcta. En personas jóvenes, la disnea y la opresión torácica episódicas desencadenadas por el ejercicio sugieren el diagnóstico de asma. El incremento de los síntomas y la frecuencia del uso del inhalador que llevaron a la consulta clínica, así como las sibilancias diseminadas en la exploración física, indican que el paciente cursa con una exacerbación. El atrapamiento de aire se intensifica durante las exacerbaciones y, como consecuencia, se esperaría identificar un volumen residual (VR) aumentado. Los otros parámetros disminuirían en los pacientes en quienes el control del asma empeora.

Pregunta 2. C es correcta. El hallazgo clave en la TC de tórax es un aumento intenso de los espacios aéreos en el pulmón. Se trata de un hallazgo común en el enfisema, cuya causa principal es la liberación excesiva de elastasa lisosómica a partir de los neutrófilos, lo que determina la destrucción de la elastina, una proteína estructural decisiva para el pulmón. La hipertrofia y la hiperplasia del músculo liso bronquial, así como la infiltración de la pared de las vías aéreas por eosinófilos y linfocitos, son características claves del asma, que no se acompaña de cambios en el parénquima pulmonar en los estudios de imagen del tórax como los que se observan en esta figura. El depósito excesivo de colágeno en el espacio intersticial se observa en la fibrosis pulmonar, mientras que una obstrucción bronquial crónica no resuelta induce bronquiectasias. Ninguno de esos trastornos genera el aspecto observado en las imágenes de TC en este paciente.

Pregunta 3. A es correcta. La distribución de los cocientes ventilación-perfusión en el paciente 1 indica que existe un gran flujo sanguíneo hacia unidades con $\dot{V}_A/\dot{Q}$ bajo, mientras que en el paciente 2 existe poco flujo sanguíneo hacia esas unidades y, por el contrario, las unidades con $\dot{V}_A/\dot{Q}$ alto están bien ventiladas. Debido a que son las unidades con $\dot{V}_A/\dot{Q}$ bajo las que producen la hipoxemia más que las unidades con $\dot{V}_A/\dot{Q}$ alto, se esperaría observar mayor hipoxemia en el paciente 1. Esto demuestra cierta variación de las características fisiológicas clínicas que pueden identificarse en personas con EPOC.

Pregunta 4. C es correcta. La información proporcionada indica que este individuo padece EPOC. Cuando la EPOC se debe a enfisema, se relaciona con una disminución de las imágenes vasculares en la radiografía torácica. En tales pacientes el espacio aéreo retroesternal está típicamente aumentado. La sarcoidosis y el linfoma se acompañan de linfadenopatía hiliar bilateral, al tiempo que se observan infiltrados reticulares en la fibrosis pulmonar difusa y bilaterales, en el edema pulmonar.

Pregunta 5. C es correcta. Esta joven tiene asma sin control adecuado. El asma es un trastorno inflamatorio, por lo que debería hacer uso diario de un corticoesteroide inhalado. Los β_2-agonistas de acción prolongada inhalados no deberían usarse como controladores primarios, excepto en alguien que ya esté bajo tratamiento con esteroides inhalados. Los otros medicamentos no serían apropiados como control de primera línea.

Pregunta 6. E es correcta. Este paciente tiene obstrucción al flujo del aire en las pruebas de función pulmonar, que puede existir en todas las respuestas presentadas. Los hallazgos en la radiografía de tórax sugieren que cursa con enfisema. Varias características son propias de la enfermedad secundaria al enfisema panacinar (que tiene probabilidad de derivar de la deficiencia de α_1-antitripsina) más que de una enfermedad centroacinar, entre otras el hecho de que la desarrolló a edad temprana, solo tiene un antecedente de tabaquismo modesto y cursa con afectación extrapulmonar (hígado nodular pequeño). El enfisema centroacinar por tabaquismo tiende a afectar de manera principal a los lóbulos superiores y se desarrolla a una edad posterior. El asma es poco probable, dada la ausencia de respuesta al broncodilatador y los hallazgos en la radiografía de tórax. La bronquitis crónica es poco probable ante la carencia de tos productiva, mientras que una lesión obstructiva en la tráquea también lo es, ante la falta de estridor y los hallazgos en la radiografía de tórax.

Pregunta 7. E es correcta. Esta mujer tiene EPOC. El atrapamiento de aire desemboca en un volumen residual aumentado en estos pacientes y en un aumento del cociente VR/CPT. La CFR está elevada por la retracción pulmonar disminuida, si bien hay disminución de la capacidad de difusión del monóxido de carbono por la pérdida de área de superficie para el intercambio de gases. La CPT a menudo aumenta debido al atrapamiento de aire y a la hiperinsuflación.

Pregunta 8. E es correcta. El desequilibrio ventilación-perfusión es la mayor causa de hipoxemia en pacientes con asma grave aguda. El cortocircuito ocurre cuando hay taponamiento de las vías aéreas con moco, lo que favorece la hipoxemia. No hay hipoventilación. La hiperventilación incrementaría la PO_2 en ausencia de desequilibrio ventilación-perfusión. La alteración de la difusión no es causa de hipoxemia en estos pacientes.

Pregunta 9. B es correcta. Los datos numéricos obtenidos en las pruebas de función pulmonar indican que esta paciente tiene obstrucción al flujo del aire. En una persona joven con exposición a antígenos que se sabe provocan asma (descamación de gato, mohos), esto induciría sospecha de asma. Sin embargo, además del hecho de que ella no presenta respuesta a los broncodilatadores, la curva flujo-volumen indica que cursa con una obstrucción de la vía aérea superior, ya que existe aplanamiento de los extremos espiratorio e inspiratorio de la curva (compárese con los valores esperados). El paso más apropiado a seguir en su valoración sería la broncoscopia, para descartar una lesión con efecto de masa o algún otro proceso que estreche la vía aérea. También puede considerarse una TC de la cabeza y el cuello para buscar alguna lesión que produzca compresión externa. Ninguna otra de las alternativas enumeradas es una intervención apropiada de momento.

Pregunta 10. B es correcta. La diferencia clave en las dos series de pruebas es que la capacidad de difusión del monóxido de carbono (DL_{CO}) es normal en el paciente 1 y muestra reducción intensa en el paciente 2. Por lo demás, ambos pacientes tienen características que se identifican a menudo en las enfermedades pulmonares obstructivas, entre ellas un cociente FEV₁/FVC bajo y un volumen residual (VR) alto. Las reducciones de la DL$_{CO}$ se observan a menudo en el enfisema debido a que la dilatación de los espacios aéreos disminuye el área de superficie para el intercambio de gases. Puesto que el asma afecta principalmente a las vías aéreas y no se asocia con dilatación de los espacios aéreos, de manera característica la DL$_{CO}$ es normal. En algunos casos puede incluso existir incremento, como consecuencia del aumento del volumen pulmonar cuando la actividad patológica se intensifica.

CAPÍTULO 5

Pregunta 1. C es correcta. Los hallazgos clínicos y radiográficos coinciden con fibrosis pulmonar intersticial difusa. Debido al aumento de la tracción radial en vías aéreas, el cociente FEV₁/FVC siempre está alto. Sin embargo, el FEV₁, la FVC y la CPT se encuentran bajos. Cuando se relaciona con volumen pulmonar, la resistencia de la vía aérea también se encuentra baja.

Pregunta 2. D es correcta. Los resultados del análisis del líquido pleural indican que esta paciente tiene un derrame exudativo: la proporción entre la LDH del líquido pleural y el suero es superior a 0,6, la proporción entre las proteínas del líquido pleural y el suero es superior a 0,5, y el colesterol en el líquido pleural es mayor a 45 mg/dl. De los diagnósticos enumerados, el que se asocia con derrames exudativos es el cáncer metastásico en el espacio pleural. Las otras alternativas de respuesta generan derrames trasudativos.

Pregunta 3. E es correcta. Si bien la disnea progresiva y el antecedente de tabaquismo inducen sospecha de EPOC, los hallazgos en las pruebas de función pulmonar, entre ellos el cociente FEV₁/FVC normal y la CPT reducida, son coherentes con una enfermedad pulmonar restrictiva más que obstructiva. La radiografía simple de tórax muestra volúmenes pulmonares bajos e infiltrados intersticiales bilaterales, mientras que la TC de tórax indica bronquiectasias por tracción, imágenes en panal y engrosamiento intersticial, todos propios de la fibrosis pulmonar. Los hallazgos en el análisis patológico en la fibrosis pulmonar incluyen engrosamiento de las paredes alveolares y el espacio intersticial por depósito de colágeno. En el enfisema se identifica dilatación de los espacios aéreos con pérdida de las paredes alveolares, en tanto que en la bronquitis crónica se observa inflamación crónica e hipertrofia de las glándulas mucosas, al igual que hipertrofia del músculo liso en el asma. Según la etapa, la sarcoidosis podría tener una presentación clínica y hallazgos de imagen similares, no obstante la biopsia revelaría granulomas no caseosos, más que caseosos.

Pregunta 4. A es correcta. La esclerosis lateral amiotrófica (ELA) y la fibrosis pulmonar idiopática pueden causar fisiopatología restrictiva. Puesto que la fibrosis pulmonar disminuye el área de superficie para el intercambio de gases, un paciente con fibrosis pulmonar tendría disminución de la capacidad de difusión del monóxido de carbono, mientras que en un paciente con esclerosis lateral amiotrófica el parénquima pulmonar, el área de superficie para el intercambio de gases y la capacidad de difusión serían normales. En los dos pacientes habría hallazgos similares respecto a FEV₁, cociente FEV₁/FVC, FVC y CPT.

Pregunta 5. D es correcta. Esta mujer tiene indicios de neumotórax a tensión por la rotura de una bulla o burbuja relacionada con su EPOC. Es una urgencia médica y debería tratarse mediante descompresión urgente del lado afectado por punción con aguja. Ninguna otra prueba o procedimiento diagnóstico sería útil.

Pregunta 6. D es correcta. La información clínica y radiográfica en este caso indica que probablemente esta paciente sufre fibrosis intersticial difusa. En la prueba de función pulmonar, tales pacientes muestran FEV_1, FVC, CPT y DL_{CO} disminuidos. El cociente FEV_1/FVC es normal y, en algunos casos, alto.

Pregunta 7. E es correcta. El hallazgo de granulomas no caseosos en un paciente con linfadenopatía hiliar bilateral es compatible con un diagnóstico de sarcoidosis. Si bien en algunas variantes de sarcoidosis, como la linfadenopatía hiliar asintomática o el síndrome de Löfgren, no se justifica el tratamiento debido a que la remisión espontánea es frecuente, este paciente tiene evidencia de enfermedad extrapulmonar, lo que incluye afectación ocular (uveítis anterior) y cardíaca (anomalías de la conducción) y, como consecuencia, existe indicación para tratar con corticoesteroides sistémicos. Los fármacos antifibróticos, como la pirfenidona, se utilizan en la fibrosis pulmonar idiopática, en tanto que los antimuscarínicos y los β_2-agonistas de acción prolongada inhalados se usan para el manejo de la EPOC, el asma o ambas, y carecen de utilidad en el tratamiento de la sarcoidosis.

Pregunta 8. E es correcta. Las pruebas de función pulmonar y de imagen son coherentes con un diagnóstico de fibrosis pulmonar. En estos casos, el desequilibrio ventilación-perfusión es la causa principal de la hipoxemia en reposo. Si bien la membrana alveolocapilar está engrosada y la difusión del oxígeno a través de esta es más lenta, en condiciones de reposo existe tiempo suficiente para que la PO_2 alveolar y la capilar pulmonar se equilibren. Como consecuencia, la alteración de la difusión no contribuye significativamente a la hipoxemia en reposo en comparación con el desequilibrio ventilación-perfusión. De forma característica no existe hipoventilación, sino hasta fases muy avanzadas de la fibrosis pulmonar. De hecho, muchos pacientes tienen alcalosis respiratoria debido a la respuesta ventilatoria ante la hipoxemia. Una elevación anómala discreta del gasto cardíaco puede participar en la intensificación de la hipoxemia con el ejercicio, pero el gasto cardíaco bajo no suele existir en reposo y, por ende, no contribuye a la hipoxemia.

Pregunta 9. C es correcta. Las pruebas de función pulmonar y la radiografía de tórax sugieren que la paciente tiene una fisiología restrictiva secundaria a una neumopatía parenquimatosa diseminada. El hecho de que tenga dos cacatúas como mascotas generaría sospecha de neumonitis por hipersensibilidad. Debido a la estimulación de los quimiorreceptores periféricos por la hipoxemia y la de otros receptores en el pulmón, es probable que curse con alcalosis respiratoria. Puesto que sus síntomas tienen varios meses de evolución, ha contado con el tiempo suficiente para que exista compensación renal, de tal modo que cursaría con una alcalosis respiratoria compensada más que de tipo agudo. La acidosis respiratoria de manera característica solo ocurre en las fases muy avanzadas de las neumopatías parenquimatosas diseminadas.

Pregunta 10. A es correcta. Las pruebas de función pulmonar muestran evidencia de una neumopatía restrictiva. La capacidad de difusión normal del monóxido de carbono hace que la neumonitis por hipersensibilidad, la fibrosis pulmonar idiopática y la sarcoidosis sean causas poco probables. La medición de las presiones máximas inspiratoria y espiratoria aporta información en torno a la fuerza muscular. El hecho de que la fuerza de los músculos inspiratorios sea muy baja, mientras que la de los músculos espiratorios sea normal, sugiere que el paciente podría cursar con debilidad diafragmática aislada, ya que una enfermedad neuromuscular generalizada, como la distrofia muscular, produciría debilidad de los músculos espiratorios e inspiratorios.

CAPÍTULO 6

Pregunta 1. B es correcta. El comienzo repentino de la disnea y el dolor torácico después de un período de inmovilidad prolongado, al igual que el hallazgo de edema asimétrico de la pierna en el examen aumenta la preocupación por embolia pulmonar. La prueba diagnóstica más apropiada es una tomografía de tórax apoyada con material de contraste. La angiografía pulmonar es el procedimiento diagnóstico ideal para embolia pulmonar, pero es muy invasivo y no debe realizarse antes que la TC. Con las otras opciones no se obtendría el diagnóstico correcto en dicha circunstancia.

Pregunta 2. B es correcta. Esta paciente tiene elevada presión arterial pulmonar al establecerse edema pulmonar debido a insuficiencia del ventrículo izquierdo. Tal insuficiencia provoca un aumento de las presiones diastólica final ventricular y auricular izquierdas, lo cual contribuye al incremento de la presión arterial pulmonar. En ausencia de otro indicio de sarcoidosis, no se esperaría inflamación granulomatosa de las arteriolas. Se presenta un aumento del flujo sanguíneo pulmonar ante comunicaciones interventriculares o conducto arterial persistente, pero no se esperaría en la insuficiencia ventricular izquierda. Su anamnesis es incompatible tanto con hipertensión arterial pulmonar idiopática, que causaría cambios estructurales en las arteriolas, como con tromboembolia recurrente.

Pregunta 3. D es correcta. Se trata de un paciente con probabilidad de edema pulmonar de gran altitud (EPGA), que se desarrolla en respuesta a vasoconstricción pulmonar hipóxica exagerada. La constricción arteriolar es irregular y, como resultado, regiones del lecho capilar carecen de protección contra la elevada presión y desarrollan los cambios ultraestructurales de la insuficiencia de esfuerzo. La función del ventrículo izquierdo y, por lo tanto, la presión de la aurícula izquierda son normales en el EPGA, mientras que las presiones coloidosmótica e intersticial permanecen inalteradas. Los aumentos de la permeabilidad capilar dependientes de la endotoxina se observan más en casos de sepsis que en grandes alturas.

Pregunta 4. D es correcta. Este paciente con EPOC muy grave se presenta con signos de *cor pulmonale*, que incluyen aumento de la distensión venosa yugular, ganancia ponderal, así como edema bilateral en las piernas y cambios electrocardiográficos característicos. La prueba de confirmación idónea de este diagnóstico sería la ecocardiografía. Dado que se sabe que tiene EPOC, la espirometría no proporcionaría información adicional útil. No están indicadas ecografía dúplex ni TC de tórax con medio de contraste, debido a que la sospecha de tromboembolia venosa es baja. En la evaluación de *cor pulmonale* la broncoscopia carecería de utilidad.

Pregunta 5. A es correcta. Varios aspectos de la presentación de este paciente sugieren que podría padecer telangiectasias hemorrágicas hereditarias (THH). Además de la presencia de telangiectasias en la exploración física, tiene platipnea (disnea que se intensifica en la posición erecta) y ortodesoxia (disminución de la saturación de oxígeno en la posición erecta), así como evidencia de un cortocircuito significativo en su gasometría arterial (la PO_2 solo aumenta hasta 300 mm Hg cuando se le administra una fracción inspirada de oxígeno de 1,0). El antecedente familiar de hemorragia mucocutánea también es coherente con este diagnóstico. Estos pacientes a menudo desarrollan malformaciones arteriovenosas pulmonares. Puesto que estas comunicaciones anómalas amplias entre las arterias y las venas pulmonares generan un cortocircuito que impide la función de filtración normal de la red capilar pulmonar, las personas con THH tienen riesgo de sufrir accidentes cerebrovasculares y abscesos cerebrales.

Pregunta 6. C es correcta. El cuadro clínico es más coherente con edema pulmonar por insuficiencia cardíaca descompensada. La radiografía de tórax muestra un corazón grande con infiltrados alveolares bilaterales, en tanto que la exploración física revela varios hallazgos que se identifican al empeorar la insuficiencia cardíaca, entre ellos intensificación del pulso en la vena yugular, estertores en la auscultación pulmonar y edema con fóvea en las extremidades inferiores. La resistencia en la vía aérea de forma característica aumenta en el edema pulmonar debido a varios factores, entre ellos la infiltración peribronquial por el edema intersticial, la broncoconstricción refleja por la estimulación de los receptores irritativos en las paredes bronquiales y, en algunos casos, la presencia de líquido de edema en las vías aéreas. La distensibilidad pulmonar se reduce, mientras que la retracción elástica del pulmón aumenta. El volumen de cierre puede aumentar como consecuencia del incremento de la resistencia de las vías aéreas. La capacidad de difusión del monóxido de carbono estaría reducida.

Pregunta 7. D es correcta. La imagen de la TC muestra defectos de llenado en las arterias pulmonares principales izquierda y derecha, coherentes con una embolia pulmonar. La lesión de la íntima tras su fractura de cadera, al igual que la inmovilidad en el período posquirúrgico, fueron probablemente los factores predisponentes para este problema. La hipoxemia se desarrolla en la embolia pulmonar en gran parte debido a un desequilibrio ventilación-perfusión, siendo una de las causas principales la redistribución del flujo sanguíneo hacia regiones pulmonares que carecen de embolia; el incremento de la perfusión hacia esas regiones sin la presencia de cambios significativos de la ventilación reduce los cocientes ventilación-perfusión en esas unidades. El hecho de que la PCO_2 arterial sea normal indica que la ventilación alveolar es apropiada para el nivel de producción de CO_2 (es decir, no existe hipoventilación). En la embolia pulmonar no hay incremento de las secreciones de la vía aérea ni está afectada la membrana alveolocapilar. Los incrementos significativos de la presión en la arteria pulmonar pueden abrir el foramen oval, pero esto genera un cortocircuito de derecha a izquierda, y no de izquierda a derecha.

Pregunta 8. D es correcta. Esta paciente cursa con hipertensión pulmonar (presión arterial pulmonar media >25 mm Hg) asociada con elevación de la resistencia vascular pulmonar (RVP). De las opciones enumeradas, la que tiene más probabilidad de producir este cuadro clínico, lo que incluye los datos del cateterismo cardíaco derecho, es la hipertensión arterial pulmonar, en que el engrosamiento de la íntima, la hipertrofia de la media y la arteriopatía plexiforme estenosan las arteriolas pulmonares e incrementan la RVP. La EPOC también puede producir hipertensión pulmonar, pero un cociente FEV_1/FVC normal la descarta como etiología. La estenosis mitral es poco probable, dada la presión de oclusión normal en la arteria pulmonar, un marcador de la presión auricular izquierda. Los defectos del tabique ventricular producen hipertensión pulmonar por el incremento del flujo sanguíneo pulmonar más que por la elevación de la resistencia vascular, no obstante con el paso del tiempo puede observarse debido al remodelamiento estructural. Esto es poco probable, dada la ausencia de antecedentes médicos y un soplo en la exploración. Las malformaciones arteriovenosas son comunicaciones vasculares anómalas amplias entre las ramas de las arterias y las venas pulmonares y, como tales, suelen reducir la resistencia vascular pulmonar.

Pregunta 9. E es correcta. Este paciente desarrolló edema pulmonar 4 días después de un infarto de miocardio. Dado el soplo nuevo y los hallazgos en la ecocardiografía, lo más probable es que derive de la insuficiencia mitral aguda, una complicación infrecuente pero grave del infarto de miocardio que se debe a la lesión de los músculos papilares. Como consecuencia de la disfunción valvular aguda existe un gran incremento tanto de la presión en la aurícula izquierda como en las venas pulmonares, que posteriormente produce un aumento significativo de la presión hidrostática capilar pulmonar. La reducción de la presión coloidosmótica intersticial y el incremento de la presión coloidosmótica capilar pulmonar de hecho disminuirían la probabilidad de formación de edema, al igual que el aumento de la presión hidrostática intersticial. Ninguno de estos factores participaría en este caso. El incremento del drenaje linfático también reduciría la probabilidad de que exista edema pulmonar y es uno de los factores que ayuda a prevenirlo en pacientes en que se desarrolla insuficiencia mitral en un período más prolongado en comparación con el inicio abrupto observado en este caso.

CAPÍTULO 7

Pregunta 1. A es correcta. Muchas características de este caso clínico sugieren que tiene fibrosis pulmonar difusa. Dado que trabajó confinado en espacios cerrados de astilleros y en su radiografía torácica muestra placas pleurales calcificadas, es muy probable que esto se deba a asbestosis. Su espirometría es incompatible con EPOC y su radiografía torácica y anamnesis de exposición no concuerdan con beriliosis, neumoconiosis de los trabajadores del carbón o silicosis.

Pregunta 2. B es correcta. El diagnóstico de neumonía por *Pneumocystis jirovecii* siempre agilizaría la evaluación de inmunodepresión de fondo, en particular por VIH, dado que es infrecuente en individuos inmunocompetentes. La prueba del cloro en sudor se utiliza para evaluar fibrosis quística. Los pacientes con seropositividad a VIH tienen riesgo elevado de tuberculosis, pero la prueba cutánea carecería de utilidad en esta situación. Tampoco tendrían utilidad la espirometría y la ecocardiografía.

Pregunta 3. C es correcta. La mayor parte de las partículas liberadas durante el accidente tiene más de 10 μm de diámetro. Es muy probable que partículas grandes (diámetro >20 μm) se extraigan por la nariz o impacten en la mucosa de la vía aérea en la nasofaringe. Partículas de tamaño medio (1 a 5 μm) se depositarán por sedimentación en los bronquíolos terminal y respiratorio, mientras que las partículas muy pequeñas (diámetro <0,1 μm) pueden depositarse por difusión en las vías aéreas pequeñas y los alvéolos.

Pregunta 4. E es correcta. La presencia de fiebre, disnea y tos productiva aunada a un infiltrado localizado en la radiografía de tórax sugiere que este paciente cursa con neumonía. En la neumonía, el pulmón afectado por la enfermedad no es ventilado y, si es perfundido, el cortocircuito resultante puede causar hipoxemia. La retención de dióxido de carbono (es decir, hipoventilación) es improbable en la mayoría de pacientes debido al incremento de la ventilación en otras partes del pulmón. Si bien la difusión puede ser más lenta debido a la presencia de un exudado inflamatorio en el espacio alveolar, esto no contribuye a la hipoxemia por efecto de la gran reserva temporal disponible para la difusión. La vasoconstricción hipóxica protege de la hipoxemia al desviar el flujo sanguíneo de regiones con poca o nula ventilación. La reducción del gasto cardíaco puede contribuir a la hipoxemia al disminuir la PO_2 en la sangre venosa mixta, pero el hecho de que el paciente se encuentre normotenso, tenga un estado mental normal, con piel cálida y al parecer buena perfusión, sugiere que su gasto cardíaco es normal.

Pregunta 5. B es correcta. Las infecciones sinusales y pulmonares recurrentes, las vías aéreas dilatadas y engrosadas en las imágenes de tórax que sugieren bronquiectasia, y la identificación de la mutación $\Delta F508$ indican que esta niña padece fibrosis quística (FQ). Los pacientes con FQ presentan compromiso de la eliminación del moco, y obstrucción de las vías y los conductos aéreos. Una de las razones principales de esto es la disminución del flujo de salida de sodio a partir del epitelio respiratorio, lo que reduce la hidratación de la capa mucosa que rodea a los cilios. Como consecuencia, estos últimos no se baten de manera apropiada y son ineficaces para ayudar a expulsar el moco de los pulmones. Esto predispone a infecciones recurrentes y a la inflamación persistente de la vía aérea. Ninguna de las otras alternativas de respuesta tiene relación con la FQ.

Pregunta 6. E es correcta. Las moléculas en un gas son demasiado pequeñas para impactarse o sedimentarse, y en cambio se depositan en gran medida como consecuencia de la difusión. El depósito por difusión se produce principalmente en las vías aéreas de menor calibre y los alvéolos. Como consecuencia, de los elementos enumerados, la ubicación más probable del depósito del gas corresponde a los bronquíolos respiratorios. Las partículas grandes quedarían atrapadas en los conductos nasales o en las vías aéreas de ubicación más proximal, de acuerdo con su tamaño.

Pregunta 7. E es correcta. El paciente tiene un patrón mixto obstructivo-restrictivo en las pruebas de función pulmonar, según lo indica el hecho de que tanto el cociente FEV_1/FVC como la CPT están reducidos. La radiografía de tórax muestra infiltrados confluentes bilaterales prominentes, similares a los observados en la fibrosis masiva progresiva. El hecho de que el paciente haya trabajado mucho tiempo como dinamitero sugiere que sus hallazgos clínicos tienen gran posibilidad de relacionarse con la silicosis. Los pacientes con silicosis tienen un riesgo más alto de padecer tuberculosis pulmonar. Las causas del incremento del riesgo no están del todo definidas, pero podrían vincularse con los efectos del sílice sobre la función de los macrófagos.

Pregunta 8. B es correcta. Esta paciente tiene una masa que genera una obstrucción parcial del bronquio principal derecho. El antecedente de tabaquismo intenso y la pérdida reciente de peso sugieren que esta masa podría ser un cáncer pulmonar. La obstrucción parcial de un bronquio de gran calibre puede producir un patrón obstructivo en las pruebas de función pulmonar, que se caracteriza por un cociente FEV_1/FVC bajo. La disminución de la capacidad pulmonar total, del volumen residual y el volumen de cierre puede observarse en los procesos restrictivos derivados de la enfermedad pulmonar parenquimatosa. Los derrames pleurales abundantes en el cáncer pulmonar pueden generar una fisiopatología restrictiva, pero no hay evidencia de un derrame de este tipo en sus imágenes del tórax. No hay razón para sospechar que esta paciente pudiera tener incremento de la capacidad de difusión del monóxido de carbono.

CAPÍTULO 8

Pregunta 1. C es correcta. La administración excesiva de oxígeno suplementario en pacientes con EPOC grave y retención de CO_2 puede generar un agravamiento paradójico de su hipercapnia. Esto ocurre por varias razones. Una causa importante del fenómeno es la liberación de la vasoconstricción hipóxica en las regiones más ventiladas del pulmón, como consecuencia del incremento de la PO_2 alveolar. Esto aumenta el flujo sanguíneo hacia regiones más ventiladas, lo que compromete la eliminación del CO_2 y exagera su retención. Además, la hipoxemia potencia el impulso ventilatorio en este paciente. Al elevar demasiado la PO_2 arterial este impulso adicional para la ventilación se elimina; la ventilación disminuye y la PCO_2 aumenta. Esta no fue una de las alternativas de respuesta. Las otras opciones son incorrectas.

Pregunta 2. D es correcta. Una exacerbación de la EPOC puede causar un aumento de la PCO_2 arterial y, por lo tanto, acidosis respiratoria. Las otras opciones son incorrectas. La ventilación mecánica y administración de antibióticos reducirán la tendencia a retener CO_2. El pH será bajo en la fase aguda de una exacerbación, pero recuperará la normalidad debido a la retención renal de bicarbonato (compensación metabólica).

Pregunta 3. C es correcta. Este paciente desarrolló el síndrome de dificultad respiratoria aguda (SDRA). Menos de 7 días después de un traumatismo significativo cursa con insuficiencia respiratoria hipoxémica grave con infiltrados bilaterales diseminados en ausencia de disfunción cardíaca. La hipoxemia grave es habitual en el

SDRA y de manera característica deriva del desequilibrio ventilación-perfusión y, en particular, de los incrementos intensos del flujo sanguíneo hacia alvéolos con $\dot{V}_A/\dot{Q}$ bajo, así como del cortocircuito. La retracción elástica pulmonar se incrementa en el SDRA como consecuencia del aumento de las fuerzas de tensión superficial relacionadas con el edema alveolar y el exudado. Tanto la capacidad funcional residual como la distensibilidad pulmonar disminuyen como resultado de este cambio de la retracción elástica. Las vías aéreas no se ven afectadas significativamente por el SDRA y, como consecuencia, la resistencia de las vías aéreas no aumenta de forma característica, si bien es posible identificar cierto aumento cuando los pacientes desarrollan secreciones en las vías aéreas.

Pregunta 4. E es correcta. El desarrollo de insuficiencia respiratoria hipoxémica con opacidades difusas en prematuros poco después de nacer suele resultar del síndrome de dificultad respiratoria neonatal por agente tensioactivo (surfactante) pulmonar insuficiente. Además del cuidado complementario, el tratamiento apropiado incluye administración de surfactante inhalado. En esta situación no deberían utilizarse broncodilatadores, dado que la fisiopatología se relaciona con atelectasia alveolar extensa. Tampoco deben utilizarse diuréticos ni digoxina, puesto que el lactante no tiene insuficiencia cardíaca.

Pregunta 5. E es correcta. Una exacerbación aguda de la EPOC en un paciente grave suele causar empeoramiento de las relaciones ventilación-perfusión. Las demás opciones son incorrectas. La exacerbación de la EPOC aumenta la resistencia de la vía aérea, el pH arterial suele caer debido a la acidosis respiratoria y la diferencia alveoloarterial de PO_2 se incrementa.

Pregunta 6. B es correcta. Esta paciente acudió con insuficiencia respiratoria hipoxémica aguda y tiene evidencia de hipoxia tisular, que incluye confusión, extremidades frías y con coloración marmórea distal, e incremento de la concentración de lactato. Los hallazgos en la exploración física (desplazamiento del punto de máximo impulso y edema en las extremidades inferiores), la radiografía de tórax y el ecocardiograma sugieren que esta paciente cursa con edema pulmonar por insuficiencia cardíaca. Además de la administración de oxígeno suplementario, el aporte tisular de oxígeno puede incrementarse al mejorar el gasto cardíaco mediante el uso del inotrópico dobutamina. No existe indicación para una transfusión eritrocitaria debido a que no cursa con anemia. Los antibióticos carecen de indicación, puesto que no existe evidencia de neumonía (se encuentra afebril, el recuento leucocitario es normal y no hay infiltración focal en la placa de tórax). El surfactante solo se administra en el síndrome de dificultad respiratoria neonatal, mientras que la ventilación no invasiva con presión positiva no está indicada, ya que ella carece de evidencia de hipoventilación.

Pregunta 7. B es correcta. El paciente tiene una insuficiencia respiratoria aguda debida a una sobredosis de opiáceos. La PCO_2 arterial elevada en su gasometría arterial indica que la hipoxemia deriva de la hipoventilación. Mediante el uso de la ecuación para el gas alveolar es posible determinar la PO_2 alveolar ideal que, al asumir que R = 0,8, es de 66 mmHg. La diferencia alveoloarterial de PO_2 es, de este modo, de 10 mmHg. Se trata de un valor normal que indica que no existe cortocircuito o desequilibrio ventilación-perfusión que contribuya a la hipoxemia. Es un caso de hipoventilación pura. Incluso si la PO_2 alveolar es baja y el gradiente de difusión por la membrana alveolocapilar está reducido, sigue existiendo tiempo suficiente para la difusión, y la alteración de esta última no contribuye a la hipoxemia en este caso.

Pregunta 8. C es correcta. El cuadro de fiebre, tos productiva y disnea de varios días de evolución, con hallazgos localizados en la exploración física y la radiografía de tórax, a la vez que la leucocitosis en los estudios de laboratorio, son coherentes con un diagnóstico de neumonía. Las causas de la hipoxemia en la neumonía son el cortocircuito y el desequilibrio ventilación-perfusión. A pesar del compromiso de la ventilación en la región afectada del pulmón, estos pacientes rara vez desarrollan hipercapnia debido a que el incremento de la ventilación permite la eliminación del dióxido de carbono a partir de las regiones pulmonares conservadas. En vez de esto, es más habitual observar una PCO_2 arterial normal o baja en la gasometría arterial. Esto correspondería al punto C en el diagrama O_2-CO_2.

CAPÍTULO 9

Pregunta 1. E es correcta. El oxígeno al 50 % aumenta la PO_2 inspirada hasta unos 350 mm Hg desde su valor normal de unos 150 mm Hg. Por lo tanto, si la PCO_2 no varía, puede esperarse que la PO_2 arterial aumente unos 200 mm Hg. Puesto que la hipoxemia de esta paciente deriva de la hipoventilación y no existe desequilibrio ventilación-perfusión, la diferencia alveoloarterial de PO_2 se mantendría baja. Como consecuencia, la PO_2 arterial también debe aumentar alrededor de 200 mm Hg.

Pregunta 2. C es correcta. La PO_2 arterial aumentará por el oxígeno disuelto en la sangre no desviada. Sin embargo, no es posible que aumente hasta 600 mm Hg debido al cortocircuito de derecha a izquierda del 20 %. Por lo tanto, las únicas elecciones posibles son B y C. La figura 9-3 y el texto que la acompaña muestran que la PO_2 tendría que aumentar más de 10 mm Hg. Un concepto erróneo habitual es que el cortocircuito no responde en absoluto al oxígeno suplementario. Cuando el cortocircuito contribuye a la hipoxemia, la PO_2 se eleva con la administración de oxígeno suplementario, no obstante este aumento no es tan intenso como cuando la causa de la hipoxemia es la hipoventilación, la alteración de la difusión o el desequilibrio ventilación-perfusión. En vez de esto, el grado de respuesta varía con base en la magnitud del cortocircuito de derecha a izquierda.

Pregunta 3. A es correcta. Además de tener mucha mayor afinidad por la hemoglobina que el oxígeno y, como consecuencia, superando al oxígeno en la ocupación de los sitios de unión en la hemoglobina, el monóxido de carbono incrementa la afinidad del oxígeno por la hemoglobina. Esto está representado por una disminución de la P_{50} de la hemoglobina. Las otras opciones son incorrectas. El contenido de oxígeno arterial debe bajar como consecuencia de la reducción de la cantidad de oxígeno unido a la hemoglobina. La PO_2 en sangre venosa mixta disminuye debido al aumento de la extracción de oxígeno tisular en respuesta a la reducción del aporte de oxígeno. El pH arterial puede caer si la disminución del aporte de oxígeno induce una acidosis láctica. La concentración de 2,3-difosfoglicerato no debe disminuir en esta situación.

Pregunta 4. C es correcta. La solubilidad del oxígeno es de 0,003 ml/100 ml de sangre/mm Hg. Una presión de 3 atmósferas equivale a 2 280 mm Hg, por lo que con una concentración inspirada del 100 % puede esperarse que la PO_2 inspirada aumente a más de 2 000 mm Hg. Por lo tanto, la cantidad de oxígeno disuelto será aproximadamente de 6 ml/100 ml.

Pregunta 5. A es correcta. El aumento significativo de la PO_2 y SpO_2 posterior a la administración de oxígeno suplementario disminuye la estimulación de los quimiorreceptores periféricos, lo que provoca una disminución de las ventilaciones por minuto y alveolar, y un aumento de la PCO_2 arterial. Debido a que la PO_2 alveolar se incrementa con oxígeno suplementario, el equilibrio ventilación-perfusión más que mejorar, empeorará. La curva de disociación hemoglobina-oxígeno se desvía a la derecha debido al aumento de la PCO_2, pero no causa la hipercapnia. El aumento de la saturación hemoglobina-oxígeno disminuye la formación de grupos carbamino en las cadenas de hemoglobina, mientras que la elevación de la PCO_2 causa una merma del pH arterial.

Pregunta 6. B es correcta. Cuando se administran concentraciones elevadas de oxígeno, las unidades pulmonares con cocientes ventilación-perfusión bajos pueden proporcionar oxígeno a la sangre a mayor velocidad de la que está entrando con la ventilación. Por lo tanto, las unidades se colapsan. Las demás opciones son incorrectas. El surfactante no está afectado. Los efectos adversos del oxígeno pueden causar edema alveolar, pero este no es el mecanismo del colapso. Puede desarrollarse edema intersticial en torno a las vías aéreas de pequeño calibre, pero esto no desencadena un incremento del cortocircuito. De manera similar, los cambios inflamatorios y la contracción del músculo liso en las vías aéreas son posibles, pero no aumentarán la fracción de cortocircuito.

Pregunta 7. C es correcta. Cuando se inició la ventilación mecánica con una fracción inspirada de oxígeno de 1,0 en este paciente, la PO_2 arterial solo se elevó a 100 mm Hg. Esto revela que el cortocircuito es la causa principal de la hipoxemia, ya que si la hipoxemia derivara de la alteración de la difusión, la hipoventilación o el desequilibrio ventilación-perfusión, la PO_2 arterial tendría que haber aumentado hasta unos 600 mm Hg al respirar una fracción inspirada de oxígeno de 1,0. El desequilibrio ventilación-perfusión puede contribuir a la hipoxemia en este paciente, pero el hecho de que la diferencia alveoloarterial de PO_2 sea tan intensa con una fracción inspirada de oxígeno de 1,0 sugiere que el cortocircuito es la causa primaria. El hecho de que la PCO_2 arterial sea inferior a 40 es otra razón por la que la hipoxemia no puede atribuirse a la hipoventilación en este caso.

Pregunta 8. D es correcta. La concentración de oxígeno en la sangre venosa mixta es una función del contenido arterial de oxígeno, el consumo tisular de oxígeno ($\dot{V}O_2$) y el gasto cardíaco (v. ecuación 9-2). Tras la administración de dobutamina, el gasto cardíaco se incrementó y se observó una elevación discreta de la PO_2 arterial. Como consecuencia, el aporte de oxígeno a los tejidos aumenta. La extracción de oxígeno tisular cae, lo que determina un aumento de la concentración de oxígeno en la sangre venosa mixta. La mejora del aporte de oxígeno a los tejidos no produciría acidosis láctica ni disminución del pH sérico. El consumo tisular de oxígeno no debería cambiar en esta situación.

Pregunta 9. A es correcta. Esta paciente cursa con hipoxemia y requiere oxígeno suplementario. Aunque normalmente hay varias alternativas para administrarlo, puesto que tiene una tasa elevada de flujo inspiratorio, la cánula nasal regular y las mascarillas simples, de Venturi y sin mecanismo de recambio de aire, podrían no aportar una concentración inspirada de oxígeno predecible. El flujo de gas hacia estos dispositivos de administración es limitado y, como consecuencia, existe una entrada considerable de aire ambiental en pacientes con una tasa de flujo inspiratorio alta. Al administrar gas a velocidades de flujo hasta de 60 l/min, la cánula nasal de flujo alto limita la entrada del aire ambiental, lo que permite un incremento más predecible de la concentración inspirada de oxígeno.

CAPÍTULO 10

Pregunta 1. C es correcta. Cuando la PO_2 no aumenta de forma significativa en pacientes con SDRA después de un gran aumento de la F_1O_2, la intervención apropiada es incrementar la presión teleespiratoria positiva (PEEP, *positive end-expiratory pressure*). El incremento del volumen corriente, frecuencia respiratoria o ambos aumentaría la ventilación por minuto, pero esto probablemente no se traducirá en un aumento de la PO_2 arterial debido al grave desequilibrio ventilación-perfusión y cortocircuito. El aumento de la velocidad del flujo prolongaría la fase espiratoria, pero no afectaría a la oxigenación, mientras que el cambio a ventilación de control de la presión tampoco tendría efecto en la oxigenación si se utilizaran las mismas F_1O_2 y PEEP.

Pregunta 2. A es correcta. La presión arterial de la paciente probablemente cayó debido a una disminución del retorno venoso que tuvo lugar con el inicio de ventilación de presión positiva. Esto probablemente fue agravado por el hecho de que la paciente tenía volumen bajo debido a su shock hemorrágico. El neumotórax a tensión puede causar hipotensión, pero esto es improbable dado que tiene ruidos respiratorios bilaterales y su tráquea se encuentra en la línea media. Ni la presencia de hipercapnia, atelectasia por resorción o intubación del bronquio principal derecho afectarían su presión arterial.

Pregunta 3. C es correcta. La descripción proporcionada corresponde a la modalidad de control de presión de la ventilación mecánica. La presión de soporte también implica elevar la presión inspiratoria en una cantidad preestablecida por encima de la PEEP, pero no hay frecuencia respiratoria establecida y la presión inspiratoria cesa cuando el flujo disminuye lo suficiente en vez de hacerlo después de un lapso preespecificado. El control de volumen implica la administración de un volumen predeterminado más que una presión inspiratoria. El ventilador mecánico no cambia la presión de la vía aérea durante la inhalación o exhalación en la aplicación de presión positiva continua de las vías aéreas. La ventilación de alta frecuencia conlleva el uso de volúmenes corrientes muy pequeños (50 a 150 ml) a una frecuencia muy alta.

Pregunta 4. C es correcta. Si la ventilación total se mantiene constante, la ventilación alveolar puede elevarse aumentando el volumen corriente. Esto incrementa el cociente entre ventilación alveolar y ventilación total, pero disminuye, por supuesto, la frecuencia respiratoria. Las demás opciones son incorrectas. La disminución de la CFR no afectará directamente a la ventilación, aunque puede producir áreas de atelectasia. El aumento de la frecuencia respiratoria significa necesariamente disminuir el volumen corriente y, por lo tanto, reducir el cociente entre ventilación alveolar y ventilación total. La disminución de la resistencia de las vías aéreas, si puede hacerse, no cambiará la ventilación alveolar. Finalmente, la adición de oxígeno al aire inspirado tampoco varía la ventilación alveolar.

Pregunta 5. A es correcta. La PEEP puede ser una herramienta efectiva para incrementar la PO_2 arterial cuando los pacientes no responden a los aumentos de la fracción inspirada de oxígeno por la presencia de cortocircuitos amplios. Al mismo tiempo, el incremento de la presión alveolar puede comprimir los capilares pulmonares, lo que tiende a desviar el flujo sanguíneo de las regiones ventiladas, y producir cocientes ventilación-perfusión altos o espacio muerto. La compresión capilar determina un aumento de la resistencia vascular pulmonar, mientras que el incremento del volumen pulmonar intensifica la tracción radial en las vías aéreas y disminuye la resistencia en ellas. La PEEP alta tiende a disminuir el retorno venoso.

Pregunta 6. C es correcta. El paciente tiene una enfermedad pulmonar obstructiva, según lo revelaron los resultados de las pruebas de función pulmonar realizadas varias semanas antes. Al ingresar cursa con una exacerbación de su EPOC, como puede observarse por su disnea progresiva y los hallazgos en la exploración física y la radiografía de tórax. Todas las intervenciones enumeradas mejorarían su hipoxemia. Sin embargo, la gasometría arterial revela que el paciente tiene una acidosis respiratoria aguda. Como consecuencia, es importante darle apoyo ventilatorio y atender las anomalías de la mecánica respiratoria. Esto solo puede lograrse mediante ventilación no invasiva con presión positiva o ventilación mecánica invasiva. En pacientes con EPOC resulta apropiado comenzar con ventilación no invasiva con presión positiva antes de intubar e iniciar la ventilación mecánica invasiva.

Pregunta 7. D es correcta. Cuando un tubo endotraqueal se inserta a gran profundidad de la vía aérea, su punta suele alojarse en el bronquio principal derecho. Esto ocurre por efecto de la diferencia de los ángulos con que se ramifican los bronquios derecho e izquierdo a partir de la tráquea. La inserción excesiva del tubo compromete la ventilación del pulmón izquierdo. Muy a menudo también se reduce la ventilación hacia el lóbulo superior derecho debido a que la punta del tubo se aloja en un sitio distal al bronquio que ventila este lóbulo. Como consecuencia, puede presentarse atelectasia tanto del pulmón izquierdo como del lóbulo superior derecho. La disminución del retorno venoso es poco probable con este nivel de PEEP y no produciría esos hallazgos en la radiografía de tórax. La lesión pulmonar inducida por el ventilador es poco probable con un volumen corriente de 8 ml/kg, y no produciría atelectasia localizada. La administración de una fracción inspirada de oxígeno alta puede causar atelectasia obstructiva cuando se ocluyen las vías aéreas, pero no se desarrollaría con esta rapidez ni produciría el patrón de atelectasia observado en la radiografía de tórax. De existir, una alcalosis respiratoria no generaría atelectasias.

Pregunta 8. A es correcta. Es frecuente el uso de la PEEP para mejorar la oxigenación en pacientes que reciben ventilación mecánica invasiva. A pesar del incremento discreto de la PO_2 arterial, el contenido de oxígeno en la sangre venosa mixta del paciente cayó de 14 a 12 ml O_2/100 ml, lo que sugiere que el aporte tisular de oxígeno debe haber disminuido. Dado que la concentración de hemoglobina se mantuvo constante, la caída del aporte de oxígeno debe ser consecuencia de una reducción del gasto cardíaco, lo que puede ocurrir tras incrementar la PEEP debido a la reducción del retorno venoso. La resistencia vascular pulmonar puede aumentar con la PEEP debido a la compresión de los capilares pulmonares. La resistencia de la vía aérea disminuye de manera característica debido al aumento de la tracción radial que genera el incremento del volumen pulmonar. El aumento de la PEEP puede producir barotrauma, no obstante el neumomediastino no suele alterar el retorno venoso.

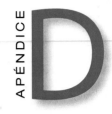
RESPUESTAS A LAS PREGUNTAS DE LOS CASOS CLÍNICOS

CAPÍTULO 1

El FEV_1 es bajo mientras la FVC está dentro de límites normales. El cociente FEV_1/FVC bajo indica obstrucción del flujo ventilatorio. El FEV_1 mejora en 0,2 l (cambio del 7 %), mientras que la FVC permanece sin cambios después de administrar un broncodilatador de acción corta, lo cual permite afirmar que el paciente carece de una respuesta broncodilatadora (aumento de FEV_1 o FVC en 200 ml y 12 % de valores prebroncodilatadores). La obstrucción del flujo ventilatorio en un individuo joven suele aumentar la preocupación por el diagnóstico de asma, pero el aplanamiento de los extremos inspiratorio y espiratorio de la curva flujo-volumen sugiere que la obstrucción referida se debe a causas no asmáticas. En particular, esta presentación es compatible con una obstrucción de la vía aérea superior fija. Este paciente fue enviado después a una TC de tórax, la cual demostró linfadenopatía extensa que comprime la porción intratorácica de la tráquea. La biopsia quirúrgica confirmó más tarde que esto se debió a linfoma.

CAPÍTULO 2

La espirometría realizada en la clínica 2 semanas atrás demuestra obstrucción grave del flujo ventilatorio con atrapamiento de aire (incremento del volumen residual [VR]), pero sin hiperinsuflación o respuesta a broncodilatador. En un paciente con una historia prolongada de tabaquismo, estos hallazgos concuerdan con los observados en la enfermedad pulmonar obstructiva crónica (EPOC). El aumento de su disnea junto con un cambio en la frecuencia de su tos y un cambio en la calidad de su producción de esputo sugieren exacerbación de la EPOC. En el examen, esto causa típicamente sibilancias difusas, una fase espiratoria prolongada y campos pulmonares hiperresonantes. La disminución de la capacidad de difusión del monóxido de carbono indica que el área de superficie para el intercambio de gases está reducida. Cuando esto sucede en el ajuste de la obstrucción del flujo de aire, se sugiere que el paciente tiene enfisema como enfermedad de fondo.

La gasometría arterial demuestra una acidosis respiratoria aguda, un hallazgo común en la exacerbación de la EPOC. La PCO_2 y la diferencia alveoloarterial de oxígeno (27 mm Hg) elevadas se deben al incremento del desequilibrio ventilación-perfusión. Al elevar la presión de las vías aéreas durante la inhalación, la ventilación no invasiva por medio de una mascarilla ajustada aumentará su ventilación total y alveolar y, como resultado, disminuirá su PCO_2 arterial.

CAPÍTULO 3

Esta paciente tiene neumonitis por hipersensibilidad causada por el periquito australiano. Sus pruebas de función pulmonar demuestran fisiopatología restrictiva. La disminución de la capacidad de difusión del monóxido de carbono indica que la restricción se debe a un proceso intraparenquimatoso. La CFR, que se debe al equilibrio entre pulmón y la retracción torácica, disminuye debido a un incremento en la retracción pulmonar. Probablemente el VR disminuirá porque la distensibilidad pulmonar se reduce y la enfermedad pulmonar intersticial causa un aumento de la tracción radial en sus vías aéreas, lo que permite que salga más aire de los pulmones en la exhalación. La distensibilidad de sus pulmones disminuirá como resultado de su proceso parenquimatoso, lo que provoca que la curva presión-volumen de sus pulmones se desvíe hacia abajo y a la derecha y tengan una pendiente más baja que en un individuo normal. Mientras la resistencia de la vía aérea aumenta en las enfermedades pulmonares obstructivas, en un proceso intersticial difuso, las vías aéreas están intactas y la resistencia debería ser normal. De hecho, si la tracción radial de las vías aéreas aumenta como resultado de su enfermedad, entonces la resistencia de la vía aérea en cualquier volumen pulmonar sería más baja que en un individuo normal. Durante una prueba de esfuerzo cardiopulmonar se esperaría que su PO_2 arterial disminuyera debido a mayor desequilibrio ventilación-perfusión y tal vez por alteración de la difusión. La PO_2 venosa mixta también disminuye durante el esfuerzo debido al reducido suministro de oxígeno, lo que contribuirá también a la aparición de hipoxemia al ajustar el desequilibrio ventilación-perfusión.

CAPÍTULO 4

Este paciente experimenta una exacerbación de asma. En tales casos, la capacidad funcional residual y el volumen residual están elevados en comparación con los de un paciente sano. La hiperinsuflación vista en la radiografía de tórax se ajustaría con dichos hallazgos. El aumento del VR se debe al cierre prematuro de la vía aérea en la exhalación, en tanto que la causa de la CFR elevada no se entiende por completo. Aunque los pacientes con exacerbaciones asmáticas que tienen obstrucción del flujo ventilatorio al exhalar, habitualmente informan de que tienen dificultad para inhalar. Esto se debe a que el cierre de la vía aérea y la hiperinsuflación crean una desventaja mecánica. Un problema particular es el aplanamiento del diafragma, el cual deteriora su eficiencia contráctil. La hipoxemia en tales situaciones se debe sobre todo al desequilibrio ventilación-perfusión, aunque en casos graves puede contribuir al cortocircuito si existe taponamiento de vías aéreas. A pesar del hecho de que tenga dificultad respiratoria significativa, la PCO_2 suele ser baja durante una exacerbación de asma debido al aumento de la ventilación que resulta de la estimulación de los quimiorreceptores periféricos por hipoxemia o estimulación de receptores intrapulmonares. El hallazgo de una elevación de la PCO_2 arterial durante una exacerbación asmática es un dato de mal pronóstico y sugiere que el paciente está desarrollando insuficiencia respiratoria debido a la fatiga de los músculos de la respiración y un incremento del desequilibrio ventilación-perfusión. El tratamiento por una exacerbación asmática incluye oxígeno suplementario, corticoesteroides sistémicos y β_2-agonistas en aerosol. Si el paciente no mejora y muestra indicios de insuficiencia respiratoria, puede requerir intubación y ventilación mecánica.

CAPÍTULO 5

El hallazgo de granulomas no caseosos en la biopsia transbronquial indica sarcoidosis en esta paciente. Además de linfadenopatía hiliar bilateral, su radiografía torácica muestra opacidades pulmonares reticulares difusas en ambos lados. A partir de estos hallazgos y de que su FEV_1 y FVC están reducidos con un cociente FEV_1/FVC normal, probablemente tendrá una fisiopatología restrictiva y, por lo tanto, una CPT baja. También puede esperarse, a partir de los hallazgos radiológicos, que su área de superficie para el intercambio de gases sea anómala, por lo que su capacidad de difusión del monóxido de carbono será baja. Debido a los cambios en su parénquima pulmonar, su distensibilidad pulmonar será baja y, entonces, la curva presión-volumen se desviará hacia abajo y a la derecha con una pendiente más inferior que en la de un individuo sano. En la gasometría arterial tendrá tanto estado acidobásico normal como una alcalosis respiratoria compensada. El último hallazgo puede desarrollarse si la paciente tiene hiperventilación por hipoxemia y estimulación subsecuente de los quimiorreceptores periféricos, estimulación de receptores intrapulmonares, o ambos. Si su enfermedad pulmonar parenquimatosa empeora de forma significativa a pesar del tratamiento, es posible que en última instancia desarrolle insuficiencia respiratoria e hipercapnia progresiva. Esto llevaría a una acidosis respiratoria compensada. Ante el esfuerzo, su PO_2 arterial probablemente disminuirá y la diferencia alveoloarterial de oxígeno se ensanchará en respuesta al desequilibrio ventilación-perfusión aumentado por la enfermedad pulmonar parenquimatosa extensa.

CAPÍTULO 6

El comienzo agudo de dolor torácico, disnea e hipoxemia después de la reparación de fracturas pélvicas o huesos largos, siempre aumentará la preocupación por embolia pulmonar. El diagnóstico se confirmó en este caso por identificación de un defecto de llenado en la angiotomografía pulmonar. El factor de riesgo principal de embolia pulmonar en este caso fue lesión vascular relacionada con su fractura pélvica y su reparación quirúrgica. También contribuyó una pérdida de movilidad después de su operación. En tales reducciones, la heparina de bajo peso molecular o no fraccionada se da a menudo como profilaxis para prevenir dicho problema. La ecocardiografía puede mostrar un aumento de la presión arterial pulmonar debido a la obstrucción del flujo sanguíneo, pero esto depende del tamaño del émbolo. Los émbolos pequeños tendrán poco efecto, pero los más grandes tienen más probabilidades de hacerlo. La embolia pulmonar aumenta el espacio muerto fisiológico, pero su PCO_2 arterial permanece normal porque la paciente es capaz de aumentar su ventilación total. En algunos casos la hipoxemia, el dolor grave y la ansiedad posterior a embolia pulmonar causan aún más elevación de la ventilación total, en cuyo caso es posible encontrar PCO_2 baja. La hipoxemia se desarrolla principalmente como resultado de desequilibrio ventilación-perfusión por redistribución del flujo sanguíneo a regiones pulmonares sin embolia.

CAPÍTULO 7

Este paciente tiene fibrosis quística, una enfermedad multisistémica que se desarrolla debido a una de muchas mutaciones que afectan al regulador transmembranario de la fibrosis quística (RTFQ). Estos defectos dan lugar a alteraciones del transporte de sodio y cloro, lo cual deteriora la depuración del moco y produce un taponamiento de las vías aéreas y conductos de otros órganos. El deficiente transporte mucociliar a menudo propicia inflamación constante e infección en las vías aéreas, lo cual, con el paso del tiempo, contribuye al desarrollo de bronquiectasia y obstrucción del flujo ventilatorio. Las estructuras tubulares que se observan en zonas pulmonares más superiores son vías aéreas dilatadas y son indicativas de bronquiectasia. El aumento de las secreciones en las vías aéreas suele provocar una obstrucción del flujo ventilatorio en la prueba de función pulmonar, que incluye una disminución de $FEF_{25-75\%}$, un aumento del cociente VR/CPT y una disminución de FEV_1/FVC. A pesar de que la hiperinsuflación puede resultar en CPT alta, algunos pacientes desarrollan en última instancia un defecto obstructivo-restrictivo mixto a medida que disminuye la CPT por cicatrización extensa. Las medidas de depuración de las vías aéreas, como ejercicio regular, fisioterapia torácica, dispositivos de aleteo y chalecos de percusión, así como fármacos como la ADNasa inhalada y solución salina hipertónica, son fundamentales para la salud de estos pacientes a largo plazo, ya que ayudan a eliminar secreciones de las vías aéreas y a mitigar el curso de la inflamación e infección que contribuyen al progreso de la enfermedad. Incluso con tratamiento eficaz, algunos pacientes son propensos a desarrollar hemoptisis, ya que la inflamación en curso puede erosionar el interior de la vía circulatoria bronquial hipertrófica al «devorar» la mucosa de la vía aérea. Debido a que la circulación bronquial se perfunde bajo presión sistémica, el volumen de la sangre expectorada puede alcanzar niveles potencialmente mortales.

CAPÍTULO 8

Esta paciente desarrolló síndrome de dificultad respiratoria aguda (SDRA) a consecuencia de pancreatitis grave. Desarrolló insuficiencia respiratoria los 7 días posteriores al surgimiento de tal inflamación, tiene hipoxemia grave con un cociente PaO_2/F_1O_2 bajo, opacidades bilaterales difusas en el diagnóstico por imagen torácico y no hay indicios de que estos guarden relación con disfunción del hemicardio izquierdo. Debido a la extensión de la lesión pulmonar, se esperaría que la distensibilidad del sistema respiratorio estuviera notoriamente reducida y la curva presión-volumen apuntara hacia abajo y a la derecha. Una manifestación de ello será que el ventilador mecánico requerirá presiones altas para inflar su pulmón en cada respiración. La capacidad funcional residual está disminuida, tal vez debido a la sobrecarga de las fuerzas de tensión superficial por el exudado y edema de los alvéolos. El hecho de que su PO_2 sea de solo 66 mm Hg mientras recibe oxígeno al 100 % indica que el cortocircuito es la causa principal de su hipoxemia. Esto se debe a que la sangre continúa su flujo a los alvéolos que están edematosos y con exudación y, como resultado, no reciben ventilación alguna. A pesar del grave desequilibrio ventilación-perfusión y cortocircuito, la PCO_2 puede ser normal, o incluso baja, como en esta paciente. Lo anterior se debe a que el gran volumen de gas distribuido a los alvéolos es suficiente para conservar la PCO_2 arterial en la normalidad pero no la PO_2 arterial ante el desequilibrio ventilación-perfusión grave. Algunos pacientes con SDRA desarrollan hipercapnia.

CAPÍTULO 9

Este paciente tiene una neumonía del lóbulo inferior izquierdo relacionada con hipoxemia grave. La PO_2 aumenta solo de 55 mm Hg a 62 mm Hg mientras respira como si la F_IO_2 de 1,0 indicara que el cortocircuito fuera la causa principal de la hipoxemia; la sangre sigue su perfusión en alvéolos no ventilados debido a que están llenos de un exudado inflamatorio. La fiebre causa un desplazamiento a la derecha en la curva de disociación hemoglobina-oxígeno (aumento de P_{50}), de tal manera que en toda PO_2 la saturación de oxígeno es más baja. Si la producción cardíaca no aumenta lo suficiente para compensar la disminución de la saturación, el suministro de oxígeno a los tejidos disminuirá. Junto con el aumento del consumo de oxígeno debido a infección y fiebre, esta disminución del suministro de oxígeno llevará a su mayor extracción de los tejidos y una caída del contenido de oxígeno en sangre venosa mixta. Se trata de una desventaja desde el punto de vista de su oxigenación arterial, ya que la sangre venosa mixta desoxigenada no puede oxigenarse conforme atraviesa la red de capilares del lóbulo inferior izquierdo. Cuando la oxigenación no mejora a pesar de una fracción de oxígeno inspirado alta en la ventilación mecánica, la presión teleespiratoria positiva (PEEP) puede aumentar para resolver la hipoxemia (v. cap. 10). Sin embargo, esto a menudo no es eficaz en procedimientos focales del tipo de la neumonía lobular. Otra opción para este paciente sería hacerle una transfusión de sangre para mejorar su concentración de hemoglobina e incrementar el suministro de oxígeno a los tejidos y así aumentar el contenido de oxígeno venoso mixto. Al establecerse el cortocircuito, estos progresos del contenido de oxígeno venoso mixto pueden mejorar el contenido de oxígeno arterial.

CAPÍTULO 10

Esta paciente se intubó por insuficiencia respiratoria debida a neumonía grave. El hecho de que tuviera una PCO_2 elevada antes de la intubación indica que tenía ventilación alveolar inadecuada además de hipoxemia grave. Al iniciar la ventilación de control de volumen, que proporciona un nivel de ventilación por minuto garantizado, ahora está recibiendo ventilación alveolar suficiente para eliminar el dióxido de carbono producido en sus tejidos y la PCO_2 disminuye. Aunque la ventilación alveolar aumenta, no lo hace en la misma medida que la ventilación total debido a que la ventilación mecánica aumenta ambos espacios, alveolar y muerto anatómico. Una de las causas de esto es que el aumento del volumen pulmonar y la aplicación de PEEP incrementan la tracción radial en las vías aéreas al aumentar el espacio muerto anatómico. El aumento de la presión de las vías aéreas también puede comprimir los capilares alveolares y desviar el flujo de sangre lejos de las regiones ventiladas, así que propicia regiones de elevado cociente ventilación-perfusión o incluso no del todo perfundidas.

Su radiografía torácica posterior a la intubación reveló opacidades bilaterales difusas, las cuales, junto con su hipoxemia grave, indican que ha desarrollado SDRA como complicación de la neumonía. Dichas opacidades sugieren que es probable que la distensibilidad pulmonar disminuya. En consecuencia, se requerirá más presión para inflar sus pulmones al volumen corriente deseado que la que se necesitaría para lograr el mismo volumen en alguien con pulmones normales. A pesar de respirar una fracción de oxígeno inspirado de 1,0, su PO_2 arterial sigue siendo baja. En estos casos, es conveniente aumentar la PEEP por encima de 5 cm H_2O. Esto aumentará el volumen pulmonar teleespiratorio y evitará atelectasia y, en consecuencia, mejorará el intercambio de gases. Si bien la presión arterial de la paciente pudo haber decrecido por empeoramiento del shock séptico debido a neumonía, también puede estar relacionada con el inicio de la ventilación mecánica. La ventilación de presión positiva aumenta la presión intratorácica, la cual puede disminuir el retorno venoso y el gasto cardíaco, en particular cuando los pacientes tienen depleción de volumen, como sucede a menudo en la sepsis.

ÍNDICE ALFABÉTICO DE MATERIAS

Nota: los números de página seguidos de *f* indican figuras, los seguidos de *t* indican tablas y los seguidos de *c*, cuadros.